Liebe Dein Leben

WORTE DER ANERKENNUNG

„*Liebe Dein Leben* bietet eine aufrichtig erfreuliche Haltung gegenüber dem Leben und der Kunst. Vor dem inneren Auge sieht man einen mit Farbe bedeckten Pinsel. Spielerisch streichelt der Pinsel die gesamten alltäglichen Erlebnisse, berührt dabei die traurigen, trübseligen und ungeliebten Aspekte des Lebens. Elke Scholz kombiniert das Prinzip der Anziehung mit der Ehrlichkeit ihrer Selbstreflexion und transformiert dadurch bisher weitverbreitete, hochmütige Auffassungen in fundierte Spiritualität, nach der wir leben, tanzen und malen können."

Bihter Yasemin Adali, MA, Therapeutin für Ausdruckskünste und Gründungsmitglied, Arts Psychotherapies Association, Istanbul, Türkei

„Dieses Buch enthält eine Fülle an innovativen Ideen, um Kinder und Erwachsene in Therapiesitzungen miteinzubeziehen. Die Maßnahmen sind in Abschnitte aufgeteilt, die von den Therapeuten einfach ausgewählt und angewendet werden können. Es ist eine wertvolle Ressource für Fachleute, die im Bereich psychischer Krankheiten arbeiten. Elke zeigt uns, wie Liebe und ein offenes Herz uns den Zugang zu einem kreativen Leben ermöglichen."

Vered Zur, MA, CAGS, Direktorin für Ausdruckskünste, Irland

„Elke Scholz schreibt in einem lebhaften und klaren Stil, der für jeden verständlich ist. Jedes Wort davon kommt von Herzen. Ich empfehle ihr Buch Künstlern, Therapeuten und jedem, der ein authentisches, kreatives Leben leben möchte."

Prof. Tom McLaughlin, Appalachian University, Boone, North Carolina

„In *Liebe Dein Leben* führt Elke dich auf freudige und künstlerische Art und Weise auf einen Weg, den du noch nicht beschritten hast ... den Weg den wir manchmal überspringen ... der Weg zu unserem Herzen."

Joana Fins Faria, Therapeutin für Ausdruckskünste, Portugal

„Es gibt unzählige Wege auf der Welt und in der Kommunikation mit anderen Leuten, um sich selbst zu finden. Und es gibt genauso viele Wege, die eigenen Erlebnisse an andere zu kommunizieren, sodass sie ihre eigenen Erlebnisse haben können. Es ist diese Vielfalt, die gewürdigt und geschätzt werden muss, weil sie ein Ausdruck für die Einzigartigkeit eines jeden Menschen ist, und letztendlich jeden Moments. Elke Scholz leistet hier künstlerische Pionierarbeit – und ich hoffe das Buch, welches so viele Leute begeistert, wird dir helfen, positive Erlebnisse für dich selbst zu erreichen."

Prof. Dr. Jürgen Kriz, Institut für Psychologie,Psychotherapie und Klinische Psychologie, Universität Osnabrück, Deutschland

„Ich bin überzeugt davon, dass wir viele verborgene Traumen lösen können, indem wir unserem Herzen eine Stimme geben, indem wir uns selbst durch Kunst ausdrücken ... dein Buch ist authentisch und ist eine Reflektion deiner Lebensweise."

Gabriela Hennig, Peru

„Das Buch *Liebe Dein Leben* zu lesen, hat mein Leben verändert, meine Art Dinge, Natur und Menschen zu betrachten; mir meiner selbst und meines Körpers bewusst zu werden, sowie kreativ zu sein. Ich habe das Buch lange Zeit mit mir getragen ... ich bin meiner Kreativität näher gekommen ... ich liebe die „sechs Schritte" in den Notizen der Autorin. Ich würde dieses Buch vielen Leuten um mich herum empfehlen – Fachkräften sowie Klienten – die eine Quelle für Inspiration und Weiterentwicklung des Selbst suchen."

Liselotte Dietrich, MA EXAT, Urnäsch, Schweiz

„Ich empfehle dieses Buch insbesondere allen kreativen Kunsttherapeuten, weil es mich daran erinnert, diesen kreativen Prozess in uns selbst zu entfachen, was der Hauptgrund dafür ist, weshalb wir Kunsttherapeuten geworden sind!"

Daniel A. Hyams, London, England

„Ich glaube ihr Buch ist ein Angebot an die Welt, an all jene, die willig sind, im Inneren zu suchen, zu wachsen, zu heilen, und nach Bedeutung zu suchen. Sie nimmt uns mit auf eine Reise durch die Welt der Ausdruckskünste, während sie es uns gleichzeitig ermöglicht, uns sicher zu fühlen. Dabei nutzt sie ihre Lebenserfahrung und tiefe Weisheit dazu, uns zu einem gesunden und sinnvolleren Leben zu verhelfen."

Alina Tomsa, Rumänien

„*Liebe Dein Leben* ist ein außergewöhnliches Buch, geschrieben von einer außergewöhnlichen Frau. Elke Scholz bietet uns Hoffnung, indem sie uns sanft lehrt, wie wir Meinungsfreiheit durch Kunst entdecken und wie wir unser Leben voll ausleben können. Ein wahrhaft großartiges, resonantes, und inspirierendes Leseerlebnis für alle Altersgruppen!"

Cheryl Cooper, Autorin von Come Looking for Me

„*Liebe Dein Leben* wurde an einem Ort der Vertiefung geboren. Eine zweite und erweiterte Ausgabe bedeutet ein zusätzliches Geschenk einer kunstvollen und herzlichen Reise, durch die Worte dieser Autorin, Künstlerin und Therapeutin für Ausdruckskünste."

Taraneh Erfan King, MA, RCC, Registrierte Klinische Beraterin und Therapeutin für Ausdruckskünste, Vancouver, Kanada

„Als Kunsttherapeutin verführt mich dieses Buch zum Spielen, Entdecken, Experimentieren und zum Teilen mit meinen Klienten. Elke bezieht die praktischen Übungen aus dem alltäglichen Leben. Sie haben einen großen ästhetischen Wert und bieten Inspiration fürs Leben."

Rut Tschofen, MA, Schweiz

Liebe Dein Leben

Elke Scholz

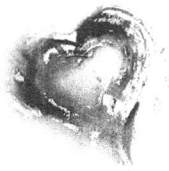

Ein illustriertes, Praxisbuch, das dir hilft zu
werden, wer du bist, und dein Leben durch eine
Leidenschaftliche, kreative Lebensweise zu lieben.

40+ Leicht verständliche kreative Übungen

Herausgegeben von

*The
Artist's
Reply*

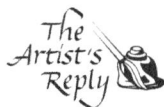

The Artist's Reply

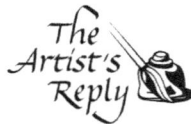

Herausgegeben von
The Artist's Reply

ISBN 978-1-989214-03-9 (pbk)
ISBN 978-1-989214-04-6 (EPUB)

Für die deutschsprachige Ausgabe: © 2024 Elke Scholz
Die Originalausgabe erschien 2016 unter dem Titel 'Loving Your Life' © 2016 Elke Scholz

Übersetzung: Nick Stroeger
Editor : Max Eineichner, Michaela Ebbinghaus, M.A.
Cover und Illustrationen: Elke Scholz
Design: Magdalene Carson RGD, New Leaf Publication Design

Haftungsausschluss
Die Autorin dieses Buches erteilt weder medizinischen Rat, noch verschreibt sie die Anwendung irgendwelcher Techniken als Behandlung von physischen, emotionalen, mentalen oder medizinischen Problemen, ohne vorherige, direkte oder indirekte ärztliche Rücksprache. Die Absicht der Autorin ist es, allgemeine Informationen auf eine allgemeine Art und Weise anzubieten, die dir bei deiner Entdeckung spirituellen und emotionalen Wohlbefindens behilflich sind. Falls du diese Informationen für dich selbst oder andere anwendest, übernehmen Autorin und Herausgeber keine Verantwortung für deine Handlungen.

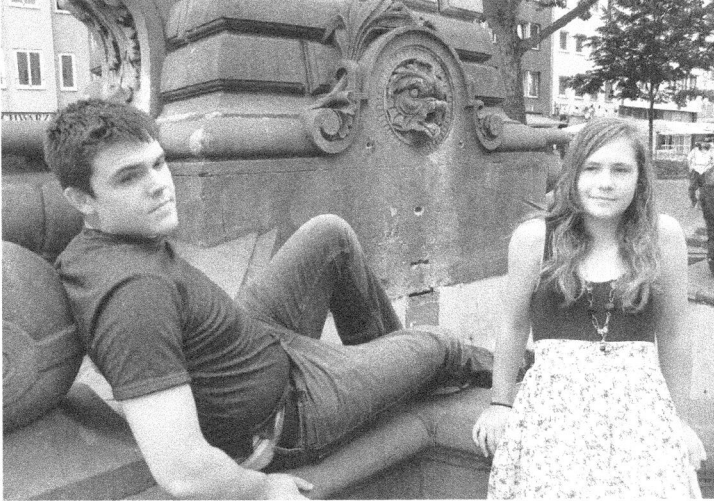

Vorwort zur deutschen Ausgabe

Ich wurde in Köln, Deutschland, geboren und der Großteil meiner Familie lebt in Deutschland. Im Jahr 2011 machte ich meinen Master in Expressive Arts an der EGS in Saas Fee, Schweiz. Viele meiner Kolleginnen und Kollegen sprechen Deutsch. Als ich in der Schweiz studierte, fiel mir auf, dass es nur wenige Bücher über Ausdruckkunst und Kreativität in deutscher Sprache gibt. Nach dem Erfolg der 3. Auflage von „Loving Your Life" war es mir ein Anliegen, dieses Werk ins Deutsche zu übersetzen und damit der deutschsprachigen Community ein Standardwerk in deutscher Sprache zur Verfügung zu stellen.

im April 2024

Elke Scholz

INHALT

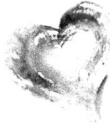

VORWORT

Elke Scholz hat in diesem ausgezeichneten Buch eine mitfühlende, fürsorgliche und kreative Mischung geschaffen, die den Leser dabei anleitet, ein Leben zu führen, dass er liebt. Sie benutzt ihre eigene Erfahrung und sowohl visuelle und poetische Bilder, als auch fundiertes, klinisches Wissen und Theorien der Ausdruckskunst, um einen lebendigen, aufregenden Weg aufzuzeigen, welcher der Kunst als ein Mittel gewidmet ist, um ein volleres, reicheres Leben zu führen.

Ihre Begeisterung für Heilung und Kunst brachte sie dazu, dem Vorstand der Internationalen Vereinigung für Ausdruckskunst-Therapie (IEATA) beizutreten und eine führende Rolle als Mit-Vorsitzende im Künstler-Komitee zu übernehmen. In diesem Zusammenhang habe ich Elke kennen- und schätzen gelernt. Wir haben uns bei der IEATA-Konferenz in Hong Kong kennengelernt und auf einer tiefgründigen, privaten sowie beruflichen Führungsebene einen Draht zueinander gefunden. Als eine der Mitbegründerinnen und als Mitglied des IEATA-Vorstands wollte ich Elke helfen, sich in ihrer neuen Rolle wohlzufühlen. Ich fand heraus, dass Elke eine erfolgreiche Autorin, Künstlerin, Dichterin, ausgebildete und registrierte Psychotherapeutin sowie eine registrierte Ausbilderin/Beraterin für Ausdruckskunst (REACE) und vor allem eine gefühlvolle und aufrichtige Frau ist. Später, während sie in Winnipeg in Kanada unterrichtete, nahm Elke an einem meiner Seminare teil. Ich konnte in der Gruppe fühlen, dass sie eine Leaderin mit einem mitfühlenden Herzen war. Ich wurde Zeugin ihrer herzergreifenden Gemälde, mit ihren impressionistischen und natürlichen Themen, die sich für mich angefühlt haben wie ein Traum, der die Emotion und Schönheit der Natur widerspiegelt und uns zurück zu unseren Wurzeln ruft, um Heilung zu ersuchen.

In einem Rückblick auf das Profil dieses Buches lernt man Elke als eine Frau kennen, die ihren Worten Taten folgen lässt und durch ihre eigene Geschichte erzählt, wie Kunst ihr Leben verändert hat. Im Buch setzt sie ihre eigene Kunst ein, um ihre Erfahrung und ihr Training hervorzuheben. Obwohl es *The Artists´ Way* ähnelt, wenn es darum geht, eine Struktur anzubieten, die einem mit eigenen Entdeckungen hilft, so ist Elke doch wesentlich gefühlvoller und bietet eine Kombination verschiedener Künste, die sie an der European Graduate School (EGS) erlernt hat.

Als Jung'sche Psychologin für Ausdruckskunst, die seit über 30 Jahren im Norden Kaliforniens praktiziert, schätze ich Elkes intuitive Fähigkeiten zutiefst. Dies gilt für ihre Basis für Atmung, Körper und rezeptive Kunst: Auf körperliche Gesten zu achten, wie zum Beispiel Lächeln, Musik, Aufmerksamkeit, und das Auswählen von visuellen Bildern, die eine emotionale Bedeutung für die Person haben. Alles Faktoren, welche die Neurochemie des Einzelnen verändern. Sie lehrt den Leser auch, bewusst auf den eigenen Körper, Geist und Seele zu hören. Danach führt sie das Thema des kreativen Übens ein, wobei man die eigene Vorstellungskraft einsetzt, um sein Leben zu verändern. Um nach dem großartigen Zitat von Albert Einstein zu leben, „Das wahre Zeichen von Intelligenz ist nicht das Wissen, sondern die Vorstellungskraft", folgt sie den Ideen der Physik und Spiritualität durch die Linse des kreativen Prozesses, wobei sie sogar das Konzept von Widerstand gegen Kunst und Veränderung anspricht. Elke verkörpert intuitiv Jungs Ansicht. Dieser betont die Wichtigkeit der inneren Welt, um das Selbst als unseren Guide zu entdecken, der es uns ermöglicht ein Leben zu leben, das wir lieben können. Um dem Hochmut des neuen Zeitalters, wonach alles „im Licht" ist, zu widerstehen, taucht sie ab in Trauer, Verlust und den eigenen Tod, und sieht diese als Lehrer an, die unsere Aufmerksamkeit verdienen. Sie schlägt vor, dass wir am besten lernen, wenn wir im Unbekannten wühlen, einschließlich den Seiten von uns, vor denen wir uns fürchten, à la Jungs Schatten.

Liebe Dein Leben ist ein ausgezeichnetes Buch für Laien. Es folgt einem stufenweisen Ansatz, der zunächst ein Konzept erforscht, welches auf Elkes eigenen und persönlichen Erfahrungen und Entdeckungen basiert, dann den Leser zum Erforschen anregt und sogar vorschlägt, was man als Ergebnis erwarten kann. Jedes Kapitel empfiehlt eine kreative Übung und fordert dazu auf, ein Journal zu führen, um das Verständnis der symbolischen Funktion – oder Bedeutung – für dein Leben und dessen Transformation zu verstärken. Elke glaubt, wie auch Carl Jung, Otto Rank, Carl Rogers und Paolo Knill, dass wir tief in uns eine Quelle der Kreativität, Intuition und des Wissens haben. Ihre Prozesse bringen diese inneren Geschenke und Ressourcen ins Bewusstsein und ans Licht und ermöglichen es den Lesern, diese anzuerkennen und ihrer eigenen, tiefen, ruhigen Stimme zu folgen, um ein erfüllteres Leben in Einklang mit ihrem Körper, ihrem Geist und ihrer Seele zu leben. Ich würde dieses Buch voll und ganz meinen Klienten, Schülern und Auszubildenden sowie der allgemeinen Öffentlichkeit empfehlen.

Kate T. Donohue, Ph.D., REAT ist eine lizenzierte Psychologin und seit dreißig Jahren mit einer Jung-orientierten Therapie für Ausdruckskunst (REAT) registriert. Sie ist Mitbegründerin der Internationalen Vereinigung für Ausdruckskunst-Therapie (IEATA) und hatte viele Positionen inne, als Vorsitzende des Komitees für fachliche Normen, Ko-Vorsitzende des Vorstands, zwei Mal als Ko-Vorsitzende der Konferenz in San Francisco und Hong Kong, und ist nun ehrenamtliche Beraterin der Organisation. Zusammen mit Jack Weller und Sanjen Miedzinski war sie Mitbegründerin und Fakultätsmitglied des Expressive Arts Therapy Department am California Institute of Integral Studies (CIIS). Derzeit ist Kate eine internationale Trainerin für Jung-orientierte Therapien der Ausdruckskunst in Asien und Ghana, Afrika, und ist zudem Therapeutin, Supervisor und internationale Autorin. Ihre neueste Leidenschaft ist es, kulturelle Reisen für Ausdruckskunst durchzuführen, um die indigenen Wurzeln von Ausdruckskunst in Ghana und im Süden Indiens zu erforschen. Kate liebt Tanz, Theater und Malen und sie liebt es, zusammen mit ihren Mammutbäumen in ihrem neuen Zuhause in Fort Bragg, Kalifornien, zu sein.

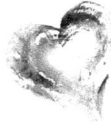

DANKSAGUNG

Ich schätze alle meine Schüler, Klienten und meine Weggefährten auf dieser kreativen Lebensreise. Ihre Fragen und Erfolge haben viele der Ideen für dieses Buch veranlasst. Ihren Vorschlägen und Ermunterungen zuzuhören, hat den Inhalt geformt.

Besonderer Dank gilt all meinen Lehrern und Mentoren an der Haliburton School of The Arts am Sir Sandford Fleming College, der International School of Interdisciplinary Studies, CREATE Institute, (Centre for Expressive Arts Therapy Education) bekannt als Kanadas Creative Integrative Arts Therapy Training Program und der European Graduate School (EGS) in Saas Fee, Schweiz.

Danke dir, Lilo Dietrich, für das Rezensieren des Buches als Supervisor und Kollege an der EGS und Dr. Tom McLaughlin, Creative English-Professor an der Appalachian State University, Boone, in North Carolina, für das Rezensieren und den Fokus auf Nuancen bezüglich der Wortbedeutungen für die Leser.

Speziellen Dank an Melanie Nesbitt, meine Doktormutter und Rezensentin, für die Hilfe bei der Integration meines Lernweges der Ausdruckskunst sowie der Integration der ersten in die zweite Ausgabe dieses Buches.

Speziellen Dank an Gayle Barnet für die Hilfe, meine eigenen Grenzen zu überwinden und über den Tod zu schreiben.

Speziellen Dank an unsere Colleges vor Ort dafür, dass die Tür für die vielen Jugendprogramme immer offensteht.

Ich bin auch dankbar für meine tägliche spirituelle Übung, da sie die Grundlage meines Lebens und der Prinzipien dieses Buches ist.

Danke an alle meine Freunde und Familie für das Verständnis meines Fokus auf dieses enorme Projekt. Danke Alec und Emma, dass ihr eure beschäftigte Mama unterstützt.

Stille

Wenn ich durch die Wälder laufe oder an einem Fluss sitze,
fühle ich mich perfekt, dass mein Leben perfekt ist,
dass im Moment alles perfekt ist.
Ich schaue den Bäumen zu, wie sie langsam wachsen,
mit der Zeit, gekrümmt, asymmetrisch,
durch Stürme beschädigt, und doch ausbalanciert.
In Harmonie miteinander, mit anderen Bäumen,
manche sind verwelkt, geben dennoch Nahrung, funktionieren,
spenden Lebensunterstützung, alle sind lebendig, wichtig und verschieden.
Die Bäume sind nicht in einer Nacht gewachsen oder einer Woche,
dennoch sind sie in ihrer eigenen Zeit stark gewachsen, perfekt.
Gekrümmt, heilig, abblätternde Rinde, Pilze,
natürliche Schönheit, und ich fühle mich schön in den Wäldern,
mit den gefallenen Blättern und den süßlichen Erdgerüchen.
Es gibt keine Bewertung,
wie ich aussehe oder was ich sage,
keine Bewertung meiner Körperform,
was ich bin, wie ich gehe, oder ob ich gehe.
Ich kann einfach sein,
sonst nichts und doch alles.

Ich bin genug.

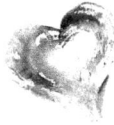

EINLEITUNG ZUR ERSTEN AUFLAGE

Liebe dein Leben! Fühle dich gut! Sei froh! Du verdienst es, das bestmögliche Leben zu leben.

In diesem Buch geht es nicht darum, dich zu formen oder zu verändern. Vielmehr geht es um die Beantwortung von Fragen wie diese: Wie kannst du mit dir selbst und deiner Umgebung bewusster umgehen? Wie triffst du weise Entscheidungen, die dein Leben bereichern, sodass du ein erfülltes Leben genießen kannst? Wie sieht Selbstfürsorge aus?

Dieses Buch ist ein sicherer Leitfaden für Personen, die ihre Reise in Richtung größerer Selbstwahrnehmung und Kreativität beginnen. Darüber hinaus bietet es Unterstützung und Stimulation für kreative Menschen, die ihren Traum bereits leben.

Was ich weiß, kommt aus meiner eigenen Lebenserfahrung und von den Erfahrungen meiner Studenten und Klienten, die wir gemeinsam durch Übungen mit dem Kunst- und integrierten Körper/Geist-Training gemacht haben. Eine Kombination von Kunst, Wahrnehmungstechniken und lebenspraktischen Fertigkeiten kann starke, lebensverändernde Resultate erzielen. Ich teile diese Erkenntnisse in meinen Seminaren und in diesem Buch.

Ich bin der Überzeugung, dass viele von uns in ihrer Kindheit und Jugend Blockaden in Bezug auf unser Bewusstsein, unsere Sensibilität, Wahrnehmung und Intelligenz sowie unsere Fähigkeit zur Zufriedenheit entwickeln. Diese Blockaden können vernebeln, verwirren, maskieren und/oder uns daran hindern, unsere weise, innere Stimme und unsere Körperintelligenz zu hören, sodass es uns schwerfällt zu entscheiden, was das Beste für uns und die Menschen um uns herum ist.

Wir müssen diese Blockaden nicht verstehen, benennen, analysieren oder teilen, um sie in Lernwerkzeuge umzuformen, die uns in unserem täglichen Leben behilflich sein können. Studien zeigen, dass Blockaden sich lösen, wenn Gefühle und Emotionen gezeigt werden. Sie verändern und entwickeln sich. Wenn andere diese Gefühle und Emotionen wahrnehmen, wird das Erlebnis stärker und transformativer.

Die Kunst ermöglicht uns eine nonverbale und nicht-bedrohliche Form der Selbstentfaltung und erlaubt uns, Gefühle und Emotionen zu übersetzen und umzuformen, ohne zu bewerten. Wir können uns entspannt, offen, voller Energie und lernfähig fühlen. Und wir finden oft verborgene Stärken und Ressourcen.

Die Kunst wird die Nervenbahnen in deinem Gehirn stimulieren und mit neuen Perspektiven versehen.

Als Kind wusste ich, dass alles möglich ist, und das zu wissen, machte es wahr. Als ich älter wurde, begann ich, die Wunder des Lebens, die großartige positive Energie und Kraft des Universums, anzuzweifeln. Ich begann, meine Wünsche, Hoffnungen und Träume einzuschränken. Rückblickend habe ich wohl auch einige dieser Träume sabotiert. Als mir klar wurde, was passierte, was ich tat und was ich nicht tat, fand ich allmählich zurück zum Wissen meiner Kindheit, dem Wissen darüber, dass die Quelle der Schöpfung in mir ist, dass alle Möglichkeiten in uns angelegt sind, dass wir bereits kreativ sind.

Mit Klarheit des Geistes, des Körpers und der Seele haben wir Zugang zu so vielen Möglichkeiten. Ich erlebe, sehe und lebe dies in den meisten Momenten meines Lebens und möchte es auf eine einfache und zugewandte Art und Weise teilen, von der ich überzeugt bin, dass sie unserer menschlichen Natur entspricht.

Die Herausforderung liegt darin, dieses abstrakte, nichtlineare Denken zu kommunizieren, und die nichtverbalen Konzepte anzugehen. Im „Machen" von kreativen, nichtverbalen Aktionen können wir Barrieren und Blockaden lösen, sodass wir Zugang zu unserem wahren Potenzial, unserem wahren Glück, bekommen. Wir können unsere Lebensgeschichten in Kunst observieren – wir können unsere Ressourcen aufbauen und verstärken.

In diesem Buch verweise ich auf viele Arten der nichtverbalen Kommunikation, einschließlich Musik, Tanz, und – am häufigsten – Zeichnen. Zeichnen hilft uns, unsere Wahrnehmungsfähigkeiten zu entwickeln, die wiederum als Basis für visuelle Kommunikation dienen. Zeichnen zu lernen bedeutet für visuelle Kommunikation das, was Schreiben zu lernen für verbale Kommunikation bedeutet. Zeichnen ist zugänglich, ergiebig, und instinktiv. Es öffnet unsere Augen. Nach dem Zeichnen können wir gar nicht anders, als unsere Welt in einem anderen Licht zu sehen.

Dieses Buch ist eine Anleitung fürs „Machen", um das zu finden, was wir bereits tief in unserem Inneren wissen, uns dazu Zugang zu verschaffen und es zu kommunizieren. Das Machen bringt unser Bewusstsein, unsere Gedanken, Bedürfnisse, Wünsche, Fähigkeiten und die Kraft zurück an die Oberfläche, nachdem all dies unterwegs irgendwann vergraben wurde. Durch das Machen verschaffen wir uns Zugang zu unserer eigenen Wahrheit, und das wird uns helfen, unseren eigenen Weg zu finden, um ein erfülltes Leben zu führen und vollkommen glücklich zu sein.

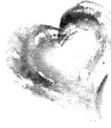

EINLEITUNG ZUR ZWEITEN AUFLAGE

Seit der Eigenveröffentlichung der ersten Ausgabe des Buches in 2004 bin ich international in die Community der Ausdruckskunst aufgenommen worden. Mir ist klargeworden, dass ich als Erwachsene und als Vermittlerin seit über dreißig Jahren Ausdruckskunst praktiziere. Diese Konzepte sind mir immer sinnvoll erschienen und als Beweis dienen die anhaltenden Erfolge meiner Studenten, Klienten und meine eigenen.

In 2006 bestand ich meine Abschlussprüfung im Programm für Ausdruckskunst am Sir Sandford Fleming College in Haliburton in Ontario; in 2009 bestand ich den Abschluss eines intensiven, dreijährigen Programms für Ausdruckskunst-Therapie an einem privaten College, ISIS Canada (jetzt bekannt als CREATE Canada), in Toronto in Ontario. In 2011 absolvierte ich erfolgreich das Masterprogramm für Ausdruckskunst-Therapie an der European Graduate School (EGS) am Saas Fee-Campus in der Schweiz.

Seit 2007 praktiziere ich die EXA-Therapie (Expressive Arts Therapy) sowohl für private Klienten als auch für Jugendhospizgruppen, die örtlichen Schulräte und den Bezirk Muskoka. Mit diesen angehäuften Erfahrungen und Studien bezüglich Ausdruckskunst gestalte ich das Buch *Liebe Dein Leben* für eine überarbeitete, zweite Edition neu.

Ich freue mich, sagen zu können, dass das Buch immer noch eine feste Größe ist, wenn es um die Unterstützung der individuellen Kreativität und Selbstfürsorge geht. Diese Ausgabe beinhaltet einige Fachbegriffe der Ausdruckskunst.

In manchen der kreativen Praktiken biete ich zusätzliche Übungen an, um das kreative Erlebnis noch weiter auszubauen.

Ich habe zudem ein Kapitel über das Sterben hinzugefügt. Der Tod ist ein natürlicher Teil unseres Lebens und wichtig, um das Leben zu lieben. Meiner Erfahrung nach bewältigt unsere Gesellschaft weder Tod noch Verlust zufriedenstellend, was ich entsprechend in Kapitel 7 anspreche.

Der Ressourcen- und Referenzen-Teil wurde ausgeweitet, um meine weitere Forschung widerzuspiegeln.

Der Zweck dieser dezenten Veränderungen dieses bereits erfolgreichen Buches, das großen Anklang gefunden hat, ist es, das Erlebnis des Lesers zu verbessern, indem es positiver gestaltet ist, mehr Hoffnung bringt; mehrere unterschiedliche Kunstprozesse und mehr Referenzmaterial, mehr Gemeinsamkeit und mehr vom therapeutischen Model beinhaltet.

Wie habe ich mich seit meiner formellen Ausbildung verändert?

Seit meiner Ausbildung haben sich fünf wichtige Aspekte in meinem privaten als auch in meinem beruflichen Leben geändert. All das hat zu einem harmonischeren, erfüllteren Leben geführt, das mit wachsenden Synchronitäten gefüllt ist:

Ich bin besser in der Lage, mit dem Unbekannten fertig zu werden.

Ich habe ein stärkeres, intuitives Verständnis.

Ich kann im Sumpf sitzen, mit mir und anderen.

Ich bin anwesender.

Ich bin selbstbewusster.

Ich erinnere mich, wie sehr ich es verabscheute, den Plan oder die Routine nicht im Voraus zu kennen, als ich EXA begann. Ich hatte Angst vor neuen Routinen und neuen Projekten. So sehr mit EXA und auch dieser Ausbildung ein Traum in Erfüllung ging, so war mein Angstniveau doch sehr hoch. Ich nahm eine weitere Hypothek auf mein Haus auf, berechnete meine Finanzen neu, vermietete das frühere Zimmer meines Sohnes und führte vor meinem Aufnahmeinterview am ISIS College ein Praktikum durch. Das war der leichte Teil. Emotional und physisch war mein Magen verknotet und in meinem Inneren zitterte ich.

Ich konnte nur ein Semester am Stück absolvieren. Obwohl ich mich widersetzte, wurde es angenehmer für mich, nicht zu wissen, was vor mir lag: vor dem Unterricht, meiner Arbeit oder einer Sitzung mit einem Klienten.

Das geschah nicht über Nacht, und ich hätte nicht geglaubt, dass ich mich so sehr verändern könnte – obwohl es eine Zeit gab, in der ich es mir gewünscht hätte.

Alle Institutionen und Praktiken an der ISIS stärkten meine Sensibilität, meine Intuition und meine Bedürfnisse, die so wichtig für diese Arbeit und mein Leben sind. In meinem täglichen Leben und insbesondere in meinen privaten Praktiken vertraue ich auf meine Intuition und meine Bedürfnisse.

So sehr ich meine Sitzungen auch plane und mich vorbereite, bin ich doch offen für das, was der Klient mitbringt. Es ist seine oder ihre Sitzungszeit. Es gibt unendlich viele Möglichkeiten dessen, was ans Licht gebracht werden kann, und ich vertraue meiner Intuition in der Entscheidung, was als nächstes zu tun ist. Die Ausbildung hat mir geholfen, mich dem Moment hinzugeben, offen und neugierig darauf zu sein, was ans Licht gebracht wird.

Zeit und tägliche Übung sind für mich unentbehrlich. Diese regelmäßige Selbstfürsorge ist ein kontinuierlicher Prozess; obwohl es sich früher mühsam angefühlt hat, fühlt es sich jetzt mehr wie Selbstliebe an.

Ich betrachte mich als positive Denkerin und handlungsorientierte Person. Ich praktiziere die Prinzipien der Anziehung. Vor ein paar Jahren brach meine Tochter als emotionales, weinendes, aufgewühltes Häufchen Elend zusammen. Sie sagte, dass sie ihre Wut und ihre Trauer zurückhielt, weil sie diese nicht fühlen mochte, um dadurch nicht noch mehr von diesem tiefen Schmerz anzuziehen. Ich war erstaunt. Fassungslos musste ich positives Denken neu durchdenken sowie realistisches Denken und authentisches Fühlen. Wie werde ich mit diesen dunklen, traurigen und widerlichen Gefühlen fertig, ohne noch mehr davon anzuziehen? Wie und wann können unangenehme Gefühle nützlich sein?

Das Konzept und die Frage sind sehr wichtig, da sie einen Einfluss darauf haben, wie ich mein Leben lebe, meine Kinder anleite und meine Arbeit praktiziere, um anderen zu helfen – insbesondere in diesem Buch.

Ich habe gelernt, mich nicht vor Chaos, tiefem Leid, rasender Wut, tiefer Trauer und angsteinflößenden Fragen zu fürchten. Ich habe gelernt, dass die Intensität nicht nachhaltig, sondern beweglich ist. Emotionen haben Qualitäten; sie existieren, ob sie nützlich sind oder nicht.

Was ich lerne, ist, wie man die Gefühle in Bewegung hält. Wenn man Gefühle versteckt und unterdrückt, dann breiten sie sich aus, wachsen, ziehen ihresgleichen an und laden Krankheiten nahezu ein. Es ist schwierig, mit jemandem in seinem Sumpf zu sitzen; allerdings ist es eine Reise und eine Arbeit, die erhebliche Belohnungen mit sich bringt. Es ist ebenfalls schwierig, die Angelegenheiten nicht bloß zu regeln, ohne sich daraufhin mit neuen Fragen konfrontiert zu sehen – obwohl ich durch EXA dazu in der Lage bin.

Bevor ich EXA kennenlernte und anfing, damit zu arbeiteten, hatte ich eine furchtbare Angst vor dem Tod. Mit dem Tod und Leid zu arbeiten, hat mir geholfen, meinen eigenen Tod und den Tod anderer zu akzeptieren. In meiner Menschlichkeit fühle ich jedoch immer noch den Verlust des Lebens durch den Tod. Durch das Akzeptieren des Todes ist das Leben jedoch wertvoller und erfüllter geworden.

Ich praktiziere und studiere seit vielen Jahren Meditation. Ich lebe so viel wie möglich in der Natur. Ich beginne meinen Tag mit Dankbarkeit, einem Gebet, Meditation und einem langen Spaziergang im Wald entlang des Flusses. Diese wiederholten Tätigkeiten helfen mir, auf dem Boden zu bleiben und gelassen zu sein. EXA hat meine Selbstfürsorge zur Geltung gebracht.

Meine EXA-Ausbildung hat mir einen Weg eröffnet, mich anhand von Kunst in einer organisierten Art und Weise selbst auszudrücken. Ich kann mich selbst und/oder ein Problem in eine Sitzung einbringen und bin in der Lage, die neue Stimulation/ Idee, die mein Gehirn anhand von künstlerischem Ausdruck erlebt hat, zu „ernten". Es hat mir einen Weg eröffnet, nichtverbale Sinneswahrnehmungen zu verstehen und anhand der Kunst aus mir rauszubekommen. Mit dieser Praktik mache ich das entweder auf nonverbalem oder verbalem Wege anschaulich.

EXA hat das Durcharbeiten von persönlichen Schichten der Heilung stark beschleunigt – wie das Schälen einer Zwiebel – bis hin zu dem Punkt, an dem ich mich jetzt befinde. Ich fühle mich authentischer und in jeglicher Hinsicht bodenständig. Es fühlt sich so an, als ob mein Leben hin und wieder ein bisschen Sinn ergibt. Ich lebe meinen Lebenszweck. An vielen Tagen fühle ich mich zufrieden.

Mein Leben war noch nie besser, und ich bin so froh wie noch nie; und das teile ich mit den Lesern dieses Buches.

Was ist Ausdruckskunst?

Das Leben und die Kunst sind auf vielen metaphorischen Wegen verknüpft. Ausdruckskunst lädt dazu ein, uns selbst und unsere Sinne anhand von Kunstproduktion zu erforschen. Kunst erlaubt es uns, sich außerhalb der Sprachgrenzen frei auszudrücken.

In einer stark verbal geprägten Welt bietet Kunst eine Fülle an nonverbaler Intelligenz, die uns hilft, unsere kreative Kraft zu stärken und unsere Beziehung zum Leben zu vertiefen. Kunst stimuliert das Gehirn für neue Denkweisen. Du weißt am meisten über dein eigenes Leben. Dein künstlerischer Ausdruck ist am sinnvollsten für dich und deine Situation.

Beim Ausüben von Ausdruckskunst können wir unser inneres Wissen und unsere Widerstandsfähigkeit ausbauen. Dies könnte ein Weg sein, um zu verhindern, dass man in eine Sackgasse gerät.

Ausdruckskunst kann man als das Integrieren von Sinnesmodalitäten beschreiben, indem Sehen, Hören, Fühlen und das Anwenden von unterschiedlichen Bereichen, wie Bilder, Atmen, Malen, Zeichnen, Skulptur, Bewegung, Musik, Spiel, Theater, Poesie und/oder Journaling (z. B. eine Phrase in Erwiderung zu einem Gemälde aufschreiben) ineinandergreifen. Technische Erfahrung ist nicht erforderlich, da es das Ziel ist, eine Emotion, das Selbst oder ein Problem „auszudrücken". Ausdruckskunst ist nicht dafür gedacht, ein Kunstwerk zu erschaffen; es ist ein Weg, um ein Bild zu formen, um eine neue Perspektive zu erlangen. Der Klient benötigt keine formelle Kunstausbildung. Sie ist eine Einladung zur Selbstentfaltung und Selbsterkundung.

Sich von Modalität zu Modalität zu bewegen, hilft uns, durch eine Situation oder ein Problem zu kommen.

Metaphern entstehen, neue Perspektiven erscheinen und neue Ideen und Lösungen tauchen auf, wenn das Gehirn auf neue Art und Weise stimuliert wird.

Da ein Großteil der Ausdruckskunst nonverbal ist, fordert sie den Einzelnen dazu auf, die Körperempfindungen und Gefühle zu priorisieren, anstatt zu raten und die Gefühle mit Denken, Bewerten oder dem Analysieren der Erlebnisse zu überschatten.

Ausdruckskunst unterscheidet sich von traditioneller Gesprächstherapie, indem sie es Prozessen/Zielen ermöglicht, sich auf nonverbale Art und Weise zu zeigen. Manchmal sind Sprache und Wörter nicht genug. Manchmal ist es schwierig, Worte zu finden. Insbesondere junge Menschen haben oft nicht die notwendige Lebenserfahrung, Artikulation oder das Verständnis, um ihre Gefühle und Gedanken kommunizieren zu können. Wörter an sich können das Ausdrücken von Gefühlen begrenzen. Das Ausüben von Kunst ermöglicht es, diese Gefühle so auszudrücken, zu erleben und anzuerkennen, wie sie vom Künstler erlebt werden.

Entdeckungen werden in der Erforschung gemacht
und Perspektiven sind einzigartig und
bedeutungsvoll für den Ausübenden.

Der Leser kann an einem Problem arbeiten und sich auf kreatives Spielen und/
oder Stressabbau fokussieren. Der Fokus kann künstlerisch, emotional, sinnlich,
und/oder ästhetisch sein. Der Fokus ist vollkommen abhängig von dem Ziel
des Teilnehmers, der Gruppe und des Seminars. Meine Hoffnung ist, dass die
Methoden in diesem Buch dir – wie auch schon so vielen anderen – helfen
werden, dein Leben zu vertiefen.

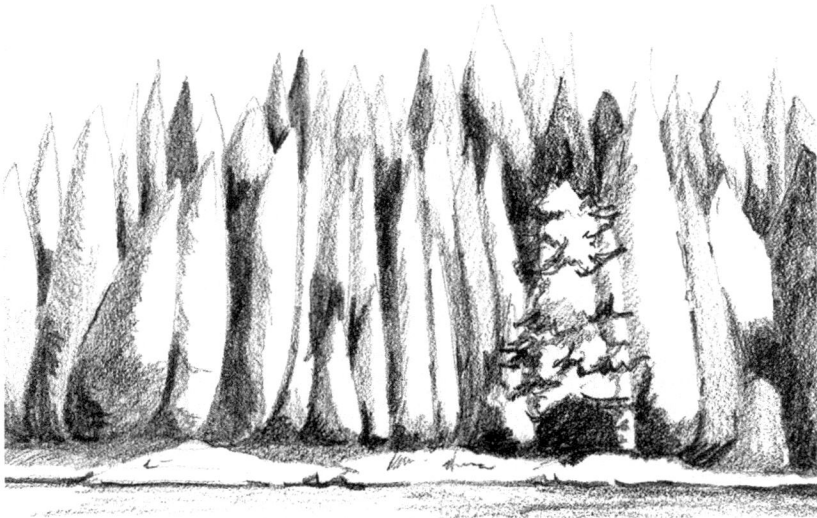

EINLEITUNG ZUR DRITTEN AUFLAGE

Liebe Dein Leben gibt es seit 12 Jahren. Nachdem die erste Ausgabe vergriffen war, habe ich *Liebe Dein Leben* neu aufgelegt, um meine intensiven Studien der Ausdruckskunst darin widerzuspiegeln. Die zweite Auflage fand einen ebenso großem Anklang. Nach kürzlich unternommenen internationalen Reisen mit Ausdruckskunst habe ich das Buch nochmals überarbeitet und ergänzt. Der Kerninhalt ist der gleiche, jedoch ist *Liebe Dein Leben* nun international kompatibel, da es auch einfühlsam gegenüber anderen Kulturen auf der Welt ist.

Ich habe die Sprache bewusst simpel und das Format einfach gehalten, sodass das Ziel, ein kreatives und intuitives Leben zu leben, für jeden zugänglich bleibt.

Es ist mir eine Ehre, dir dieses Buch zur Verfügung zu stellen. Das Anwenden der hier angebotenen, kreativen Praktiken wird dir helfen, dein Leben zu lieben.

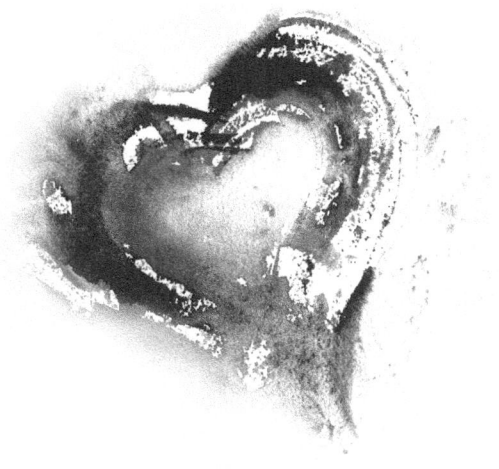

Viel Spaß!

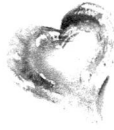

WIE MAN DIESES BUCH NUTZT

VERSUCHE ETWAS, EXPERIMENTIERE! Mache erste Baby-Schritte oder schnall dich an! RISIKIERE ETWAS, werde schmutzig, hab Spaß und probiere es erneut. Sei verspielt! Es ist in Ordnung, falls es sich ein bisschen beängstigend anfühlt.

Erinnere dich daran, dass dein Leben eine Reise ist, die nur dir gehört. Betrachte dieses Buch als ein Angebot an Ideen; du entscheidest, was du zuerst lesen möchtest.

Das Buch ist mit „kreativen Praktiken" und persönlichen Überlegungen gespickt. Die kreativen Praktiken dienen dazu, sich Fähigkeiten anzueignen. Die Überlegungen sind Einblicke und Beobachtungen, die helfen können, dich zu inspirieren und zu motivieren – oder vielleicht einfach nur deinen Tag erhellen.

Was man während der Nutzung des Buches erwarten kann

Manchmal ist es schwierig, eine neue Fähigkeit zu erlernen. Der Lernprozess kann umständlich sein. Die Neuartigkeit und Fremdheit können Angst mit sich bringen. Diese Angst kann Furcht vor dem Neuen oder dem Vertrauten sein; Angst vor dem Unbekannten oder Angst vor etwas vermeintlich Bekanntem; Angst vor dem Versagen oder dem Erfolg. Überlege, wo deine Unsicherheit herkommt. Vielleicht sind ähnliche Körpergefühle in vorherigen Sitzungen schon einmal vorgekommen und es ist die unbewusste Annahme, dass das gleiche wieder geschieht. Achte dich selbst und höre auf dich selbst. Sei behutsam und nimm dir Zeit. Mit Vertrautheit und Erfahrung kommt Zuversicht.

Überlege dir, ob du mit einem anderen Leser und/oder Freund zusammen Ideen und Einblicke austauschen oder spielen möchtest.

Betrachte dieses Buch als etwas Ähnliches wie ein Buffet. An manchen Tagen möchtest du alles probieren; an anderen Tagen möchtest du ein Dessert … oder lediglich Fleisch und Kartoffeln. Jeder Tag und jeder Moment sind einzigartig. Nur du weißt, was für jeden Moment richtig ist. Und falls du mal nicht weißt, was für den Moment richtig ist, dann helfen dir vielleicht die kreativen Praktiken und Vorschläge in diesem Buch.

Wie fühlst du dich heute? Welches sind deine Auswahlmöglichkeiten? Sei dir darüber im Klaren, dass deine Auswahlmöglichkeiten sich im Laufe deiner Lebensreise verändern, und das ist völlig in Ordnung. Also, wie machst du das? Wie schaffst du es? Die Idee hört sich einfach an, aber wo fängst du an? Während du dieses Buch nutzt, kannst du dir eventuell vornehmen, deine Denkprozesse und/oder Gefühle aufzuschreiben.

In diesem Buch teile ich ein paar Hilfsmittel mit dir, die für mich, meine Kinder, meine Schüler und meine Klienten großen Wert haben. Es sind Hilfsmittel, die ich persönlich nutze und die ich in meinen Seminaren teile, wo sie großen Erfolg verzeichnen und großen Anklang finden. Es kann sein, dass einige dieser Hilfsmittel schon Teil deines persönlichen Repertoires sind. Meine Hoffnung ist es, dass du deine Ressourcen weiterhin ausbaust.

Manche fallen dir möglicherweise leicht. Die unvertrauten Hilfsmittel erfordern bloß mehr Übung, so wie jede andere neue Fähigkeit auch. Aus Erfahrung weiß ich, dass die Effektivität der Hilfsmittel exponentiell ansteigt, wenn wir sie kombinieren.

Während wir von einer Kunst zur anderen gehen, werden sich neue Perspektiven eröffnen. Kunst stimuliert das Gehirn, auf eine neue Art und Weise zu denken.

Du weißt am meisten über dein Leben. Kunst wird dir helfen, die einzelnen Teile auf eine sinnvolle Art und Weise zusammenzufügen.

Sei dir bewusst, dass wir alle einzigartig sind, mit einzigartigen Stärken und Schwächen. Betrachte mit Verständnis deine Stärken und Schwächen und unterstütze sie. Versuche, riskiere, experimentiere und übe. Deine Schwächen können eine Quelle der Stärke sein. Sie können für dich ein Ort zum Lernen sein und können dir helfen, all die anderen kreativen Möglichkeiten in dir zu erschließen.

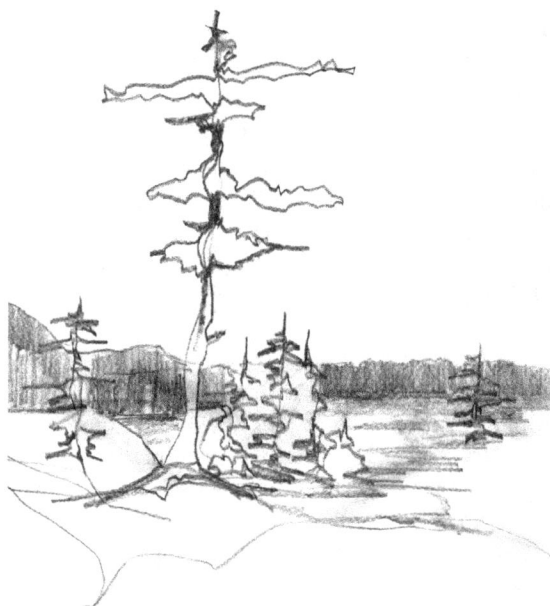

1

DER ANFANG

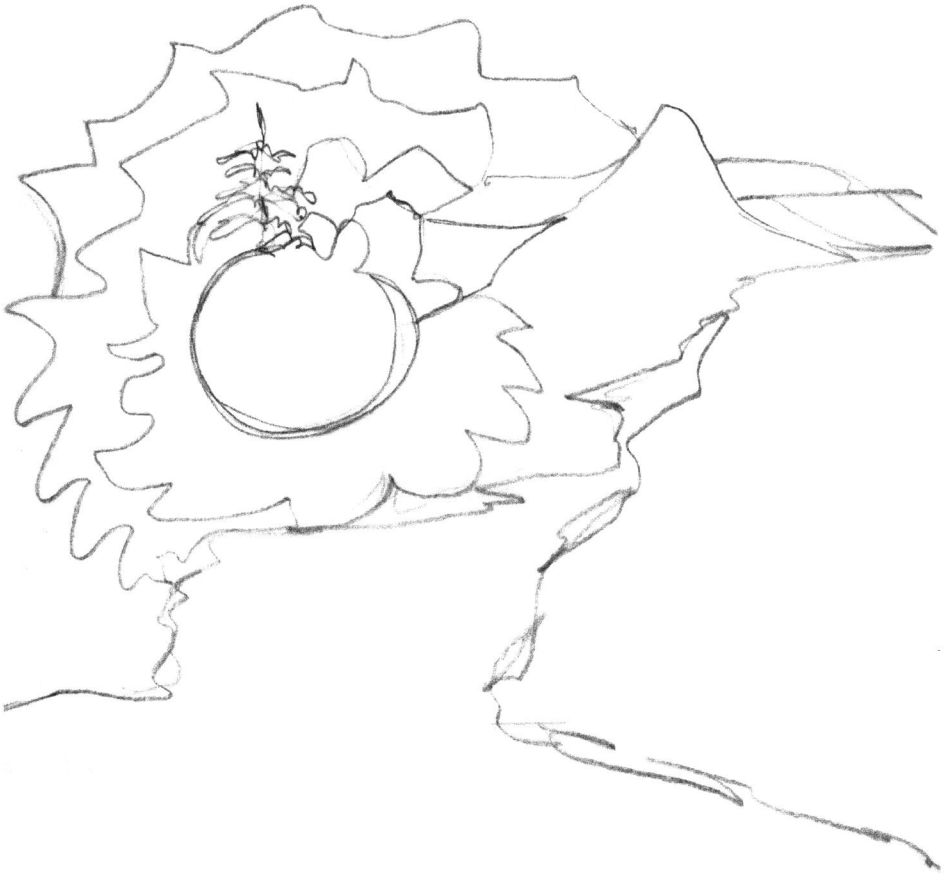

Große Veränderungen im Leben
sind das Ergebnis von sukzessiven
und kumulativen Effekten.

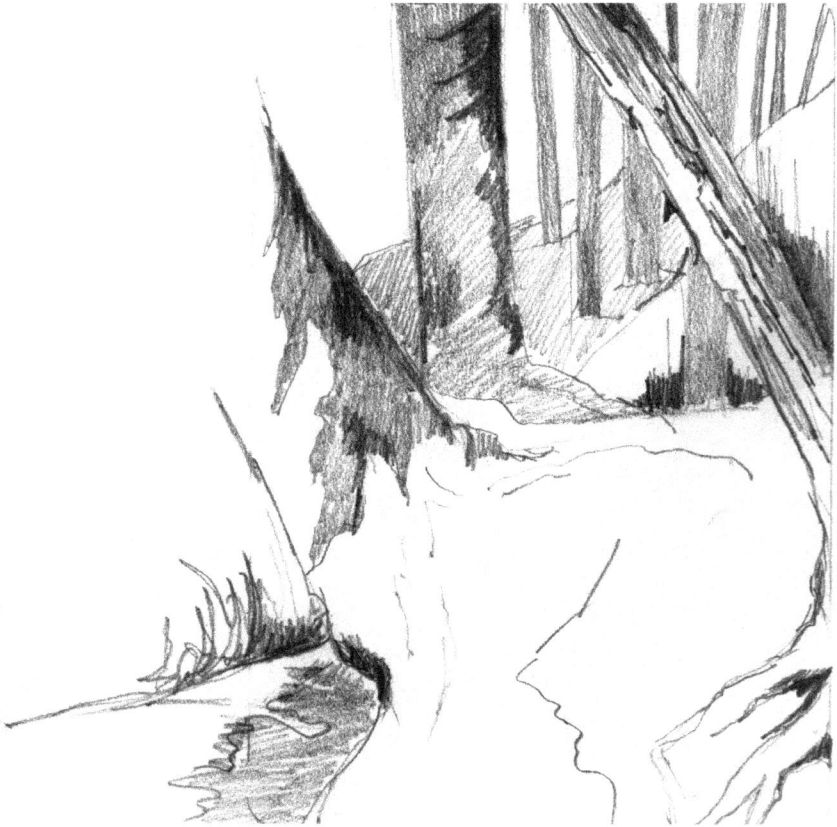

DER ATEM DES LEBENS

Jeder atmet.

Tatsächlich wirst du dir deiner Atmung wahrscheinlich nur bewusst, wenn du darauf achtest. Wusstest du, dass richtiges Atmen wichtig ist für die physische, emotionale und mentale Gesundheit?

Tiefes Atmen ist ein starkes Beruhigungs und Verjüngungsmittel.

Langsam zu atmen verringert die Herzfrequenz, die Stoffwechselrate und den Blutdruck und darüber hinaus lindert es Muskelverspannungen. Langsam zu atmen reinigt, erfrischt und entgiftet allmählich den Verstand und den Körper und versorgt diese mit Energie.

Dir über deine Atmung bewusst zu werden und dir für Übungen des tiefen Atmens Zeit zu nehmen, bringt dich mit deinem Körper in Einklang. Außerdem bietet es Energie und Ruhe für bewusstes und produktives Denken. Wenn wir das Atmen verlangsamen/beruhigen, ist unsere Intuition klarer und stärker.

Kinder atmen natürlich und tief. Irgendwann im Laufe der Zeit haben wir es verlernt. Achte darauf, wie oft du heute die Luft anhältst.

Atme jedes Mal, wenn du daran denkst, mindestens drei Mal durch.

- Sitze, stehe oder, falls möglich, lege dich hin. Halte deine Wirbelsäule gerade um zu fühlen, wie sich dein Bauch bewegt.
- Überkreuze keine Gliedmaßen. Fühle dich frei. Entspanne dich.
- Platziere deine Finger sanft – leicht verflochten und sich kaum berührend – auf deinem Unterleib und lass sie auf dem Bauchnabel ruhen. Erlaube deinem Bauch sich auszudehnen, während deine Finger sich auseinander bewegen und du durch die Nase bis in den tiefsten Teil deiner Lunge einatmest.
- Atme langsam durch den Mund aus und zwar so viel Luft wie möglich.
- Praktiziere es noch einmal.

Was du auch tust, versuche, bewusst darauf zu achten, wie du atmest.

Genieße deine Atmung!

Sobald es sich angenehm anfühlt, versuche, vom Ende deiner Wirbelsäule auszuatmen, um die ganze Luft aus deinem System zu bekommen. Öffne deinen Mund auf entspannte Art und Weise und achte darauf, wie die Luft ganz natürlich in deine Lunge strömt. Atme nochmals aus. Sei geduldig – es ist ein subtiles Gefühl. Die Atmung besteht nur noch aus dem Ausatmen und die Luft kommt ganz natürlich herein, um die leeren Lungen zu füllen.

Atme, um durch deinen Tag zu schweben

Das Bewusstsein für richtiges Atmen kann auf viele Arten in dein tägliches Leben integriert werden.

Wann immer du ans Atmen denkst, strecke deinen Rücken, lass deine Schultern sacken und atme einige Male bewusst tief ein und aus.

Stelle dir vor, dass eine Schnur mit dem einen Ende am oberen Teil deines Kopfes und mit dem anderen Ende am Himmel befestigt ist.

Mach das an deinem Schreibtisch, in deinem Auto, beim Gehen, Lesen, am Telefon, wenn du deinen Tag beginnst oder sogar, wenn du davon ausgehst, dass ein stressvolles Erlebnis auf dich zukommt. Mach es vor jeder Mahlzeit, zu Beginn eines Meetings, vor einer Prüfung oder im Unterricht. Mach es, wann immer du dich beruhigen und erfrischen willst.

Fang damit an, dich darauf zu fokussieren, wie du normalerweise atmest. Ist es schnell und oberflächlich? Wenn du tiefes Atmen übst und anfängst, dich schwindelig zu fühlen, verlangsame die Übung ein bisschen. Dein Körper ist den ganzen Sauerstoff, den er nun bekommt, wahrscheinlich nicht gewöhnt. Wie alles andere, so ist auch tiefes Atmen gewöhnungsbedürftig und erfordert Übung.

Wenn tiefes Atmen neu für dich ist, solltest du es üben, bevor du es mit anderen Übungen und Aktivitäten kombinierst. Wenn du Zeit für das Atmen einplanst, dann mach es entweder vor einer Mahlzeit oder zwei Stunden danach. Nutze dazu einen gut belüfteten Raum oder gehe nach draußen und trage lockere Kleidung. So wird dir dein tiefes Atmen den größten Nutzen bringen.

Versuche, dich selbst sanft an das tiefe Atmen zu erinnern, bis es zur Gewohnheit wird. Du könntest es mit Notizzetteln an Schränken oder Spiegeln probieren oder inspirierende Poster oder Kunstwerke aufhängen, die dich daran erinnern, langsam und tief zu atmen.

KREATIVES ÜBEN

Deine Atmung kennen

Die Haltung

- Sitze entspannt, die Wirbelsäule ist aufgerichtet mit locker nach hinten und unten geführten Schultern; mit den Händen auf den Armlehnen des Stuhls oder in deinem Schoß, nicht überkreuzt und deinen Füßen flach auf dem Boden. Du kannst auch mit schulterbreitem Abstand zwischen den Füßen und leicht gebeugten Knien stehen. Oder du legst dich flach auf den Rücken.
- Platziere eine Hand auf der Brust, und eine auf dem Oberbauch über deinem Bauchnabel.
- Schließe deine Augen und achte auf deine Atmung. Atmest du in deine Brust oder in deinen Bauch? Atmest du schnell, langsam oder mit mittlerer Geschwindigkeit? Atmest du durch die Nase oder den Mund? Finde deinen eigenen Rhythmus – dann verlangsame ihn ein wenig mit jedem Atemzug.

Probiere die folgenden Schritte:

- Schließe die Augen, atme durch die Nase und fühle, wie die Luft in deine Lunge strömt, während deine Brust und dein Bauch sich langsam heben und deine Schultern sich aufrichten.
- Atme langsam durch den Mund aus und fühle, wie sich dein Bauch und dann deine Brust entleeren und deine Schultern sich entspannen.
- Atme zehn Mal genau so weiter.

Konzentriere dich. Probiere, dich auf die leichte Temperaturveränderung zwischen der kühlen Luft, die durch deine Nase einströmt, und dem wärmeren Atem, der deinen Mund verlässt, zu konzentrieren. Folge deinem Atem und stelle dir vor, dass du mit ihm reist, durch deine Nase, deine Nasenlöcher, in deine Lungen und dann langsam wieder durch deinen Mund hinaus.

Das Einzige, was du nun tun musst, ist zu atmen, sonst nichts. Falls deine Gedanken anfangen zu wandern – und das werden sie –, bringe deine Konzentration sanft zurück und fokussiere dich auf das Atmen. Es kann sein, dass du das öfters tun musst und das ist völlig in Ordnung. Es kann sein, dass du eine Zeit lang nicht so zur Ruhe gekommen bist, dass du auf deine Atmung geachtet hast. Diese leise Wahrnehmung, wenn du deinen Körper beruhigst, kann sich etwas unvertraut anfühlen.

- Schließe ab mit einem reinigenden Atemzug.
- Atme tief durch die Nase ein und zähle langsam bis vier. Halte dann den Atem an und zähle nochmals langsam bis vier.
- Atme langsam durch den Mund aus und zähle bis vier.
- Drücke den letzten Rest der Luft durch deinen Mund, wobei Keuchgeräusche entstehen.

Probiere diesen reinigenden Atemzug am Ende deiner Übung. Wiederhole das mindestens drei Mal. Ein Atemzug wirkt entgiftender, wenn du durch den Mund ausatmest, als wenn du durch deine Nase ausatmest. Bemerkung: Du kannst diesen entgiftenden Atemzug auch mit der Ausatmungsmethode durchführen, die auf Seite 3 beschrieben wird.

Manchmal fühlen sich unvertraute Erlebnisse zu Beginn unangenehm an – so wie z. B. mit deiner schwachen Hand zu schreiben oder auf der anderen Seite des Bettes zu schlafen. Unbehagen zeigt sich manchmal durch Müdigkeit, Gekicher oder Langeweile. Aber nachdem du diese neuen Sachen ein paar Mal probiert hast, werden sie angenehm und vertraut. Wie jede andere Fertigkeit, erfordert richtiges Atmen oft Übung. In der Zwischenzeit nützt es dir sofort, da du deine Gesundheit verbesserst.

Es gibt viele Bewegungs- und Atemübungen sowie Entspannungsübungen; zum Beispiel, Yoga, Tai-Chi, Qigong und aufmerksames Gehen. Trete einer Gruppe bei und genieße ein neues Bewusstsein deiner Atmung und deines Körpers.

Verjüngende Aufwach-Atmung

- Sitze gemütlich in einer entspannten Haltung.
- Atme ein, während du langsam bist sechs zählst.
- Halte für einen Moment die Luft an.
- Atme aus, während du langsam bist drei zählst.

Finde deinen eigenen Rhythmus. Versichere dich, dass du länger ein- als ausatmest, da dir dadurch viel Sauerstoff zugeführt wird.

Wiederhole es, bis du dich hellwach fühlst.

Atmen, um Schlaf und Tiefenentspannung anzuregen

- Liege oder sitze in einer entspannten Position.
- Atme ein, während du bis drei zählst.
- Halte für einen Moment die Luft an.
- Atme aus und zähle bis sechs.

Während du ausatmest, erlaube dir selbst, dich mehr und mehr zu entspannen, indem du die Spannung mit dem Ausatmen langsam aus deinem Körper lässt. Wiederhole es, bis du entspannt oder eingeschlafen bist.

Atmen, um mit dir selbst in Berührung zu kommen

Genauso wie Atmen unseren Körper entspannen und beleben kann, so kann es auch unseren Verstand entspannen und beleben. Deswegen beginnt das Ausüben von Meditation damit, uns unserer Atmung bewusst zu werden.

Meditation kann viele Formen annehmen und vielen Zwecken dienen. Sie kann für vorübergehenden Stressabbau oder als eine Lebensweise angewandt werden.

In der Meditation ...

- Konzentrierst du dich auf deinen Geist und deine Gedanken, wirst dir deines Geistes bewusst und erholst dich dort.
- Befreist du dich von Sorgen, Ängsten, Leiden und Schmerz. Befreie deinen Geist von jeglichem Verlangen. Indem du dich von diesen Spannungen löst, wird dein Herz Selbstbewusstsein und ein zunehmendes Verständnis fühlen.

Meditation kann als Zustand des „Seins" beschrieben werden:

- Präsent sein, bewusst sein
- Wach sein
- Aufs Leben fokussieren
- Verständnis beobachten
- Innehalten, um zuzuhören

Meditation kann dir helfen aufmerksamer zu sein und deine Gedanken besser zu kontrollieren.
Meditation kann helfen, Stress abzubauen und wird als Schmerztherapie angewandt.
Indem du dich in der Meditation selbst kennenlernst, kannst du ein Meister deines eigenen Glücks werden.

Oft sorgen sich meine Schüler darum, „richtig" zu meditieren. Sie denken, dass ihr Geist frei von Gedanken sein muss. Da wir einen Geist haben, werden wir immer Gedanken und Emotionen haben. Oft bewegt sich unser Geist entfesselt und wild. Wir können leicht durch unsere Umgebung oder durch überflüssige Worte in unseren Gedanken abgelenkt werden.

Manchmal, wenn ich anfange zu meditieren, fühlt es sich unmöglich an, meine Gedanken herunterzufahren. Allerdings ist allein der Versuch, sich zu entspannen und auszuruhen, sehr vorteilhaft. Meditation beseitigt keine Gedanken, hilft uns hingegen dabei, über unsere Gedanken zu reflektieren und Überflüssiges zu beseitigen. Wenn sich unser Geist beruhigt und unsere Gedanken sich verlangsamen, werden die Abstände zwischen unseren Gedanken größer. Diese Zwischenräume zu verlängern, ist die eigentliche Arbeit der Meditation.

Meditation kann viele Formen annehmen. Die folgende meditative Atemübung besteht aus zwei Schritten: Bewegung und Sitzen.

Bewegen und Atmen (Qigong)

Wieso Bewegung? Wenn ich mich bewege, fokussiere ich mich mehr auf meinen Körper als auf meine Gedanken. Manchmal muss ich mich bewegen, um abzuschalten.

Um seinen Soldaten dabei zu helfen ihre Aufmerksamkeit und ihren Fokus zu verbessern, nutzte Marshall Yue Fei aus der Song-Dynastie eine Reihe von Bewegungs- und Atemübungen. Folge den Schritten dieser Atemübung, und genieße das Strecken deiner Arme und das Weiten deiner Lunge.

- Stehe aufrecht und schaue geradeaus, mit schulterbreitem Abstand zwischen den Füßen, den Rücken gestreckt, das Becken leicht gekippt und deine Knie nicht ganz durchgedrückt. (Um das Becken in gekippter Position zu halten, tu so, als ob du dich hinsetzen wolltest. Dein Gesäß wird sich langsam senken und deine Balance wird sich in der Mitte deines Körpers konzentrieren.)
- Flechte sanft deine Finger ineinander und bringe deine Arme vor den Körper, als ob du ein Fass umarmst. Senke die Arme, während du weiterhin das imaginäre Fass umarmst. Umarme weiterhin das Fass, während du deine Arme langsam auf Schulterhöhe hebst. Atme langsam aus und senke die Arme langsam in Richtung deines Bauchnabels.
- Verweile immer noch in der Umarmungsposition, halte die Finger verflochten, atme ein, und hebe deine Arme über den Kopf. Folge deinen Händen mit den Augen in Richtung Himmel.
- Trenne die Finger beim Ausatmen voneinander und senke allmählich deine Arme in einem weiten Bogen. Folge dieser Bewegung in deinem peripheren Blickfeld, bis deine Arme Schulterhöhe erreichen. Schaue geradeaus, und senke deine Arme weiter in Richtung deines Bauches, während du ausatmest.

Während du einatmest, konzentriere dich darauf, deine Lungen so weit wie möglich zu weiten. Während du ausatmest, konzentriere dich darauf, den Bauch einzuziehen.

Schritte eins bis vier bilden einen Satz. Je nach Lehrer und Stil gibt es viele Variationen. Nimm dir Zeit, sechs Einheiten dieser Übung durchzuführen.

Sitzen und Atmen

- Nimm die gleiche Haltung ein, die wir angewendet haben, als wir uns das erste Mal mit unserer Atmung beschäftigt haben: Sitze entspannt, Wirbelsäule gestreckt, Schultern nach hinten, gesenkt und entspannt, die Hände auf der Armlehne oder in deinem Schoß, nicht überkreuzt, und die Füße flach auf dem Boden.

- Sitze allein im Stillen. Halte deinen Kopf gerade, schließe die Augen, atme sanft ein und aus, und stelle dir vor, dass du ins Innere deines Herzens blickst.
- Während du die Atmung ein wenig verlangsamst, verlangsamst du auch deine Gedanken ein wenig.
- Sei ruhig, und fokussiere dich nur auf das Atmen.
- Verlangsame deine Atmung noch etwas mehr – verlangsame deine Gedanken noch etwas mehr.
- Falls es hilft, wiederhole ein kurzes Wort wie „Liebe" oder „Frieden" oder ein anderes Wort, das dich erfüllt. Oder, wenn du magst, kannst du die Atemzüge zählen. Zum Beispiel „eins" beim Einatmen, „zwei" beim Ausatmen, „drei" fürs nächste Einatmen und so weiter. Fokussiere dich auf dieses Wort, während du alle anderen Gedanken zurücklässt. Verlangsame das Wort jedes Mal ein bisschen mehr. Versuche nun, dir den Zwischenraum vor und nach dem Wort vorzustellen. Fokussiere dich auf diese Abstände. Dies erfordert Übung und Konzentration. Mit der Zeit werden die Zwischenräume länger werden. Wenn du diesen ruhigen Raum erreichen kannst, wirst du mit der Wahrheit von Energie und Universum in Verbindung treten. Auf dieser Ebene, so sagt man, wirst du deine höchsten Gedanken finden und deine Weisheit wird zu dir kommen.

Wie lange muss ich sitzen und meditieren?

Wenn man einen Zustand der Achtsamkeit erreicht, geht es weniger um die Dauer, sondern mehr um die Qualität der Zeit. Fünf Minuten achtsamen Übens sind wertvoller als zwanzig Minuten dösen.

Beginne die Meditationspraxis mit kurzen Sitzungen. Es lässt sich nicht vermeiden, dass sich unruhige, rastlose Gedanken aufdrängen werden. Wenn das passiert, versuche, deinen Fokus sanft zurückzubringen. Je mehr du übst, desto leichter wird dir das Fokussieren fallen.

Manchmal wird es sich so anfühlen, als ob du nicht in der Lage bist, deinen Geist zu entspannen oder deine Gedanken zu fokussieren. Das ist in Ordnung. Achtsam zu sein bedeutet auch, sich seines angespannten Geistes bewusst zu sein.

Bleibe geistig anwesend und wenn deine Gedanken anfangen zu wandern, bringe sie sanft zurück in deinen Fokus. Wenn du deine Atmung verlangsamst, werden sich deine Gedanken nach und nach auch verlangsamen.

Ins alltägliche Leben zurückkehren

*Während du ins alltägliche Leben zurückkehrst, lass Weisheit,
Ruhe, Verständnis, Humor, Leidenschaft und Räumlichkeit,
die du durch die Meditation erhalten hast, in deinen Tag
einfließen. Sei vollständig anwesend in deinen Aktionen.*

Das wahre Wunder des Meditierens ist einfach und nützlich. Es ist eine sanfte
Umwandlung von Geist, Körper und Seele.

Inspiriere dich selbst, indem du mit Kerzen, Weihrauch, Kunst, die dich erheitert,
Musik, die deiner Seele guttut, die Aussicht auf Tau auf einem Blütenblatt,
Sonnenlicht zwischen Bäumen, einen blauen Himmel und reicher Landschaft
meditierst. Probiere Verschiedenes aus. Mit der Zeit wirst du ein Meister deines
eigenen Glücks werden und eine Sammlung von Mitteln haben, die jeden deiner
Atemzüge und Momente erfreuen, inspirieren, erhellen und anheben werden.

Den Verstand zu verlangsamen, ist auf natürliche
Art und Weise friedlich und glückselig.

Dass du meditierst, bedeutet nicht zwangsläufig, dass du nicht rumrennen wirst
oder die ganze Zeit ruhig sein wirst. Es bedeutet, dass du aufmerksamer und
geistgegenwärtiger sein wirst, weil du für einen Moment innegehalten hast, um
zuzuhören, zu pausieren, zuzuschauen und zu verstehen.

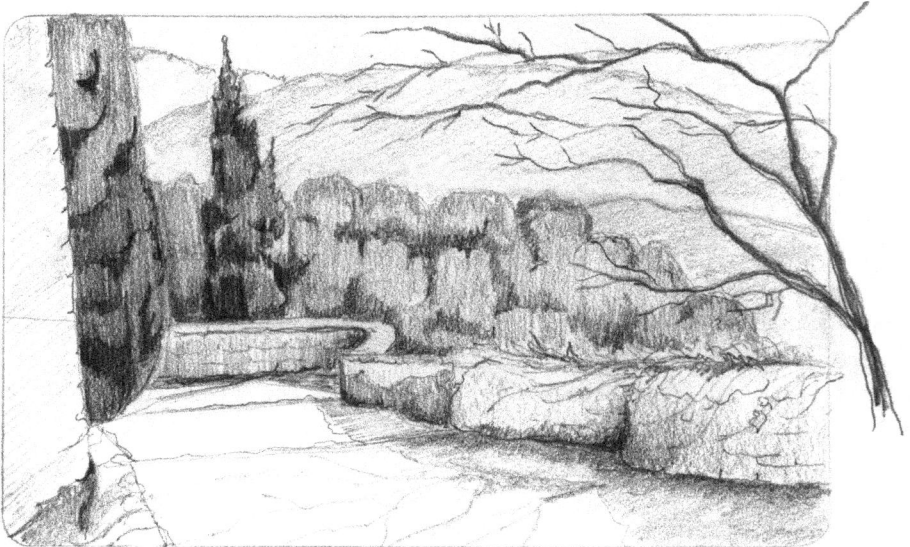

ÜBER ZEIT NACHDENKEN

Zeit ist überall, und doch entzieht sie uns.

Zeit verfolgt.

Wir versuchen, unsere Zeit zu verwalten, um zu priorisieren, zu organisieren, zu reinigen, Ziele zu setzen und Zweck zu definieren, obwohl die Zeit uns neckt, weil sie immer weiterläuft.

Ich fordere dich nicht auf, deine Zeit neu zu planen, sondern stattdessen darüber nachzudenken. Mach in deinem Leben das, was wertvoll ist; erwäge wertvolle Aktivitäten. Betrachte Zeit und Entscheidungen, die gut investiert wurden, und nicht die verschwendete Zeit.

Hast du jemals darüber nachgedacht, was es bedeutet, sich „Zeit zu nehmen"?

„Ich bin zu langsam", stöhnen manche meiner Kunststudenten und bewerten sich als „unterdurchschnittlich" und unzulänglich. Andererseits ist die Tendenz groß, wenn jemand schnell und einfach gearbeitet hat, um ein interessantes Kunstwerk zu erschaffen, das Werk als wertlos zu betrachten, weil es in diesem speziellen Augenblick keine harte Arbeit erforderte. So manche Arbeitsethik oder Glaubenssysteme missachten Arbeit, die mit Leichtigkeit ausgeführt wurde. Die Präambel, so ein Werk oder jegliche Form von Arbeit durchzuführen, wird jedoch oft übersehen. Unsere Stärken bringen meistens ein Gefühl von Leichtigkeit, Vergnügen und Leidenschaft mit sich.

Solche Konflikte kann es über Zeit und Werte geben. In manchen Situationen, so lehrt man uns, ist „der Zeitfaktor" mit dem „Geldfaktor" gleichzusetzen, was wiederum mit dem „Erfolgsfaktor" gleichzusetzen ist. Schnelligkeit und Quantität scheinen in der Industrie und im Handel großen Wert zu haben. Bist du hart zu dir selbst, wenn du deinen Wert nach verdientem Geld bewertest oder verurteilst du dich selbst, indem du Vergleiche zu den Errungenschaften anderer ziehst?

In Gruppensituationen ist es oft so, dass du dich langsam und irgendwie unzulänglich fühlst, wenn du nicht mit den Anweisungen Schritt hältst.

Ich habe in meinen dreißig Jahren als Lehrerin und Malerin beobachtet, dass wir alle in einem unterschiedlichen Tempo an verschiedenen Aufgaben arbeiten. Erfahrung, Hilfsmittel, Wissen, Zuversicht, mentale Energie, körperliche Fähigkeit, Stresslevel, Stärken und Zeitbegrenzungen sind oft Faktoren, die unsere Geschwindigkeit beeinflussen können. Zeitpläne, Wecker und Uhren sind Teil unserer Lebensweise. Üben Zeitlimits Druck auf dich aus?

Denke über Folgendes nach: An einem Tag werden die meisten Aufgaben in eine vorgegebene Zeitbegrenzung gepresst, weil die nächste Aufgabe schon wartet. Der Stress kommt davon, die aktuelle Aufgabe zu erfüllen, während man schon die nächste plant. Das Erlebnis ist fragmentiert, nicht fokussiert, und wird nicht genossen.

Müssen alle Aufgaben heute von dir erledigt werden?

Ist der Zeitdruck deine Verantwortung?

Wie oft ziehst du zusätzliche Zeit in Erwägung, zumindest für ein paar Aufgaben des Tages? Es kann einen bewussten Einsatz und Übung erfordern, sich der Zeiteinteilung bewusst zu werden und deine eigene Geschwindigkeit zu entwickeln.

Sich Zeit nehmen: Bestimme deine eigene Geschwindigkeit

Als ich bei meinem Lehrer, dem amerikanischen Kalligraphen Reggie Ezelle, begann, ein intensives Jahr lang Kalligraphie zu studieren, erklärte er, dass es insbesondere eine Sache gibt, die er uns beibringen könne, nämlich, langsamer zu werden.

Was passiert, wenn du langsamer wirst?

- Langsamer zu werden, zieht dich in den Augenblick und das Erlebnis hinein, indem es deine Gedanken fokussiert. Wenn du dich beeilst, blickst du in die Zukunft und arbeitest außerhalb der unmittelbaren Aufgabe. Im „Schnell-Modus" bist du nicht anwesend, die Zeit verfliegt und hinterlässt Unklarheit und kaum ein Gefühl der Freude.

- Wenn du dich unter Druck gesetzt fühlst, ist es in Ordnung, andere dazu aufzufordern, dich nicht noch mehr unter Druck zu setzen. Und es ist auch in Ordnung, das zu dir selbst zu sagen. Wir alle arbeiten optimal an verschiedenen Aufgaben, in unterschiedlichem Tempo.

- Indem du langsamer vorgehst, erlebst du jeden Aspekt der Aufgabe und des Prozesses. Wenn du dir Zeit nimmst, gefällt dir das, was du tust. Im Bewusstsein bist du lebendig und im Moment präsent. Du hast die Möglichkeit, der Umgebung mit einer erhöhten Aufmerksamkeit deines Selbst, und dem, worauf du reagierst, zu antworten.

- Indem du langsamer vorgehst, stellst du die innere Harmonie wieder her und gehst an einen Ort, wo die Zeit stillsteht, die Seele genährt ist und du dich mit allem, was ist, verbunden fühlst.

Nimm dir Zeit, dich ins Detail zu vertiefen; lass dich ein auf alles, was du tust. Nimm dir Zeit, um dein Bewusstsein bezüglich jedes winzigen Details zu schärfen; spüre die Verbindung zu deiner Aufgabe und die Beziehung zu deiner Umgebung.

Bemerke Details und genieße sie.

Wie kannst du es langsam angehen lassen?

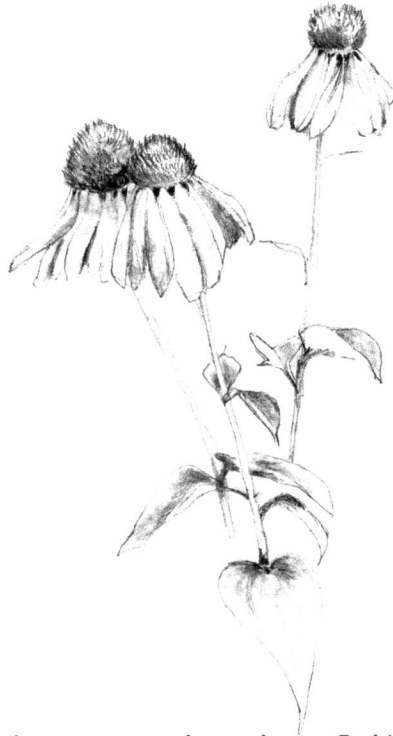

Es gibt viele Wege, es langsamer angehen zu lassen. Probiere verschiedene Wege aus und entdecke, welcher am komfortabelsten ist und für dich heute am besten funktioniert. An einem anderen Tag könnte es nämlich ein anderer sein.

- Wie wäre es mit einem Nickerchen?
- Wirst du Tai-Chi ausprobieren?
- Wie wäre es mit einem Spaziergang im Wald oder in einem der nahegelegenen Parks?
- Wieso nicht mal einen Freund fest umarmen? Achte auf seine/ihre Atmung.
- Kannst du nach draußen gehen und deine hektischen Gedanken zur Ruhe bringen, indem du für eine Weile ruhig atmest?
- Lust, ein bisschen mit dem Fahrrad zu fahren?
- Singen?
- Dich selbst aufmerksam dabei beobachten, wie du dir eine Tasse Tee einschenkst.
- Meditieren?
- Die Flamme einer Kerze anschauen?
- Wie wäre es mit einem erspannenden Bad?

Du wählst und arrangierst. Du bist für dich selbst verantwortlich.

Wenn du bemerkst, dass alles in deiner Umgebung sich beschleunigt und deine Brust sich verengt, dann entscheide dich bewusst dazu, es langsam angehen zu lassen und deine friedliche, innere Landschaft zurückzugewinnen.

Sage ein paar Verabredungen und Einladungen ab. Bringe Unnützes und die Hetze zur Ruhe. Drehe die Lautstärke runter und nimm den Fuß vom Gaspedal.

Wir alle müssen die Räumlichkeit in unseren Leben wiederherstellen und uns wieder mit den Rhythmen der Natur verbinden. Manchmal ist weniger mehr.

Sitze im Dunkeln. Beruhige deine Sinne.

Es langsam angehen zu lassen, bedeutet, die Zeit zu entdecken, die du bereits hast — dieser unbezahlbare Preis der Zeit, den wir Leben nennen.

Nimm dir Zeit zu pausieren. Das ist ein anderer Weg, um es ruhig angehen zu lassen. Es sind die Pausen, in denen das Leben sich selbst offenbaren kann.

Das Leben hat in diesen Pausen die Möglichkeit, uns einzuholen. Eine Pause birgt etwas Großartiges.

Eine Pause kann ein ruhiges Wartezimmer für Entscheidungen schaffen. Der Entschluss zu warten, könnte deine Entscheidung und deine Wahl sein.

Wie oft läufst du an deinen Zielen, Träumen und Möglichkeiten vorbei?

Bist du so sehr damit beschäftigt, herumzusausen und Staub aufzuwirbeln, dass du nicht siehst, was das Universum dir zu bieten hat?

Es sind die Pausen, in denen wir wirklich zuhören können – insbesondere uns selbst.

Geduld zu üben ist ein anderer Weg, um es langsam angehen zu lassen.

Fange damit an, indem du diese Seiten langsam umblätterst. Lies langsam. Denke darüber nach, was du gelesen hast. Genieße den Moment. Genieße dein gewonnenes Wissen.

Sich sicher fühlen

Falls es längere Zeit her ist, dass du es mal wirklich langsam hast angehen lassen, dich still hingesetzt hast, total entspannt, dann kann dieser Prozess dazu führen, dass du dich ängstlich, weinerlich oder unruhig fühlst. Andere Symptome können auftreten, wie Erschöpfung, Langeweile oder Schwindel. Das ist normal, da in dem Prozess der Verlangsamung Gefühle und Probleme an die Oberfläche kommen können. Erinnere dich selbst daran, dass du deinen Geist und deinen Körper kontrollierst. Sei sanft zu dir selbst und beruhige deine Atmung. Gehe so tief, wie du dich wohlfühlst.

Ruhepause

Erlaube dir ab und zu selbst, es langsam angehen zu lassen und dich auszuruhen. Mach ein Nickerchen. Sei für eine Weile total unproduktiv – gegebenenfalls vielleicht sogar für einen ganzen Tag. Wenn ich es nicht regelmäßig langsam angehen lasse, fühle ich mich erschöpft, ich mache Fehler, ich bin ungeschickt, ich erreiche weniger, ich bin ungeduldiger und weniger zufrieden.

Ruhe ist kein Luxus.
Es ist eine Notwendigkeit, um Geist und
Körper gesund zu halten.

Höre für einen Moment damit auf zu planen, wie du ein Ziel erreichen oder deine Talente nutzen wirst.

Probiere, nur zu sein.

Genieße es zu sein.

In den Momenten, in denen ich es langsam angehen ließ, lernte ich, zu sehen, zuzuhören, zu verstehen und zu wachsen.

Ich lernte auch, mich selbst zu verstehen. Dabei habe ich ein besseres Verständnis und eine bessere Wertschätzung für meine Familie und meine Welt entwickelt. Ich fühlte mich, als ob ich wieder ein Teil der Schöpfung geworden war, anstatt nur von außerhalb reinzuschauen.

- Nimm dir Zeit, dich selbst, deine Familie und Freunde wertzuschätzen.
- Zähle deine Segnungen.
- Zähle jede Segnung einzeln ... langsam, dankbar.

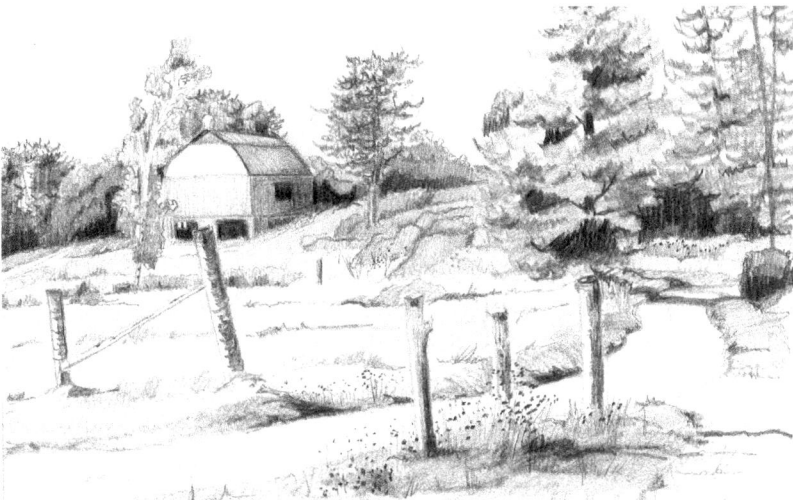

DIE KRAFT DER GEDANKEN

Wir haben die Wahl: Wie und was wir denken, wie wir antworten und was wir uns vorstellen wollen. Gedanken können Einfluss auf Situationen und die Leute um dich herum haben. Jeder Gedanke hat seine eigene Energie und es sind Gedanken, die zu Aktionen führen.

Beten ist ein Beispiel von Gedanken in Aktion, die Menschen tief beeinflussen können. Menschen sind sehr empfänglich für die Energie von Gebeten, der Energie von Gedanken, ob positiv oder negativ. Viele von uns können sich an das Gefühl der Gedanken, Wärme, Liebe und Heilung erinnern, die in unsere Richtung gesendet wurden. Wir nehmen Unterstützung wahr – oder nicht. Wenn wir achtsam sind, können wir oft die Essenz eines Raumes, einer Situation oder eines Ortes wahrnehmen. Im Gegenzug können wir mit unseren Gedanken Einfluss nehmen auf den Raum, die Situation oder andere Personen.

Warst du jemals so in Gedanken über jemanden versunken, dass das, was du tatst, nicht mehr da zu sein schien? Zu deiner Verwunderung klingelt dann das Telefon und es ist die Person, an die du gedacht hast? Manchmal können Gedanken so stark sein, dass es möglich ist, Sätze zu hören, Visionen zu haben und sogar die Berührung von anderen zu fühlen.

Es ist genauso wichtig, die Gedanken filtern zu können, die du nicht möchtest – so wie dunkle oder furchtbare Gedanken.

Sich der Achtsamkeit zu verpflichten und deine Gedanken zu verstehen, ist wichtig und kraftvoll.
So wie jede Fähigkeit erfordert es Zeit und Übung.

Wie man Gedanken und Gefühle verwaltet und versteht wird in Kapitel 3, ab Seite 67 weiter diskutiert werden.

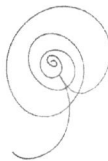

Denkmuster

Uns selbst ausschimpfen

Es ist verblüffend, wie oft wir uns selbst ausschimpfen, während andere selbstsicher, taff, und lustig zu sein scheinen. Wenige von uns sind selbstsicher, egal, wie sicher wir auftreten, wie unverblümt, taff oder lustig wir glauben zu sein. Tief im Inneren sind wir sensible, fürsorgliche Personen.

> *Wir sind oft zu kritisch mit unserem eigenen Verhalten, und sind wir es nicht, dann erlauben wir möglicherweise jemand anderem, es zu sein.*

Sich sorgen

Ist es dein Hobby dich zu sorgen? Sich zu sorgen bedeutet, über Dinge nachzudenken, die noch nicht geschehen sind. Sorge verändert Dinge nicht. Sorge bedeutet, sich zu fürchten, und könnte als *negative Meditation* angesehen werden. Sich zu fürchten, erzeugt Negativität. Denke über die Dinge nach, die dir Sorgen bereiten. Verändere deine Besorgnis anhand sorgfältigen Nachdenkens in eine konstruktive Form der Fürsorge und Handlung.

> *Sich zu sorgen kann eine Gewohnheit sein, die deine Gedanken in ein dunkles Loch steckt. Es erfordert Zielstrebigkeit, sie umzulenken und deine Gedanken konstruktiv zu gestalten.*

Echt sein

Sieh die Situation als das, was sie ist. Das mag sich einfach anhören, obwohl ich des Öfteren sehe, wie Stress, Wut, Furcht und die Sorge vor dem Scheitern Gewohnheiten und vergangene Erlebnisse verzerren, wie wir auf die jetzige Situation blicken.

> *Das kraftvollste Denken ist das JETZT-Denken.*
> *Sei im Moment.*
> *Sieh, was vor dir ist.*

Unsere Gedanken manifestieren

Ist dir jemals aufgefallen, dass, wenn du ein neues Auto kaufst, plötzlich viele zu deinem Auto identische Autos auf der Straße zu sein scheinen? Frauen bemerken dieses Phänomen, wenn sie schwanger sind. Plötzlich scheint es so, als ob nur noch schwangere Frauen unterwegs sind.

Das ist nicht ungewöhnlich. Wenn unser Gehirn jedes Detail, dem wir an einem gewöhnlichen Tag begegnen, registrieren und erkennen würde, wäre es mit den ganzen Informationen überlastet. Unser Gehirn verbindet sie gleich mit dem Vertrauten.

Das ist einer der Gründe, warum positives Denken funktioniert.

Durch positives Denken programmierst du dein Gehirn dahingehend, positive, allgegenwärtige Möglichkeiten zu erkennen.

Wir alle leben in einer einzigen Welt und wir können uns entweder dazu entscheiden, die Möglichkeiten und die Geschenke zu sehen und zu erleben, oder wir fokussieren nur auf das Unglück und die Miseren. Wir können das Glas als halbleer oder als halbvoll sehen. Es ist dasselbe Glas, dasselbe Leben.

Um dir zu helfen, deine Wünsche zu offenbaren, visualisiere, was du vom Leben erwartest. Dann schreib es auf. Geh einen Schritt weiter und unternimm eine kleine Aktion in Richtung des Ziels. Anstatt bloß zu wünschen, bist du nun schon auf dem Weg.

Unsere Gedanken sind wie Magnete. Durch positive Gedanken werden positive Effekte angezogen, erkannt und hervorgerufen; dann komprimieren sie und formen positive Geschehnisse.

„Wohlfühl"-Einstellungen bringen mehrere „Wohlfühl"-Situationen. Aus diesem Grund ist es so kraftvoll, Dankbarkeit zu üben. Je mehr wir Dankbarkeit üben, desto besser erkennen wir das, was wir haben, wofür wir dankbar sein sollten.

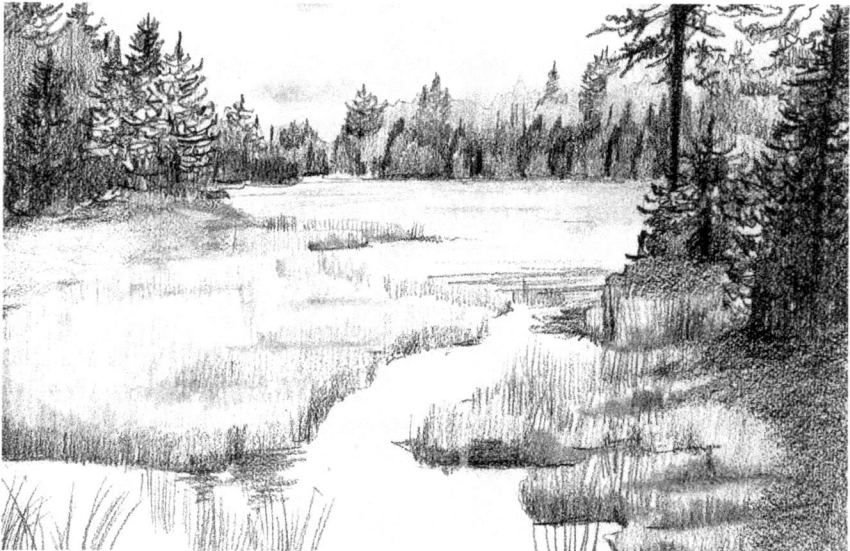

Ein Gedanke + Glaube + Hingabe
= Manifestierung dieses Gedankens.

Je mehr Zeit man in einen Gedanken
investiert, desto mehr Energie wird diesem
Gedanken zugeführt. Timing, Glaube und eine
klare Absicht können zu einer sofortigen
Entfaltung eines Gedankens führen.

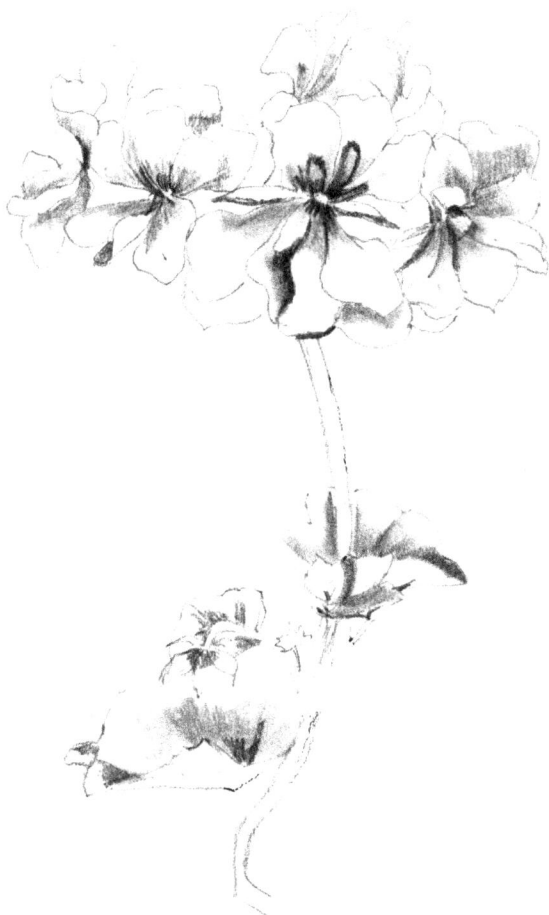

DEINE GEISTESHALTUNG

Du kannst entscheiden, wie und worüber du nachdenkst.
Du kannst entscheiden, was du dir vorstellen möchtest.

Arbeite mit den unterstützenden Ideen und kreativen Übungen dieses Buches, um deinen Geist zu seinem höchsten Potenzial zu führen. Deine Zufriedenheit beruht auf deiner Geisteshaltung und den Entscheidungen, die du triffst und ausführst. In Kapitel 8 werden wir näher darüber sprechen, wie man seine Zufriedenheit verstärkt.

Zu deiner Geisteshaltung zählen dein Verhalten, Denkmuster und Gewohnheiten sowie deine Emotionen. Du kannst die Freude in deinem Geist erweitern und es breitet sich auf dein Leben aus. Du allein hast die Kontrolle darüber, wie du denkst und was du darüber denken willst. Du kannst deine Denkgewohnheitenüberdenken neu trainieren und entwickeln.

Nimm dir jeden Tag Zeit zu reflektieren, darüber, wie du dich fühlst und worüber du nachgedacht hast.

Sei dir deiner Gedanken in verschieden Situationen im Laufe des Tages bewusst. Sind sie reaktiv, wütend, ängstlich oder unsicher? Oder sind deine Gedanken angenehm, positiv und visionär? Manche Gedanken können dich überraschen, wenn du Bilanz ziehst. Sei unvoreingenommen; bemerke sie und erkenne sie als das an, was sie sind.

Während dir die Qualität und die Richtung deiner Gedanken bewusst werden, wirst du dazu in der Lage sein, ihren Grundton zu bewerten.

Dies könnte der Zeitpunkt sein, um über den Ursprung dieser Gedanken zu reflektieren. Was inspiriert dich? Was belastet dich? Was kannst du tun? Welche Möglichkeit besteht hier?

Sind deine Gedanken ruhelos, überladen, verwirrt, negativ, verstreut oder wiederholen sie sich?

Oft denken wir das Gleiche, wieder und wieder. Dann ist es Zeit aufzuräumen und die Gedanken zu organisieren. So wie alles andere auch, benötigt das Zentrum deines Denkens eine regelmäßige Reinigung und Fürsorge, um funktionieren zu können. Die Übungen, um langsamer zu werden und sich auszuruhen, werden zu Achtsamkeit und Umschulung führen.

Du bist der Herrscher deines Gehirns.
Übernimm die Kontrolle.

Mein Atelier war lange Zeit unter meiner Wohnung. Während des Gangs die Treppe hinunter, versetzte sich mein Geist nicht automatisch in einen kreativen Modus.

Daher wandte ich, sobald ich im Atelier ankam, oft Atmung und Musik an, um meinen Geist in meine kreative Zone zu transportieren.

Ich beginne meinen Tag mit meiner eigenen persönlichen Übung. Diese Übung ist ein bewusster Versuch, um einen positiven, vernünftigen Grundton für den Tag zu setzen.

Den ganzen Tag lang halten mich verschiedene Aktivitäten auf dem Boden und gleichzeitig offen für Möglichkeiten. Wenn meine tägliche Übung nicht für das ausreicht, womit mich das Leben konfrontiert, erhöhe ich die Routine meiner Selbstfürsorge vielleicht durch längere Spaziergänge, Tanzen, Musik und/oder Summen. Ich arbeite mit den Hilfsmitteln, die an diesem Tag notwendig erscheinen, um mich ruhig und mit der Gegenwart verbunden zu halten. In Kapitel 8 wird tägliches Üben näher diskutiert.

Wahl

Du hast die Wahl, womit du deinen Geist fütterst. Sei wählerisch, wenn es darum geht, was du dir anhörst, anschaust und liest, was du tust, und was du planst. Halte dich an die Menschen in deinem Leben, die eine positive Einstellung und ein entsprechendes Verhalten haben. Stelle dir vor, frei von endlosen Werbungen zu sein und nur Musik zu haben, die deine Seele stärkt, und Theater und Filme, die deinen Geist und dein Gemüt ausbauen. Wähle positive Gefühle, positive Sprache und positive Aktionen.

Erinnere dich daran, dass nur du positive Reize wählen kannst, um dein wertvolles Leben zu fördern. Also, wieso würdest du etwas anderes tun wollen?

Triff heute Entscheidungen, um dein Leben durch Musik, Tonbänder, CDs, Sprache und visuelle Oasen mit Wärme und Nachdenklichkeit zu bereichern.

In deinem beruflichen und deinem privaten Leben kannst du nicht immer die Wahl treffen, die du gerne möchtest. Du kannst jedoch sehr wohl dein Verhalten, deine Antworten, deine Aktionen und deine Vorstellungen wählen.

Unsere Entscheidungen bewusst und aufmerksam zu treffen, gibt uns ein Gefühl von Sinn und Stärkung.

KREATIVES ÜBEN

Lächelnde Meditation

Ich habe diese einfache Meditation in sehr stressvollen Situationen benutzt. Sie war so erfolgreich, dass sie auf die Leute um mich herum abgefärbt hat.

Die Meditation „Inneres Lächeln" stammt von der Taoist-Tradition aus dem sechsten Jahrhundert v. Chr. Diese Meister aus dem Osten sahen Emotionen, wie Furcht, Wut und Traurigkeit als geringwertige Energien an. Wie wir aus unserer Erfahrung wissen, zehren diese Emotionen an uns und verursachen Stress und Unsicherheit in unserem Geist. Das wahre Lächeln, so glaubten sie, produziere hohe Energie, hohe Vibrationen oder hohe Lebenskonditionen, was unsere inneren Organe und unser Nervensystem heilt und mit Energie versorgt.

Das Konzept, in deinen eigenen Körper hineinzulächeln, ist wärmend und voll Liebe. Lerne diese Übung auswendig und teile sie mit einem Freund. Lass jeden Prozess von einem Körperbereich in den anderen laufen.

- Schließe zunächst deine Augen. Fühle die Berührung deiner Augenlider.
- Achte auf deine Lippen und darauf, wie sie sich berühren.
- Verlangsame deine Atmung.
- Denke an jemanden oder etwas, dass dich an ein wirkliches Lächeln denken lässt. Lass die positive Energie dieses Lächelns deine Mundwinkel, deine Wangen und deine Augenwinkel anheben.
- Lass durch das Lächeln deine Augen strahlen. Lass das Lächeln deinen Kopf durchdringen.
- Stelle dir vor, dieses Lächeln in deinem Mund zu spüren. Lass es deine Kehle runtergleiten.
- Lächle in dein Herz. Spüre, wie dein Herz lächelt.
- Lächle in deine Lunge. Erlaube diesem Lächeln, sich langsam auf deine anderen Organe auszubreiten.
- Lächle in deinen Rücken und deine Muskeln, lächle in deine Knochen.
- Fühle, wie die Wärme dieses Lächelns Energie durch deinen Körper strahlt, zu jedem Bereich, der heute ein wenig Hilfe braucht.
- Schließe damit ab, wieder in deine Augen zu lächeln.
- Nimm dir ein paar Momente Zeit, um alle Sinneswahrnehmungen und Gedanken, die du während dieser Meditation hattest, zu notieren.
- Schreibe vielleicht ein kurzes Gedicht …
- Beginne jede Zeile mit:
  Ein Lächeln ist …
  Ein Lächeln ist …

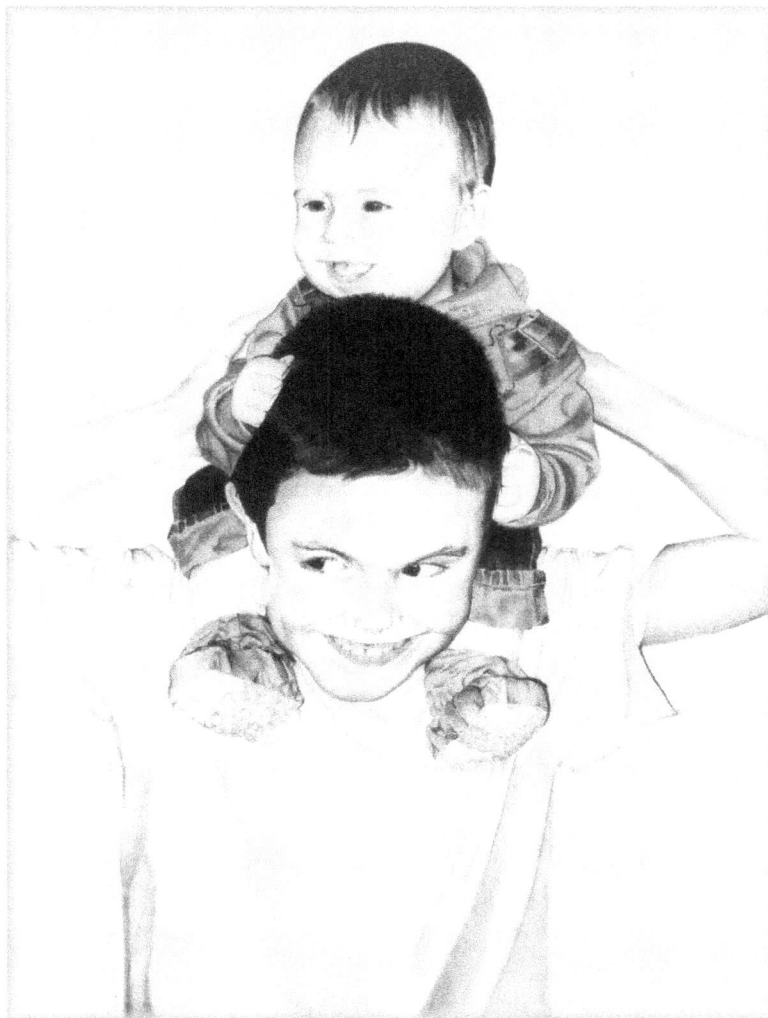

BEFREIE DEINE FANTASIE

Die Fantasie ist ein erstaunliches Hilfsmittel. Indem du deine Gedanken freilässt, sie wandern lässt, manchmal nur, um einen Tagtraum zu haben, kannst du alles heraufbeschwören. Deine Fantasie ist privat und grenzenlos. Du bist der Macher dieser Produktionen.

Wie kann Fantasie nützlich sein?

Fantasie kann dir unbegrenzte Auswahlmöglichkeiten bieten.

Hier kannst du neue Möglichkeiten, Prototypen und Situationen entdecken, erfinden und eine Vorschau davon erhalten. Indem du visualisierst und analysierst, kannst du sicher reflektieren und vielleicht Antworten auf deine Suche, deine Träume, Probleme und Hoffnungen entdecken.

In deiner Fantasie kannst du „wild" sein, falls du es normalerweise nicht bist, du kannst „ruhig" sein oder „improvisieren". Indem du deinen Geist einfach ab und zu wandern lässt, wird sich Inspiration von selbst offenbaren.

In deiner Fantasie kann das Unmögliche passieren und in der Fantasie sind alle Lösungen und Ideen uneingeschränkt. Formuliere deine Träume, folge furchtlos deinen Wünschen und nimm dir Zeit, das zu erforschen, was du gerne erleben möchtest. Sei impulsiv. Fantasiere ohne Grenzen.

Deine Fantasie kann dir Rache, Ruhm, Befriedigung und mehr geben. Deine Fantasie kann dir neue Perspektiven geben.

Deine Fantasie kann dir Hoffnung geben.

Dein Geist ist eine Leinwand, bereit für jedes Medium, Sondereffekte, Fantasie oder Geisteshaltung.

Indem du unvoreingenommen ein freies Fließen der Fantasie erlaubst, kann jede Möglichkeit sich selbst offenbaren. Ein zu frühes Aussortieren kann das kreative Genie, das wir all besitzen, vereiteln.

Erlaube diesen Szenen, sich ab und zu abzuspielen. Etwas, das du dir vorstellst, muss nicht unbedingt in die Realität umgesetzt werden. Andere Male reinigst du vielleicht bloß deinen Geist, sodass die kreative Essenz sich unter dem Schutt selbst offenbaren kann.

Fantasie kann dir dabei helfen, dir bestimmte Erinnerungen von Visionen, Geschmack, Gefühl, Klang und Geruch ins Gedächtnis zu rufen. Solche Vorstellungen können physische und mentale Antworten hervorrufen. Zum Beispiel kann ein bestimmter Geruch eine Erinnerung und dann eine Antwort hervorrufen, und so weiter. Bilder können deine Lernprozesse und Errungenschaften verstärken, indem sie deine Achtsamkeit schärfer einstellen.

Viele Gebets- und Meditationsformen nutzen Bilder als Hilfsmittel, um zu fokussieren und Energie zu sammeln. Gebete und Meditation sind die ersten Schritte, um Gedanken in Taten umzuwandeln.

Ich nutze Bilder in den Atemsitzungen, die den Anfang meiner Seminare für Kunst und Kreativität bilden. Meine Studenten diskutieren unweigerlich, wie dies ihnen hilft, höheres Lernen und höhere Erfolge im Unterricht sowie im weiteren Verlauf des Tages zu erleben.

Ergebnisse erzielen

Falls du im Leben nicht die gewünschten Ergebnisse erzielst, ist es vielleicht Zeit für eine Kursänderung.

**Alles, was du brauchst und dir wünschst,
ist in dir und um dich herum.**

Welche Veränderungen könntest du in deinem Denken vornehmen oder in der Art und Weise, wie du etwas machst, um deine gewünschten Ergebnisse zu erzielen?

Falls du denkst, dass du keine Möglichkeiten mehr hast, sei still. Lass einfach die Fantasie fließen. Sie werden kommen. Wenn du lernst, deine Fantasie zu befreien und als Hilfsmittel zum Denken und Planen zu nutzen, wird es dir auch helfen, dein Bewusstsein für dein Leben und mit allem, was dich umgibt, zu schärfen.

DEIN SPIRITUELLES SELBST

Bewusstsein für dein spirituelles Selbst beginnt mit Neugierde – dem Gefühl, dass es etwas gibt, das mehr und größer ist als nur du selbst. Wie eine Blume, die mit einem Samen anfängt und sich zu einer Schönheit entfaltet, so blüht die Neugierde zu einem intensiven Bewusstsein auf, gefolgt von Verwunderung und einer tiefen Wertschätzung.

Andauernde und vertiefende Reflexion verstärkt all diese Phasen und wird von einem wachsenden Verständnis von „Achtsamkeit" begleitet. Dies verstärkt wiederum die sinnliche Wahrnehmung eines jeden Details in allem, was wir tun, sehen und fühlen.

Die Entwicklung von spiritueller Achtsamkeit verbindet jeder einzelne von uns mit Energie in und außerhalb von uns. Spiritualität ist mit Meditation und Achtsamkeit verbunden.

Nähre, inspiriere und revitalisiere dein spirituelles Selbst mit achtsamem Lesen, der Teilnahme an Fürsorgeprogrammen für andere, indem du deinen Geist mit aufheiternden Liedern und Musik und mit ruhiger Meditation stimulierst. Dein spiritueller Körper wird auch hungrig, genauso wie dein physischer Körper.

Was bedeutet es „achtsam" zu sein? Eine Art, „Achtsamkeit" zu beschreiben, ist es, den Geist in einem Alarmzustand zu halten, mit einer erhöhten Sensibilität gegenüber Details. Es ist eine Art, präsent zu sein. Indem du wachsam bist, wirst du dir äußerst bewusst über:

- Dich selbst auf mehreren Ebenen, deine Reaktionen, Antworten, Denkmuster, physischen Körper, Moral und so weiter
- Deine Umgebungen – andere Leute, Zuhause, deine Gesellschaft und Natur
- Eine Verstärkung all deiner Sinne

Jeder spirituelle Weg ist äußerst persönlich. Es ist wichtig, auf dein Herz zu hören. Folge deinem Herzen. Dein Leben ist es wert.

Spirituell zu sein bedeutet, achtsam zu sein.
Wenn wir äußerst achtsam sind, schaffen wir eine Verbindung
zu etwas Größerem außerhalb von uns selbst.

DEFINIERE DEINE BESTIMMUNG

Eine Bestimmung zu haben, macht das Leben lebenswert.

Ziele und Prioritäten zu setzen, die unsere Bestimmung widerspiegeln, fokussiert uns auf unsere Bestimmung. Ich persönlich finde, dass es mir leichter fällt, meinem Herzen zu folgen, wenn ich Entscheidungen treffe. Meine Bestimmung hält meinen Kopf klar und fokussiert.

Wenn du deine Bestimmung im Leben abklärst, wird es ein wachsendes Gefühl an Bewusstsein deines Selbst geben. Handlungen und Entscheidungen werden bewusster gemacht werden.

Ziele zu setzen und Wünsche zu formulieren hilft, diese zu verwirklichen. Du kannst Umstände intuitiv schaffen und Möglichkeiten angehen, die dich diesen Zielen näherbringen.

Ziele zu setzen hilft mir normalerweise dabei, glücklich zu sein und reduziert mein Stressniveau. Das trifft zu, egal, ob ich mein Leben priorisiere, meine Familie oder die heutige Aufgabenliste. Prioritäten können uns auch in entgegengesetzte Richtungen ziehen. Es kann Konsequenzen, Familienpflichten, kulturelle Erwartungen und so weiter geben. Prioritäten, die andere involvieren, benötigen Fingerspitzengefühl, Kompromisse, Grenzen, Timing und Beratungen.

Ungeachtet dessen, wie sehr wir versuchen, achtsam und fokussiert zu sein, so passiert doch das tägliche Leben und trotzt Plänen und Zielen. Wenn wir alle unseren Weg akzeptieren, offen bleiben und weiterhin Möglichkeiten und Hindernisse als Chancen sehen, können diese leicht in Wahrscheinlichkeiten verwandelt werden.

Höre immer auf dein Herz. Es ist deine Leidenschaft.

Wenn du viel zu tun hast, nimm dir Zeit, um ruhig zu reflektieren und deine Optionen zu überdenken. Ich habe das wieder und wieder erlebt: Wenn ich einen Plan habe, bleibt am Ende etwas Zeit übrig. Wenn ich mir Ruhe und Zeit nehme, um zu planen, entwickelt sich das Leben normalerweise dementsprechend gut.

Wenn ich mir nicht diese Zeit nehme, um zu planen, insbesondere wenn ich denke, dass ich nicht einmal eine Minute übrighabe, dann wirkt alles so, als ob es länger dauert, mein Stressniveau steigt und oft ist das Endergebnis nicht erfolgreich.

Wenn sich das Leben falsch ausgerichtet oder chaotisch anfühlt, ist dies ein Signal, eine Pause einzulegen, langsam zu machen und zu reflektieren.

Prioritäten zu setzen ist essenziell. Insbesondere wenn die ausgeklügelten Pläne vom Leben zunichtegemacht werden.

Wie können tägliche Aufgaben plötzlich mit Stress überhäuft werden? Machst du zu viel? Erledigst du zuerst die einfachen Aufgaben? Wartest du mit den schwierigen, längeren Jobs bis zum Schluss? Dies sind Faktoren für zusätzlichen, jedoch unnötigen und vermeidbaren Stress.

Wir wissen alle, dass, wenn wir jeden Tag planen und priorisieren, die Belastung durch Zeitfristen gelindert wird und uns ein Gefühl der Zufriedenheit schafft. Auf geht's! Schreib eine Liste. Entscheide, was im Moment am wichtigsten ist und geh es an. Markiere es mit einem riesigen Haken und der Rest wird folgen.

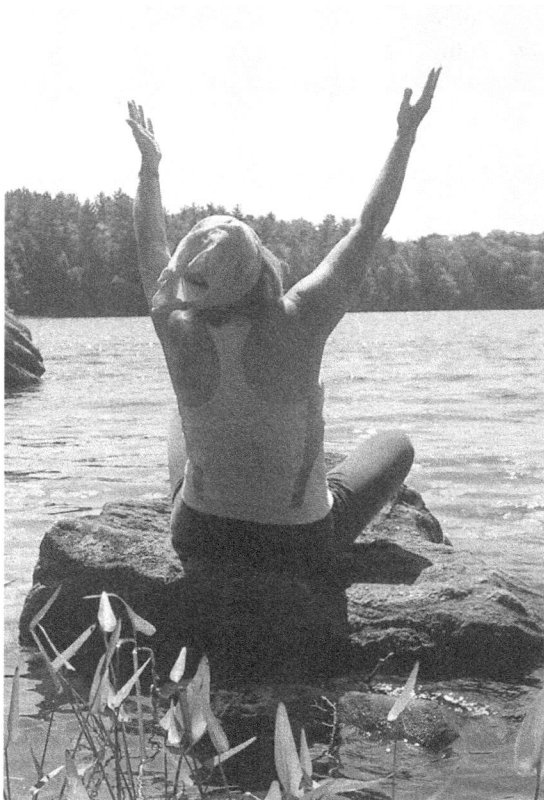

Versprochen.

Mein Gebet

Hilf mir,
das Wunder meines Körpers, Geistes und Sinnes zu
akzeptieren, um mich selbst endlosen Möglichkeiten zu öffnen,
um Gutherzigkeit zu ermuntern, mich zu durchdringen,
und von mir auszustrahlen.

Hilf mir, meine Hindernisse zu begrüßen,
denn sie sind die wahren Freunde
von Wachstum und Ressourcen.
Hilf mir, furchtlos zu sein
und mich daran zu erinnern, dass ich
wirklich gut genug bin.

Hilf mir zu realisieren, dass ich mein
ganzes Leben damit verbringe,
die Person zu werden, die ich bin.
Und ich wurde geboren, um zu spielen, sorglos, all meine
Rechte aufzugeben.

Hilf mir, mich daran zu erinnern, dass gut für mich
gesorgt wird und ich selbst für mich sorgen kann.
Bitte erinnere mich daran, dass wir alle verbunden
sind und meine Gedanken und Handlungen Einfluss
auf alle um mich herum haben.

Erinnere mich daran, meine Geschenke zu teilen.
Und am allermeisten, hilf mir,
dankbar zu bleiben, für das Geschenk, das ich mein Leben nenne.

Danke, danke, danke!

2

KLARES HÖREN

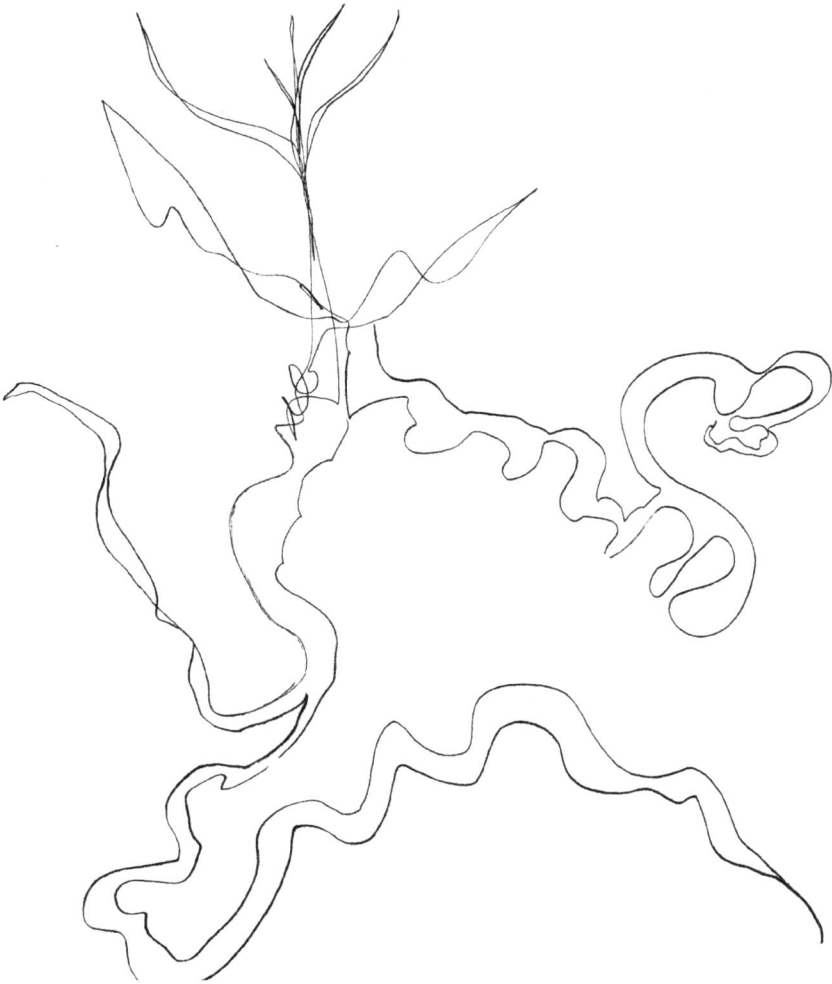

Ich muss mich selbst hören.

Ich muss mir selbst zuhören.

Wenn wir nicht wissen, wer wir sind, ist es leicht, uns selbst zu kompromittieren.

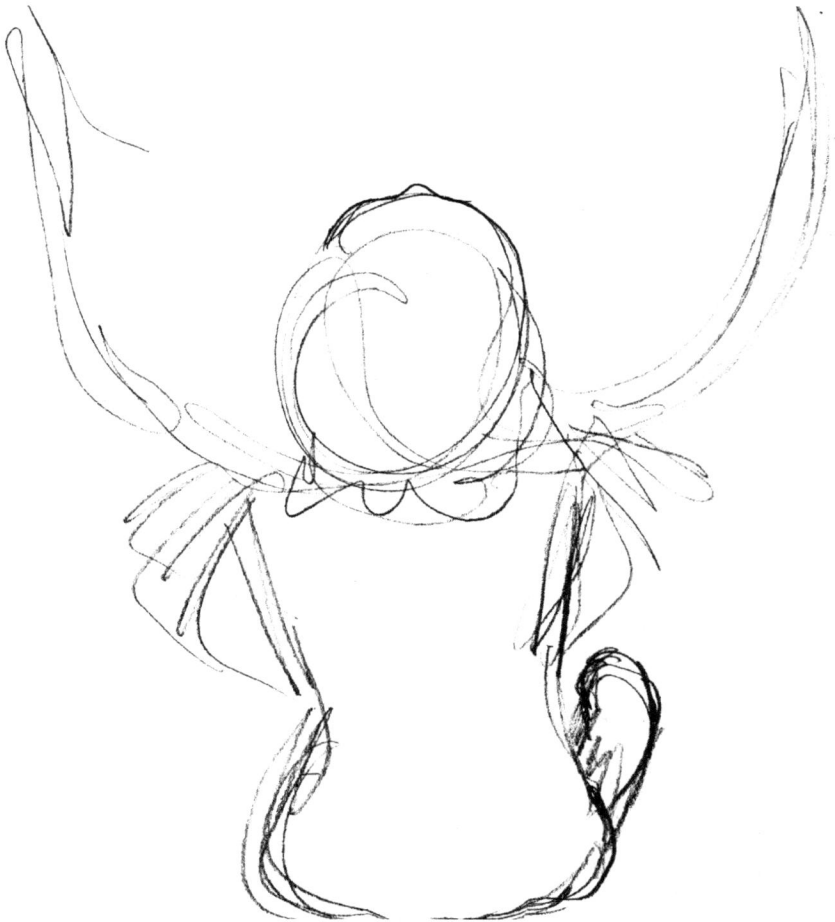

INTUITIVES ZUHÖREN

Einer meiner Lehrer, Ed Hagedorn, sagte, dass unsere Intuition in 95 Prozent der Fälle richtig liegt. Das ist eine ziemlich gute Rate. Wie kann ich mir also meine Intuition zunutze machen?

Mich mit der Stille zu verbinden, indem ich auf mich selbst höre, hat dazu geführt, dass ich meine innere Stimme höre, und mir die Zeit nehme, darüber zu reflektieren, was ich höre.

Um das tun zu können, sah ich es als notwendig an, langsam zu machen, und zwar so sehr, dass ich wirklich zuhören konnte. Es bedeutete auch, mich selbst genug zu schätzen, um auf die Nachrichten, derer ich mir bewusst wurde, Taten folgen zu lassen.

Mich selbst zu schätzen, involvierte auch den Willen, Pläne zu ändern, meine Bedürfnisse auszudrücken, meinem Herzen zu folgen und all das unvoreingenommen zu vollbringen. Lernen, auf meine Intuition, meinen Körper, meine Bedürfnisse und Wünsche zu vertrauen, geschah nur schrittweise, indem ich die Fähigkeit verbesserte, andere Geräusche verstummen zu lassen und mir selbst zuzuhören.

Ich fühlte mich lange so, als ob ich nicht gehört wurde. Das deprimierte und frustrierte mich und zehrte an mir. Ich dachte, dass ich andere brauchte, um die Hörfähigkeiten zu erlangen, die ich wollte. Meine Reaktionen wurden außerhalb von mir selbst gesteuert. Als ich endlich lernte, mir selbst zuzuhören, stellte ich kurioserweise fest, dass es nicht notwendig war, meine Bedürfnisse auf andere zu projizieren.

Ich muss mir zuerst selbst zuhören und mit mir selbst zufrieden sein.

Ich habe gelernt, dass, wenn ich möchte, dass eine einfühlsame Person meine Geschichte hört, ich diese Person finden kann. Wann immer meine Bedürfnisse erfüllt wurden, hatte ich das Gefühl, dass ich Umstände viel klarer artikulieren konnte. Nun ist dieses Verlangen, außerhalb von mir selbst gehört zu werden, verschwunden. Ich habe eine neue Geduld in mir entdeckt. Ich kann mir selbst zuhören.

Hin und wieder verliere ich diese Gelassenheit, wenn ich mich nervös, wütend, frustriert oder ängstlich fühle; diese Gefühle halten mich davon ab, meine innere, intuitive Stimme zu hören. Ich bin nun in der Lage zu bemerken, wenn etwas meine Hörfähigkeit blockiert und versuche, den Ursprung meiner Bekümmerung zu mildern. Es scheint, als ob ich mich stets im Gleichgewicht halte. Mit Zeit, Einsatz und Übung habe ich es jedoch geschafft, die Zeit der Bekümmerung zu verkürzen und die ruhigen, glücklichen Zeiten zu verlängern. Das Zuhören üben.

Zuhören üben

Gut zuzuhören kann zur Gewohnheit werden.

Indem wir üben, anderen zuzuhören, üben wir gleichzeitig, unserem inneren Selbst zuzuhören. Jede Art des Zuhörens (anderen so wie uns selbst) erhöht unsere Zuhörfähigkeit. Wenn du das aufmerksame Zuhören wertschätzt, wirst du auch die Vorteile in der Kommunikation mit anderen bemerken.

In meinem Ringen danach, mir selbst zuzuhören, begann ich damit, andere klarer denn je zu hören.

Sind wir Täter im einfachen Akt des Zuhörens?

Wir reagieren zu oft mit unseren eigenen Reaktionen und Schlussfolgerungen. Wir unterbrechen und führen unsere eigenen Gedanken an. Fürchten wir uns davor, etwas von anderen zu hören? Oder fürchten wir uns davor, unseren Gedanken zu verlieren?

Wenn du selbst ein Beispiel für gutes Zuhören bist, lehrst du andere auch, dass Kommunikation wichtig ist.

Schlechtes Zuhören kann einfach eine schlechte Angewohnheit sein. Wenn du wirklich zuhörst, bist du ruhig auf den Sprechenden bedacht. Unvoreingenommen versuchst du zu verstehen und fragst oder unterbrichst nicht, selbst wenn du anderer Meinung bist.

Empathisches Zuhören bedeutet, dass du dem Sprechenden erlaubst, seine Probleme oder Ideen vollkommen zu äußern. Du gibst ihm Raum und Zeit, um seine Ideen oder Probleme auf seine eigene Art und Weise zu verarbeiten.

Deine eigene Erfahrung und den „guten" Rat für dich zu behalten bedeutet, die Intelligenz und den Wert der anderen Person wirklich zu respektieren sowie ihre Lebensreise.

Dem Prozess des Hörens zu vertrauen heißt auch, den Entdeckungen anderer zu vertrauen, wohlwissend, dass du vielleicht sogar etwas lernen wirst.

Erkenne die Wahrheit der geäußerten Aussage an.

Manchmal kann die Intensität des aufmerksamen Zuhörens dich müde machen. Akzeptiere das Geschenk der Dankbarkeit von anderen in dem Wissen, dass du ihnen geholfen hast, indem du bloß zugehört hast.

Denken, bevor man spricht

Denke darüber nach, was du sagen willst, bevor du sprichst. Wenn du sprichst, probiere, langsam zu sprechen und benutze weniger Worte. Oder sprich überhaupt nicht. Kommunikation besteht aus mehr als nur aus Worten.

- Hör einfach zu.
- Denke nicht darüber nach, was du als nächstes sagen wirst, während jemand anderes spricht.
- Gedanken werden auf natürliche Art und Weise in deinen Kopf strömen, sobald du an der Reihe bist.
- Nimm dir Zeit zu antworten. Wenn eine Handlung notwendig ist, so wird sie erfolgreicher sein, wenn du vorher ein bisschen nachgedacht hast.

Was ist aufmerksames Zuhören?

Wenn es dir wirklich gelingt zuzuhören, dann öffnen sich neue Türen.

Gedanken, Pläne und Ideen fließen freier und klarer. Gefühle werden vertiefter empfunden. Emotionen werden intensiver. Vielleicht werden deine Augen größer, dein Lachen klingt heller und was in Wut begann, endet möglicherweise in gegenseitigem Verständnis.

Dein ganzes Wesen wird deine respektvolle Aufmerksamkeit schätzen und wird sich dann selbstbewusst in Richtung neuer Erlebnisse fortbewegen.

Aufmerksames Zuhören hilft uns dabei, uns selbst und anderen gegenüber offener zu sein.

Blockaden gegen das Zuhören

Wenn wir nicht in uns selbst ruhen, ist es unmöglich, unsere innere Stimme – oder die Stimme von wem auch immer – klar zu hören.

Wenn das Gerede in unserem Gehirn beschäftigt, laut, wütend, ängstlich oder reaktiv ist, halten wir uns selbst davon ab, unterschwellige Botschaften von anderen aufzunehmen.

Wenn deine eigenen Bedürfnisse nicht gehört werden, beeinflusst es deine Fähigkeit, deiner Intuition und deiner Welt zuzuhören.

Wessen Realität?

**Wir haben alle unsere eigene Wahrheit und
unsere eigene Perspektive dessen, was unsere Realität ist.**

Wie oft haben wir als Kinder gesagt, „Ich habe Durst", nur um gesagt zu bekommen, „Nein, hast du nicht". Eine einfache, und doch schädliche, negierende Antwort.

Das Kind erkennt den Durst im Körper und anstatt das Körpergefühl des Kindes anzuerkennen, negiert es der Erwachsene, indem er sagt: „Nein, hast du nicht", anstatt zu sagen: „Ich habe dich gehört; ich bin gerade beschäftigt. Ich hole dir gleich etwas zu trinken." Es gibt viele Beispiele: „Hör auf zu weinen", „Oh, das wird nicht wehtun", „Stell dich nicht so an", „Hab keine Angst". Gefühle werden negiert.

Das Kind lernt die Bedürfnisse des Körpers und Emotionen zu erkennen und auszudrücken. Wenn Erwachsene solche Erkenntnisse negieren, kommt es zu Verwirrung, die Intuition wird angezweifelt und Gefühle werden bestritten und unterdrückt. Emotionale Unausgeglichenheit, defensive Gewohnheiten und Zwietracht hemmen Geist und Körper und vernebeln Kreativität und das wahre Selbst.

> *Niemand hat das Recht zu vermuten oder*
> *uns zu sagen, was wir fühlen.*

Jedes Erlebnis ist einzigartig und real für jeden von uns. Jeder empfindet Situationen auf seine persönliche Art. Zu dem Zeitpunkt ist jede Wahrheit real für uns. Wenn wir beginnen, diese verschiedenen Wahrheiten zu akzeptieren, schaffen wir eine Grundlage, um effektiv kommunizieren zu können.

Aktives Zuhören mit Sprache

Aktives oder empirisches Zuhören ist eine unterstützende und nicht-eingreifende Art und Weise, dem Sprechenden eine Rückmeldung dessen zu geben, was er oder sie an dich kommuniziert.

Das ermöglicht dem Sprechenden zu hören, was der Zuhörende gehört hat. Die Nachricht des Sprechenden ist möglicherweise nicht genau das, was der Zuhörernde gehört hat.

Sprache hat Beschränkungen hinsichtlich der Bedeutung und Interpretation. Das Gesagte ist relativ zu den Erfahrungen und der Kultur des Einzelnen. Wir hören und sprechen durch die Linse unserer Erfahrung. Es ist wichtig, das festzuhalten.

Ideen zu formen und einzuführen, schafft eine offene Kommunikation und Neugierde auf beiden Seiten.

Mit Worten und Eindrücken auf beiden Seiten können falsche Eindrücke korrigiert und Ideen konkretisiert werden, wobei eine gute Chance für ein gegenseitiges Verständnis entsteht. Aktives Zuhören hilft Leuten, ihre inneren Gedanken und Prozesse zu artikulieren und Ideen und Probleme zu erforschen. Aktives Zuhören ermöglicht es dem Sprechenden auch, sich selbst zu hören und zu verstehen, wenn seine Gedanken an ihn zurückkommuniziert werden.

Mit aktivem Zuhören können sich wiederholende Gedanken und Annahmen aus der Schwebe genommen und in Richtung von Klarheit und Verständnis gebracht werden. Wir können dann unsere Erfahrung und unsere Erinnerung benutzen, um unsere alten Gewohnheiten zu überwinden und auf frische Ideen und Gedanken zusteuern.

Wie funktioniert aktives Zuhören?

Manchmal möchte ein Sprechender eine gesamte Problematik durchsprechen, bevor er eine Antwort vom Zuhörenden akzeptiert, oder der Sprechende möchte sich der Gedanken einem nach dem anderen annehmen. Es ist hilfreich, im Voraus ein Zeitlimit für die Übung festzulegen und dann eine Uhr unauffällig in der Nähe zu haben. Meiner Erfahrung nach ist es faszinierend, wie ich intuitiv meine Aufmerksamkeit regulieren kann, ohne das Gefühl einer zeitlichen Begrenzung zu haben. Normalerweise wird die Übung innerhalb von fünf Minuten der vorher abgesprochenen Zeit durchgeführt.

Was den Zuhörenden angeht, so bedeutet eine aktive Teilnahme mehr als nur die Wiederholung der Worte. Er sollte auch die Gedanken, Ausdrücke, den Ton und sogar die angewendete Körpersprache zurückkommunizieren.

Mit ein bisschen Übung kann das, was erst unangenehm und mühsam erscheint, sich zu einer natürlichen Art der Kommunikation entwickeln.

Es ist erstaunlich, wie klar und übersichtlich das Verständnis wird, wenn man versucht, aufmerksam zuzuhören.
Die Energie, die man für das Raten und für Annahmen einspart, wirkt für beide Seiten befreiend.

Höre auf deinen Körper

Der Körperfokus ist eine Art und Weise, mit der man auf seinen Körper hören kann. Würdige, dass dein Körper sich an alles erinnert, dass er programmiert ist zu überleben und ununterbrochen probiert zu kommunizieren, was er benötigt.

Wenn du ein Gefühl hast – unruhig oder unangenehm – über einen Ort, eine Person oder sogar eine Idee, dann beachte dieses Gefühl aufmerksam. Frage dich, woher dieses Gefühl kommt. Höre deiner inneren Stimme objektiv zu. Wenn du dich ungewohnt müde oder seltsam fühlst, dann beachte das Gefühl und mach langsam. Höre wieder darauf, was deine innere Stimme zu sagen hat.

Diese Körpergefühle zu ignorieren oder zu verdrängen, wird sie nicht beseitigen. Diese Gefühle werden irgendwo im Körper abgespeichert und treten wieder in Erscheinung, wenn wir auf irgendeine Art und Weise provoziert werden, ohne eine Reaktion zu erwarten. Das bildet die Grundlage für Krankheit und Unbehagen.

Es ist gesünder, die Körperreaktionen zu akzeptieren und sich mit ihnen auseinanderzusetzen. Wir müssen sie anerkennen, sie erleben, und, falls möglich, uns mit ihnen befassen.

Wenn dich etwas besorgt, wenn du dich verletzt fühlst oder wütend bist, nimm eine Auszeit, um das zu regeln, was dich wirklich stört. Rede mit dir selbst und führe ein Journal; und wenn das nicht genug ist, rede mit einem guten Freund oder jemandem, der dir nahesteht. Um die Gefühle rauszubringen, kann es hilfreich sein, wenn du probierst, dich durch Malen, Poesie, und/oder Musik auszudrücken. Probiere zum Ursprung deiner Gefühle zu gelangen. Dein kranker Magen könnte zum Beispiel auf eine Warnung, Nervosität, Sorge oder Furcht hinweisen.

Eine Erkältung könnte bedeuten, dass du ausgelaugt bist und Ruhe brauchst. Kopfschmerzen können ein Zeichen von Augenbelastung, Anspannung, Sorge oder Unbehagen sein. Gewisse Schmerzen sind Alarmsignale. Lerne deinen Körper kennen und vertraue ihm. Wenn du den Ursprung nicht identifizieren kannst, lass dich von deinem Therapeuten beraten.

Auf deine innere Stimme hören

Auf deinen Körper zu hören, indem du deine Gefühle und Energie begleitest, ist facettenreich.

> *Wenn du lernst, feinfühlig auf deine innere Stimme zu hören, wirst du anfangen, auf die vielen Ebenen der Möglichkeiten, Erinnerungen, Erfahrungen, Gewohnheiten und Ängste zu hören, die deine innere Stimme beeinflussen können.*

Das Unterdrücken kann zur Gewohnheit werden. Anstatt auf dich selbst zu hören, suchst du „die Antwort" eventuell außerhalb.

Frage dich selbst, „Woher kommen diese Gefühle?", „Welche Optionen stehen mir offen?", „Ist das die beste Antwort für mich?", „Mein Leben? Meine Familie? Gemeinschaft?". Wenn es darum geht, unser Leben und unsere Entscheidungen zu überdenken, können solche reflektierende Fragen uns dabei helfen, alte Muster und Dramen, die sich in unserem Leben wiederholen, zu verändern.

Frage dich selbst, ob diese innere Stimme auf Furcht und Verneinung beruht oder wirklich in deinem Interesse ist. Manchmal ist eine Antwort vielschichtig. Höre auf sie alle und probiere, sie einzuordnen.

Wie würde deine Antwort lauten, wenn sie aus einem Zentrum der Liebe käme?

Wie würde deine Antwort lauten, wenn sie aus einem Zentrum der Furcht käme?

Probiere, deine „innere Stimme" in einem Journal festzuhalten oder sie mit einem unterstützenden Freund zu diskutieren.

Sei still, um wirklich zuzuhören.

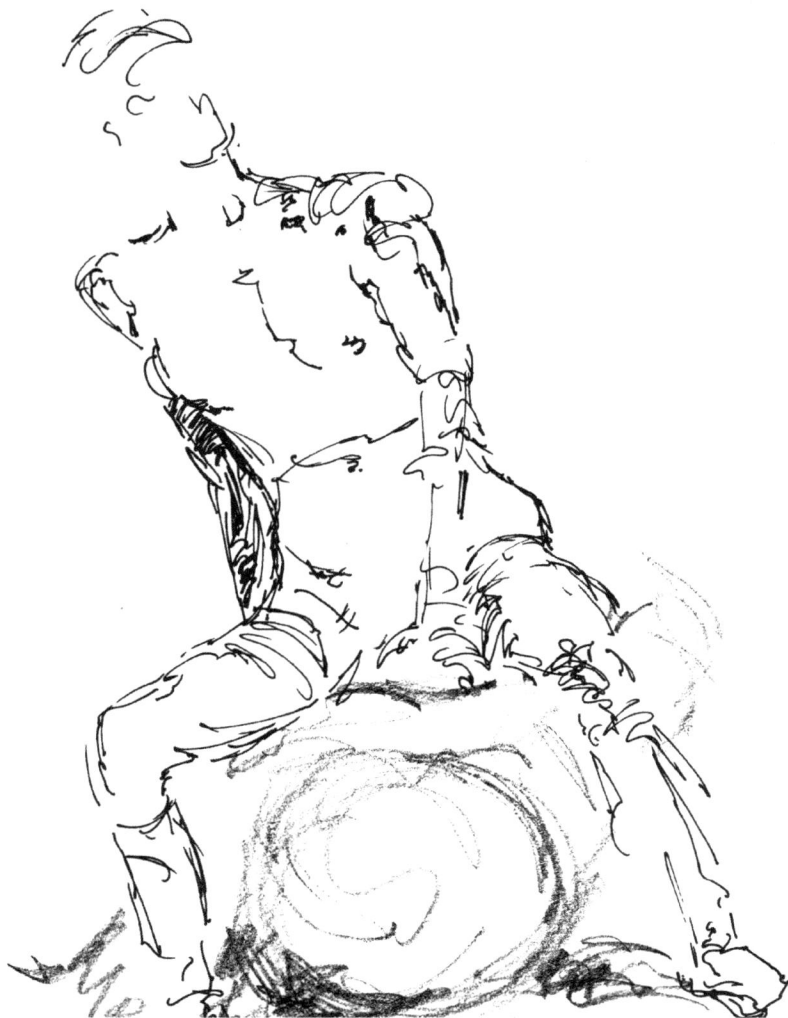

Mit deinem Körper kommunizieren

Körpergefühle können sich als Sinneswahrnehmungen, Bilder oder Visionen sowie als Emotionen äußern.

*Deine Gefühle sind ein genauer Indikator der
Balance und Richtigkeit in deinem Leben.*

Wenn etwas aus dem Gleichgewicht gerät, weiß dein Körper es und versucht umgehend, sich selbst auszubalancieren, wiederherzustellen und zu heilen. Dein Körper überprüft sich selbst laufend und passt sich dementsprechend an, um das Gleichgewicht beizubehalten.

Wir vertrauen unserem Körper, dass er unsere Temperatur beibehält. Wenn diese ein bisschen ausschert, bemerken wir, dass etwas nicht stimmt und wir fühlen uns unwohl. Als Babys und Kinder lebten wir in gutem Einvernehmen mit unseren Körpern. Wir haben unser Verlangen ohne Hemmungen kommuniziert, wie alle Eltern wissen. Je älter wir werden, desto mehr laufen wir Gefahr, dass uns Bewertung, Druck, Kritik, Einschüchterung und Verneinung lehren, diese Gefühle als falsch oder unwichtig abzuurteilen und sie zu missachten oder zu überdecken.

*Gefühle sind facettenreich. Erlaube dir selbst, deine Gefühle
anzuerkennen und verfolge sie eine Zeit lang. Gefühle dienen
einem Zweck, einer Lektion, einer Nachricht oder einer Stärke.*

Indem wir diese Gefühle unterdrücken oder verneinen – ob angenehm oder unangenehm –, können sie eine Geisel in deinem Körper und deinem Geist werden. Im Laufe der Zeit können unterdrückte Gefühle sich als verwirrte Emotionen äußern. Mit der Zeit können diese wirren Gefühle und missverstandenen Emotionen einen starken Einfluss auf unsere Fähigkeit haben, ein gesundes und balanciertes Leben zu führen.

Wenn du bewusst probierst, ein Bewusstsein dafür zu entwickeln, wie du wirklich über etwas denkst, und dir Zeit nimmst, darüber nachzudenken, werden solche Gefühle sich klären oder sich auflösen.

*Die Teilnahme an Kunst, Musik, Schauspiel, Bewegung,
bildender Kunst und kreativem Schreiben kann uns dabei helfen,
Gefühle sicher und nonverbal zu entladen und dabei Raum
für klareres Denken und ruhigere Emotionen zu schaffen.*

KREATIVES ÜBEN

Auf deinen Körper hören

Finde einen ruhigen Ort oder Zeitpunkt.

- Fühle die unterschiedlichen Töne, die in verschiedenen Teilen deines Körpers widerhallen.

- Experimentiere, indem du verschiedene Vokale singst. Probiere, die Vokale zu summen.

- Achte während des Singens auf deinen Körper. Achte auch auf deinen Körper vor und nach dem Singen. Bemerkst du irgendwelche Veränderungen in deinem Körper?

- Höre darauf, wie verschiedene Vokale auf unterschiedliche Art und Weise in deinem Inneren widerhallen. Du bemerkst eventuell eine bestimmte Vibration in deinem Kopf, die sich vom Gefühl in deinem Mund, oberhalb deiner Wangen, vielleicht in mehreren Bereichen deiner Kehle, Brust oder Bauches unterscheidet.

- Aufmerksames Zuhören versorgt dich mit mehr Energie, einer glücklicheren Gesinnung und verbesserter Stimmkontrolle.

- Sitze ruhig und blicke in dich selbst. Sitze still, verlangsame deine Gedanken und beruhige deinen Geist. Entspanne deinen Körper. Bemühe dich, das Zuhören wiederzuerlernen.

- Höre wieder zu. Bleibe bei deinem Körper. Höre regelmäßig in dich hinein, selbst wenn du mit drei Minuten beginnst. Verlängere die Zeit Schritt für Schritt, die du mit aufmerksamem Zuhören verbringst.

- Stille führt uns in unseren Versuch, das Zuhören zu erlernen.

In der Gesellschaft lehrt man uns normalerweise, dass wir außerhalb von uns selbst nach Wissen und innerer Weisheit suchen müssen.

Du hast alles in dir selbst. Pausiere, mach langsam, höre zu und erlaube deiner inneren Weisheit, sich zu offenbaren.

JOURNALING, DIE PRAXIS DER HEILENDEN WORTE

Schreiben ist bekannt als eines der Reinigungs- und Heilungsmittel des Geistes.

Das Schreiben benutzt die Hilfsmittel des Geistes für Sprache und Bilder, um damit Gedanken und Gefühle auszudrücken, entweder sachlich oder imaginär.

Das Schreiben bietet oft das Rohmaterial für kreative Kunst. So, wie mit anderen Kunstformen, wie zum Beispiel Liederschreiben, Malen und Poesie, reden wir oft unsere Fähigkeit klein, etwas zu erschaffen. Wir hegen oft starke Vorurteile dem gegenüber, wie jegliche Art von Kunst ausgedrückt werden sollte. Wir denken, dass wir nicht clever genug, originell genug oder genug gereist sind.

Journaling kann deine private und einzigartige Ausdrucksform werden, ohne auf Form, Stil, Grammatik oder sogar Zeichensetzung zu achten.

Manchmal werden unsere Gedanken unter Vorurteilen, geringem Selbstbewusstsein, persönlichen Zweifeln und/oder Sorge über die Meinung anderer vergraben. Ein Journal führen ist etwas Privates und Persönliches und es ist nur für dich bestimmt. Das Aufschreiben von willkürlichen Gedanken und dem Beschreiben von Ideen und Bildern kann uns von Spannung befreien und uns der Schwelle zur aufregenden Kreativität näherbringen.

Ein Journal kann erstaunlich sein.

Gedanken neigen dazu, in unserem Geist umherzuwimmeln. Es scheint oft so, als ob der Geist, wenn er mit uneingestandenen Gedanken überladen ist, wenig Raum hat, um mit neuen Ideen und kreativen Möglichkeiten zu spielen. Es passiert allerdings etwas Transzendentales, wenn du deine Gedanken aufschreibst. Das bloße Aufschreiben scheint ihre Existenz anzuerkennen und erlaubt es dir weiterzukommen. Das schafft mehr Raum für frische Gedanken und neue Ideen. Diese aufgeschriebenen Gedanken werden zu „etwas außerhalb" von dir selbst. Man kann diese Gedanken als etwas Externes betrachten, ihnen Beachtung schenken und die Seiten umblättern.

Nimm dir am Anfang deines Tages etwas Zeit, um für ein paar Minuten zu sitzen und dir stillschweigend deiner Gedanken bewusst zu werden. Beachte sie im Laufe des Tages. Dir wird möglicherweise bald bewusst, wie oft du manche Gedanken wiederholst. Wenn du sie aufschreibst, während sie in deinem Geist umherwirbeln, werden sie sich verlangsamen, als ob du sie anerkennst und auf ein Regal stellst, um Platz für den nächsten Gedanken zu schaffen. Indem du mit dir selbst in Verbindung bleibst, wirst du etwas über dich selbst lernen.

Das regelmäßige Journaling ist ein anderer Weg, um deine Gedanken zu reinigen. Wenn du dein Haus sauberhältst, läuft die Unordnung nicht aus dem Ruder. Das regelmäßige Journaling hilft dir, deinen Geist zu reinigen, ihn frisch und offen für neue Gedanken zu halten. Außerdem bietet es eine Aufzeichnung früherer Ideen und Sorgen.

Ein anderer Vorteil des regelmäßigen Journaling ist, dass man sich dem Gebrauch der Sprache und der Wörter bewusst wird.

Probiere es jetzt aus.

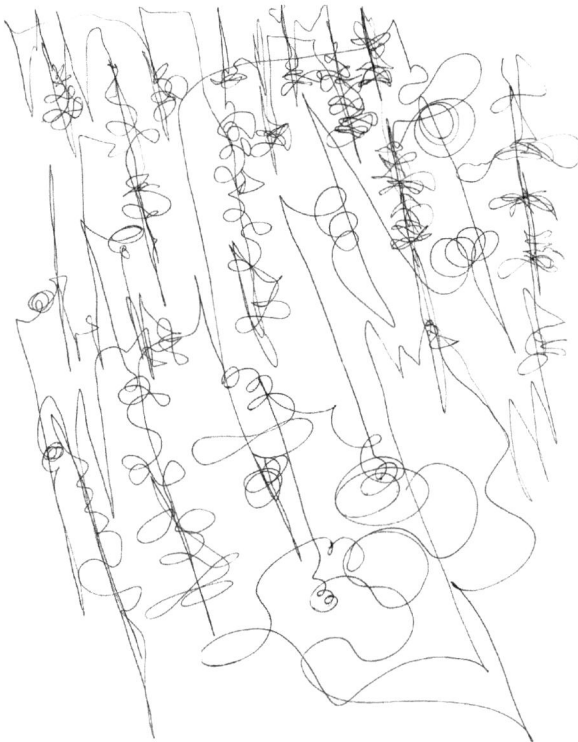

KREATIVES ÜBEN

Journaling –
das Durcheinander deines Geistes

Von Zeit zu Zeit ist es wichtig, deinen Geist von all jenen Wörtern zu reinigen, die dir möglicherweise Kopfschmerzen bereiten oder eine Lawine der kreativen Möglichkeiten zurückhält.

Diese Übung wird dir helfen, deinen Geist aufzulockern und die alltägliche Akribie deiner Gedanken und Vorurteile zu entspannen. Diese Übung ist eine Aufwärmübung, die dabei hilft, das Netz im Gehirn zu reinigen und vielleicht einen wertvollen Gedanken aufzudecken oder eine Lawine an kreativen Möglichkeiten auszulösen.

Benutze einen Notizblock, einen Stift, ein loses Ringbuch oder ein unliniertes, gebundenes Buch, um all das aufzuschreiben, was dir in den Sinn kommt. Habe Spaß. Diese kreative Übung ist nur für deine Augen gedacht.

Tue so, als ob du der Chronist deiner Gedanken bist. Überarbeite nichts. Schreibe auf, was immer dir in den Sinn kommt, selbst wenn es unvollständig ist, selbst wenn dein Verstand rebelliert oder du denkst, dass du festsitzt. Halte alles fest. Ich sage meinen Studenten, dass es in Ordnung ist, eine Einkaufsliste aufzuschreiben, falls sie ihnen in den Sinn kommt, oder dass sie sogar „Ich fühle mich unwohl" aufschreiben können. Indem du diese scheinbar nutzlosen Worte aufschreibst, sobald sie dir in den Sinn kommen – egal, was es auch ist –, werden neue Wörter und Gedanken sie ersetzen.

- Benutze eine Stoppuhr, sodass du nicht damit beschäftigt bist, auf die Uhr zu schauen. Stelle sie auf zehn Minuten ein. Wenn du dich daran gewöhnt hast, ein Journal zu führen, kannst du so lange schreiben, wie du willst.

Hier gibt es keinen Druck, ein Produkt erschaffen zu müssen. Das Journal ist nur für dich.

KREATIVES ÜBEN

27 Journaling-Ideen

Dein Journal ist persönlich, privat und vertraulich. Vielleicht ist es ein persönliches, tägliches Einchecken? Vielleicht eine Müllkippe? Vielleicht beinhaltet es Erinnerungen oder Dankbarkeit? Vielleicht Skizzen? Und/oder ein Arbeitsbuch für Poesie?

Bewerte deine Aufzeichnungen und Zeichnungen nicht. Tue das, was sich für dich richtig anfühlt. Vertraue darauf, dass du weißt, was du benötigst und folge deinen eigenen Impulsen. Genieße deinen Weg zur Entdeckung.

Hier sind einige Ideen, die hilfreich sein können, um anzufangen:

1. Meine Hoffnungen und Träume sind ...
2. In der Zukunft möchte ich ....
3. Ich frage mich ...
4. Mich verblüfft, dass ...
5. Ich bin mir unsicher, ob ...
6. Es ist interessant, dass ...
7. Das Schwierige daran ist, ...
8. Ein Bereich, in dem ich wachsen werde, ist ...
9. Eine Stärke für mich ist, ...
10. Mir fällt auf, dass ...
11. Ich bin überrascht, dass ...
12. Ich habe gelernt ...
13. Ich sorge mich, dass ...
14. Das ist anders, weil ...
15. Ich fühle mich verbunden ...
16. Es hat mich nachdenklich gemacht über ...
17. Ich konnte visualisieren ...
18. Ich habe herausgefunden ...
19. Ich kann das zuordnen zu ...
20. Wie fühle ich mich heute, in Bezug zu mir selbst?
21. Habe ich mich auf eine Art und Weise berühigt?
22. Habe ich mich selbst auf eine Art und Weise bestraft?
23. Wie haben andere mich heute behandelt und wie habe ich darauf reagiert?
24. Hat es mir mehr Sorgen bereitet, andere zufriedenzustellen, anstatt meine eigenen Bedürfnisse zu erfüllen?
25. Hat irgendjemand etwas gesagt, das ich mir eingeprägt habe, das eine besondere Bedeutung für mich zu haben scheint?
26. Habe ich etwas beobachtet oder getan, das einen Eindruck auf mich hinterlassen hat?
27. Wann bemerke ich, dass meine Energie im Körper steigt? Und wann bemerke ich, dass meine Energie im Körper fällt?

BEWUSSTSEIN DURCH KLÄNGE

In alten Kulturen waren Klänge als der Anfang bekannt.

Das Bewusstsein für die Bedeutung von Klängen in deinem Leben könnte ein wichtiger Anfang für dich sein.

Wie können wir die Klänge wertschätzen, wenn wir nicht zuhören? Wie können wir zuhören, wenn wir Klänge nicht wertschätzen?

Es gibt viele Klänge und Vibrationen in unseren Leben. Geräusche von Computern, Heizungen, Lichtern, Motoren, Klimaanlagen, Filtern, Radios, Stromaggregaten, Trocknern, Maschinen, Verkehr und weitere, die ständig auf uns einwirken.

Wenn wir lernen, manche dieser Geräusche auszublenden, kann es sein, dass wir Geräusche ausblenden, die eventuell wichtig sind. Wie können wir wählen und diese Wahl bearbeiten? Werden manche Geräusche auf den „Ignorieren"- Stapel gelegt und andere nicht? Welche Nachrichten müssen gehört werden? Vielleicht wissen wir es nicht einmal. Wer weiß, was uns fehlt?

Wenn wir Geräusche blockieren, lernen wir dann, auch andere Sinne und Sinneswahrnehmungen zu blockieren? Machen wir uns gefühllos für die Welt, die uns umgibt? Kein Wunder, dass wir am Ende des Tages erschöpft sind. Wir brauchen Grün, Gewässer und Ruhe.

Achte auf deine Umgebung im Laufe des Tages. Können manche Geräusche leiser gestellt werden? Können geräuschvolle Maschinen entfernt oder gedämpft werden? Kann dein Arbeitsplatz an einen ruhigeren Ort verlegt werden? Was können wir kontrollieren?

Versuche immer mal wieder, eine Auszeit von dem täglichen Lärm zu nehmen.

Schalte den Fernseher aus. Stelle das Radio leiser. Finde einen ruhigen Platz, um zu lesen oder einfach zu reflektieren. Verbringe Zeit an einem visuellen oder auditiven Zufluchtsort, wie einem Wald, einem Garten oder einem Park. Falls dies nicht möglich ist, entwickle in deinem Geist Bilder von ruhigen, erholsamen Orten und entziehe dich hin und wieder den Geräuschen, indem du diese Orte visualisierst. Denke an die Stille beim Paddeln, an das Wasser, das sanft ans Kanu schlägt. Stelle dir vor, dass du in einem bequemen Korbsessel auf einer sonnigen Terrasse sitzt. Wenn von außen kommende Geräusche dies verhindern, benutzte Kopfhörer und höre dir Naturgeräusche an, bis du in der Lage bist, es in einer natürlichen Umgebung zu machen.

Schalte manchmal einfach alles aus und sitze ruhig. Lass diese ruhigen, stillen Visionen hervorkommen.

Höre auf das Geräusch der Stille und fühle, wie du dich entspannst.

MUSIK

Musik wird mit Schöpfung assoziiert.

Die antiken Kulturen wussten von der wunderbaren Kraft der Musik, um Körper und Seele zu harmonisieren.

Viele Kulturen benutzen noch immer verschiedene Geräusche, um Heilung zu inspirieren, für spirituelle Erleuchtung und um sich die Energie des Universums zunutze zu machen.

Musik ist eine universelle Sprache und jeder kann von ihrer erhabenen Kraft profitieren. Es gibt keine geografischen Barrieren oder Hindernisse, die auf Vorurteilen basieren.

Musikalische Vibrationen können alles stimulieren. Wenn es wahr ist, dass Pflanzen am besten in der Nähe von ruhiger Musik wachsen, dann ist ruhige Musik sicherlich auf für Menschen gut.

- Wähle Musik, um dein Leben zu verbessern.
- Höre und achte darauf, welche Gefühle verschiedene Musikarten in dir auslösen.
- Welche Art von Musik entspannt dich?
- Wenn du Gas geben willst, welche Musik unterstützt dich dabei?

In meinen Seminaren benutze ich Musik als Hintergrund und manchmal als ein Hilfsmittel, um zu fokussieren. Die Teilnehmer berichten oft von ihrer Entspanntheit und ihrem Erfolg. Außenstehende stellen fest, dass mehr Ruhe und Konzentration unter den Studenten herrschen. Als ich einige Male die Musik weggelassen habe, erzählten mir die Studenten, dass sie sie vermissen.

Für Seminare versuche ich Musik auszuwählen, die mit dem Hintergrund verschmilzt. Musik kann ein Klassenzimmer entspannen und es geschmeidig oder gar lebendig machen.

Musik kann starke Emotionen hervorrufen und entweder glückliche oder traumatische Erlebnisse freisetzen, die in unserer Erinnerung gelagert sind. Musik mit Bildern und anderen Kunstformen zu kombinieren, kann das Erlebnis intensivieren und erweitern.

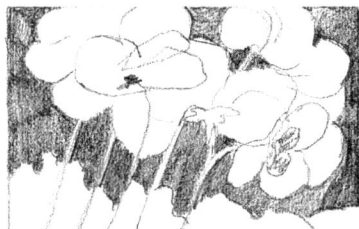

KREATIVES ÜBEN

Formen in Geräuschen erkennen: Zu den Klangrhythmen mit Formen und Farben experimentieren

Ein tieferes Verständnis für Geräusche zu entwickeln, kann dir helfen zu verstehen, wie Geräusche Einfluss auf dich nehmen. Entdecke unterschiedliche Wege, Geräusche zu erfahren. Benutze Farben, Formen und ein Tagebuch, um den Geräuschen, die du hörst, Ausdruck zu verleihen.

Denke an verschiede Musikinstrumente wie Schlagzeug, Shakers, Geige, Klavier, Flöte und so weiter und probiere zu verstehen, wie jedes davon Einfluss auf dich hat. Sind die Geräusche beruhigend, störend, inspirierend, herzlich, traurig ...

Sammle auch Musikaufnahmen, in denen verschiedene Instrumente aus verschiedenen Kulturen benutzt werden. Probiere für das Schlagzeug zum Beispiel ost-indische, afrikanische, nordamerikanisch-indianische, chilenische, und jazzige Varianten. Option: Höre alltägliche Geräusche und erforsche, wie du darauf reagierst, zum Beispiel, ein Mixer, ein klingelndes Telefon, ein eingeschalteter Wasserkocher oder tropfendes Wasser.

Übung eins

- Schließe deine Augen, atme eine Minute lang tief ein und aus und höre dir dann aufmerksam eines der ausgewählten Stücke an.
- Lass die Formen der Geräusche in deinen Geist ziehen.
- Nimm einen Stift und ein Papier und zeichne die allgemeine Linie und/oder Form, die dieses bestimmte Geräusch in dir anregt. Zum Beispiel kann ein tiefer Ton groß und rund wirken und ein hoher Ton kann eng und klein erscheinen. Fühlen die Formen sich verbunden oder getrennt an? Wenn du bereit bist, kannst du mit einem anderen Stück weitermachen.

Verschiedene Klangrhythmen können den Rhythmus, in dem du transkribierst, vorgeben; zum Beispiel für einen schnellen Takt wählst du kurze, schnelle Striche. Die Klänge von verschiedenen musikalischen Instrumenten werden verschiedene Formen und Reaktionen anregen.

Übung zwei

- Halte eine Auswahl an Farb- und Filzstiften bereit und höre dir eine Auswahl an Klängen an.
- Atme tief und schließe deine Augen. Öffne dich der Musik, sodass sie Farbe in deiner Fantasie stimulieren kann.
- Halte die Klänge in Farbe fest, während du dir das Musikstück anhörst. Zum Beispiel kann ein hoher Ton für dich hell wirken.

- Um deine Achtsamkeit und Erfahrung gegenüber Geräuschen zu vertiefen, kannst du auf einem zweiten Stück Papier die Formen und Farben, die du gerade gezeichnet hast, beschreiben. Benutze Beschreibungen so wie „zackige, scharfe Linie" oder „runde, dicke Linien" oder „winzige, spiralförmige, rote Linien" und so weiter. Nachdem du das getan hast, beantworte die folgenden Fragen: Wie hat es sich angefühlt, von Anfang bis Ende zu malen? Gab es irgendwelche Ablenkungen? Wie sieht es aus mit den Bewegungen der Linien? Schnell oder langsam?

Ich habe diese kreative Übung mit verschiedenen Gruppen geteilt. Während der Übung haben wir die Musikstücke mit Nummern versehen. Als wir uns austauschten, war es faszinierend zu sehen, dass jedes musikalische Stück einen Charakter und ein Gefühl hatte, das wir sowohl kollektiv als auch mit unseren individuellen Interpretationen fühlen konnten.

Übung drei

Diese Übung geht einen Schritt weiter als die vorherige Übung.

- Höre dir die musikalische Auswahl wie vorher vorgeschlagen an.
- Schreibe danach die Gedanken, Wörter, Phrasen, Ideen oder Erinnerungen, die Dir einfallen, auf oder beschreibe sie. Halte sie einfach fest.
- Irgendwelche Überraschungen? Hast du etwas Neues entdeckt?
- Schreibe so viel, wie du möchtest.
- Wie kannst du diese Entdeckungen in deinem Leben nutzen?

Journaling erfüllt mindestens zwei wichtige Ziele. Es bietet dir eine reflektierende Pause in deiner Aktivität und hilft dir zunehmend damit, dich ausdrücken zu können. Manchmal überrascht es mich, was ich aufschreibe. Ich habe vergrabene Erinnerungen wieder hervorrufen können und herrliche Erlebnisse nacherzählt. Ich habe neue Sachen über mich selbst gelernt. Manchmal organisiere ich den Tag oder den Rest meines Lebens. Andere Male funktioniert das Journal nur zur Reinigung meines Geistes.

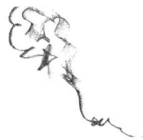

Rhythmus und Vibration

Unterschiedliche Rhythmen zu erforschen, ist etwas, das wir mit unserem gesamten Körper fühlen. Wenn es die richtige Musik für uns ist, wollen wir uns ihr hingeben und uns zu ihren Rhythmen und Vibrationen bewegen. Wir fühlen uns motiviert, entspannt und verjüngt.

Auf Zellebene sind wir wissenschaftlich betrachtet vibrierende Energie. Jede andere Materie vibriert ebenso. Da Vibrationen Rhythmen sind, ist alles ein Rhythmus. Alle Vibrationen sind verbunden und interagieren miteinander.

Das Leben ist bereits schwierig genug, auch ohne, dass wir uns gegen die natürlichen Rhythmen der Welt um uns herum stellen.

In der Natur bedarf es weniger Energie, um gemeinsam zu pulsieren, als gegenläufig zu pulsieren, weswegen sich ähnelnde Rhythmen mit der Zeit einander ausrichten. Sich dieser Signale innerhalb unserer Körper bewusst zu werden, hilft uns dabei, uns nach anderen Rhythmen auszurichten und mit ihnen zu kommunizieren. Indem du Rhythmen erforschst, tauchst du in die kollektive Energie ein. Es ist unbeschreiblich. Man muss es selbst erleben.

Körperrhythmen und -muster

Wir sind alle musikalisch. Wir werden mit Körperrhythmen und -mustern geboren. Unsere Körper sind Rhythmusmaschinen, ob im Takt oder nicht, und kreieren Muster und Chaos. Unser Herzschlag ist der bekannteste. In indigenen Traditionen heißt es, wenn wir trommeln, dann wiederholen wir unseren Herzschlag für die Erde.

Hör zu.

Hör noch besser zu.

Reagiere.

Wenn du verschiedene Rhythmen erforschst, entspanne dich und erlaube deinem ganzen Wesen zu fühlen und sich zu den Vibrationen zu bewegen. Du wirst in deinem Körper, deinem Geist und mit all deinen Sinnen wissen, welche Rhythmen richtig sind und wünschen, dich deinem Rhythmus hinzugeben. Trau dich, dich gehenzulassen.

Leidenschaftlich tanzen

Tanze Hässlichkeit, tanze Wut, tanze wild. Schwitze. Selbst wenn du die Musik hasst, gib dich ihr hin! Tanze, als ob du sie hasst! Reagiere auf die Musik!

Tanze ängstlich!

Beim Tanzen geht es um Leidenschaft. Tanze verträumt, anmutig und exotisch.

Tanze überall. Tanze mit dem Leben als deinem Liebhaber.

Tanze fröhlich! Aus keinem Grund, außer für die Freude selbst, spring! Mache eine coole Bewegung! Mache eine peinliche Bewegung. Erzähle durch deinen Tanz eine Geschichte.

Der Körper muss sich bewegen und tanzen. Singe und summe zu deinem eigenen Rhythmus und Timing.

Trommeln, Tanzen, Sprechgesang, Singen und Summen sind Mittel und Wege, mit denen man andere Vibrationen in seine Zellen infiltrieren kann. Indem du Achtsamkeit gegenüber deinem Rhythmus übst, wirst du noch besser in der Lage dazu sein, andere Rhythmen um dich herum nachzuvollziehen. Die Rhythmen der Menschlichkeit, des Wetters, der Zyklen der Erde, der Gesellschaft und Systeme sind überall. Mit deiner wiedererlangten Sensibilität wirst du imstande sein, dich anzupassen und mit ähnlichen Rhythmen mitzuschwingen und dadurch etwas Harmonie mit deinen Umgebungen zu erhalten.

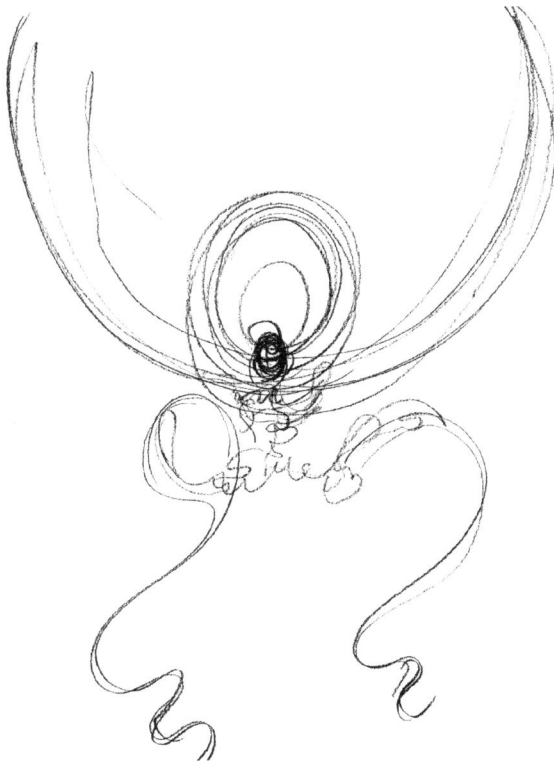

KREATIVES ÜBEN

Sich der Musik hingeben

Im Tanz kann ich mich dem Rhythmus der Musik hingeben. Ich muss nichts denken und nichts lösen. Mein Körper kann einfach physisch sein. Wippe mit den Zehen, nicke mit dem Kopf, schwinge, bewege dich, wie du willst. Das ist alles. Das ist genug.

Probiere zunächst die Musik an einem Ort ohne Spiegel zu erleben, sodass du keine Bewertung dessen fühlst, wie du dich bewegst, ob du dich überhaupt bewegst oder sogar, wie du dabei aussiehst. Probiere diese Erfahrung allein oder in einer Gemeinschaft aus, in der es sicher ist, sich ohne Bewertungen oder Erwartungen zu bewegen.

Werde eins mit der Musik. Stell dir vor, dass du die Musik tief in dein Inneres schluckst.

Probiere es mit einem Lied, mit dem du dich verbunden fühlst.

Probiere langsame, weiche Lieder, fröhliche, lyrische Lieder, harte, schwere Lieder, unregelmäßige, chaotische Lieder und einfache, geschmeidige Lieder.

Spüre deinen Körper. Was fühlst du? Wie antwortet dein Körper?

Welche Bereiche reagieren zuerst?

Welche Teile deines Körpers widersetzen sich der Bewegung?

Probiere, dich so zu bewegen, als ob du auf einer Bühne stehst.

Probiere, dich so zu bewegen, als ob du mit einem Liebhaber tanzt.

Bewege dich, als ob du im Wasser bist.

Sei dir deiner Bewegungen sehr bewusst.

Fühle die Energie der Musik, sodass du nicht mehr von ihr getrennt bist. Sei eins mit der Musik.

Hast du geschwitzt?

Hattest du Spaß?

Hast du gelacht oder geweint?

Und manchmal, während du tanzt, füge deine Stimme hinzu. Singe laut! Schreie! Stöhne! Seufze ...

Am Anfang fühlt sich deine Stimme vielleicht etwas angespannt oder schüchtern an. Du hast ein breites Spektrum an Tönen und Volumen. Benutze sie alle, um auszudrücken, wie du dich fühlst.

Bemerke, wie deine Stimme unterschiedliche Vibrationen in deinem Körper kreieren kann.

Summe.

Summe mit der Musik und fühle die Vibrationen des Summens in dir selbst.
Summe im Laufe des Tages.

Achte dabei darauf, wie du dich fühlst.

Wie würdest du deinen Tanz zeichnen?

Wie würdest du deinen Tanz malen?

Sei ruhig ...

Was passiert in deinem Körper?

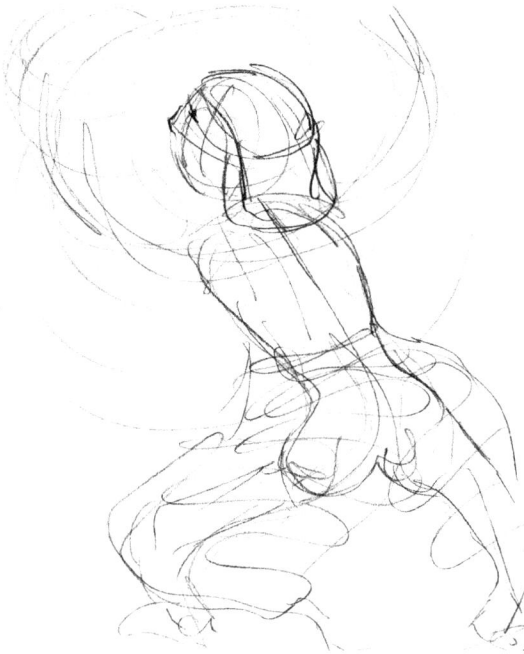

3

HERAUSFORDERUNG UND VERÄNDERUNG

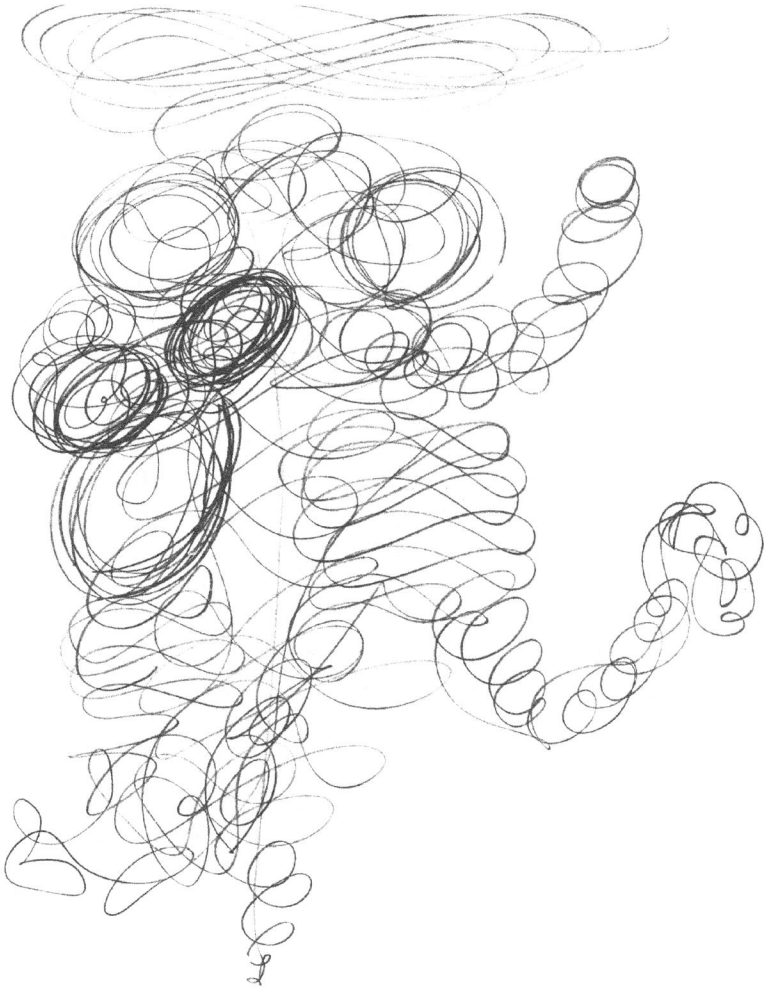

Wenn du klarer bist, triffst du bessere Entscheidungen.

Und gute Entscheidungen können dein Leben bereichern.

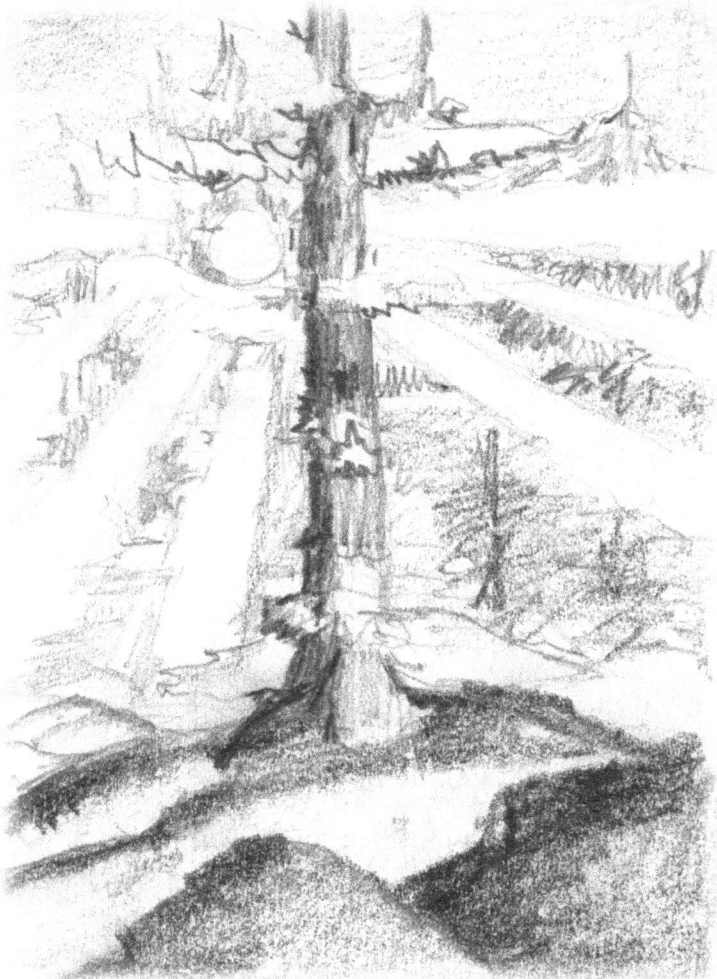

ÜBER VERÄNDERUNG

Die Schwierigkeit, Veränderungen durchzuführen – jegliche Veränderung –, liegt in unserem Ego und der Furcht vor dem Unbekannten.

Plötzliche, harte und/oder traumatische Veränderungen können unsere Existenz stören, einschließlich derer um uns herum. Jede Veränderung ist ein Verlust.

Schnelle Veränderungen oder zu viele Veränderungen kreieren Stress und/oder Panik, weil sie unsere Routinen und Stabilität herausfordern. Durch langsame Veränderungen fühlen wir uns manchmal unruhig oder ungeduldig. Sind wir je damit zufrieden, wie Veränderung vonstattengeht?

Vertrautheit ist bis zu einem gewissen Grad komfortabel, selbst wenn uns nicht alles gefällt, was sie beinhaltet. Sie ist zumindest vorhersehbar. Veränderung, selbst wenn sie heimlich erwünscht ist, repräsentiert das Unbekannte. Wir fürchten uns mehr oder weniger vor dem Unbekannten, ob wir es zugeben oder nicht. Das ist so, weil Veränderung die vertrauten Muster und Überzeugungen stört.

In einer Situation, in der ein Job zu Ende ging, ein Vertrag aufgelöst wurde oder eine Beziehung verpufft ist, haben wir uns zuerst vielleicht ein bisschen verzweifelt gefühlt. Kurz darauf haben wir uns möglicherweise ein wenig erleichtert gefühlt und waren insgeheim sogar glücklich, weil diese bestimmte Situation nicht mehr gut für uns war.

Ignorierst du öfters diese innere Stimme, die dich auf eine Art und Weise zur Veränderung treiben will? Ist es, weil es leichter ist weiterzumachen, selbst wenn die Situation nicht gut ist? Würde Veränderung bedeuten, etwas aufzugeben oder jemanden zu verärgern oder nur sich Mühe zu geben? Tröstest du dich öfters mit dem Status Quo und damit, dass die Veränderung letzten Endes sowieso nicht funktioniert und fragst dich, wieso du es also überhaupt probieren sollst?

Welche Möglichkeit liegt in der Veränderung?

Hören sich diese Selbstgespräche vertraut an?

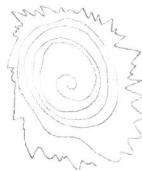

Wie bewältigst du Veränderung?

Was machst du, wenn Veränderung schnell geschieht?

Welche Aspekte an der Veränderung magst du nicht?

Die Annahme, dass sie kein Vergnügen oder traumatisch ist?

Schreist du, beschwerst du dich, schmollst du, weinst du, betrinkst du dich, hast du eine Affäre, gehst du shoppen? Du reagierst auf irgendeine Weise.

Warte! Warst du Teil dieser Veränderung? Wie? Wenn du langsam machst und durchatmen kannst, deinen Geist reinigst und irgendwo Objektivität findest, realisierst du vielleicht auf eine Art und Weise, dass du Teil der Veränderung warst. Vielleicht wolltest du die Veränderung sogar und du warst dir der Veränderung auf vielen Ebenen vielleicht vorher schon bewusst. Wenn du an vergangene Veränderungen denkst, wie viele davon geschahen wirklich plötzlich oder unerwartet?

Kannst du erklären, wieso du so stark reagiert hast? Wieso hast du dich aufgrund der Veränderung gestresst gefühlt?

War deine Reaktion bloß ein Reflex? Reaktionen sind in Ordnung, solange sie nicht verletzend sind. Vielleicht warst du einfach nicht für Möglichkeiten bereit. Vielleicht hast du die Möglichkeit in der Veränderung nicht gesehen.

Jeder Tag ist etwas anders, entweder sehr oder nur ein wenig. Meistens mögen wir Routine. Sie kann sich leichter, sicherer, entspannter und vor allem vertrauter anfühlen. Routine kann Komfort und vielleicht sogar ein Gefühl der Kontrolle bedeuten.

Die Ergebnisse von Veränderung sind ungewiss und unvertraut und sie können aufregend oder furchteinflößend sein. Manchmal haben wir keine Kontrolle über die Größe oder das Timing der Veränderung, die auf uns zukommt. Wenn wir überhaupt irgendwelche Kontrolle haben, können wir eine große Veränderung anhand von kleinen Veränderungen beginnen, die sich langsam in eine große Veränderung entwickeln können. Manchmal ist eine langsame Veränderung weniger stressig, weil wir Zeit dazu haben, uns anzupassen und die Veränderung anzunehmen.

Schwierige Veränderung: Manche Veränderungen sind ein Schock oder eine Überraschung. Tod, Tragödien, Brände, Überschwemmungen, Veränderung im Job oder im Beruf sowie familiäre Trennungen sind extrem schwierige Verluste, die riesige Veränderungen in unserem Leben herbeiführen können.

Wie wirst du mit einer schwierigen Veränderung fertig?

Welches Unterstützungsprogramm hast du für dich selbst parat? Gebete? Sport? Mit Freunden und Familie darüber sprechen? Journaling, Meditation? Eine Gemeinschaft? Literatur? Spirituelle Übungen?

Wenn sich das Leben besonders hart oder ermüdend anfühlt, mache ich etwas, um meiner Seele Auftrieb zu geben.

Mehr über große Verluste in Kapitel 7.

Entziehst du dich guten Veränderungen?

Entziehst du dich glücklichen Veränderungen? Manchmal frage ich mich, wieso schlechte Situationen geschehen und wieso ich manche dieser Situationen wieder und wieder zu erleben scheine.

Diese Situationen enden, wenn ich damit aufhöre, mich ihnen selbst auszusetzen. Ich weiß jetzt, dass eine Situation sich wiederholen wird, bis ich herausfinde, was ich von ihr lernen soll.

Denke darüber nach, dass Probleme, Schwierigkeiten und Veränderungen auch eine gute Seite haben. Indem wir uns ihnen stellen, ziehen wir Bilanz, reflektieren wir über die Vor- und Nachteile, können uns folglich davon entfernen und haben etwas Neues gelernt. Veränderungen fordern uns. Was wir als Problem angesehen haben, könnte tatsächlich auf eine sinnvolle Art und Weise in unser Leben einfließen. Ist dir das passiert?

Suche in jeder Herausforderung oder jedem Hindernis nach Möglichkeiten.

Befreie dich von der Bewertung über dich und andere. Wenn du etwas Neues siehst, sage dir in deinem Geist: „Ich kenne dich nicht. Ich würde dich gerne kennenlernen!" Welche Möglichkeit besteht hier?

Sich ohne Wissen ein Urteil zu bilden, führt zu Ärger und Missverständnissen.

Wissen, Erfahrung und Reflektion können eine Möglichkeit sein, um mit Veränderung fertig zu werden und sie zu verstehen.

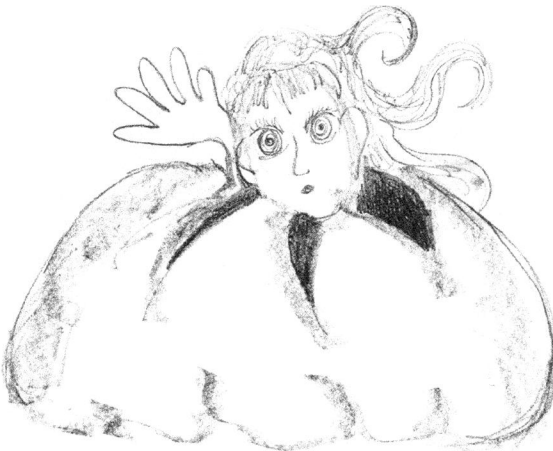

KREATIVES ÜBEN

Den Wandel Schritt für Schritt einleiten

Mische Sachen ... verändere die Energie.

Wann immer du eine Gewohnheit geändert hast oder dir vorgenommen hast, eine Gewohnheit zu ändern oder du eine neue Perspektive anregen willst oder neue Sachen erleben willst, probiere das Folgende aus:

- Deine Möbel und Bilder neu anzuordnen.
- Routinen zu verändern.
- Deine Haare als zweites zu kämmen, wenn du das normalerweise zuerst machst.
- Zuerst das Dessert zu essen.
- Einen neuen Weg nach Hause zu nehmen.
- Neue Farben in dein Zuhause, den Kleiderschrank, den Arbeitsplatz zu bringen.
- Deine Accessoires zu erneuern.
- Aus dem Bett zu springen.
- In das Bett zu springen.
- Einen Tag lang nicht zu sprechen.
- Eine Fahrradtour zu machen und danach den Rasen zu mähen, wenn du noch Zeit hast.
- Eine Woche lang nicht fernzusehen.
- Die Studenten unterrichten zu lassen.

Füge eigene Ideen hinzu:

Mit Veränderung zurechtkommen

Für diese Kunst-Übung benötigst du ein paar Malutensilien.

Du benötigst:

- Mittelschweres Papier, das wasserbasierte Farben aufnimmt und mindestens 42 cm auf 60 cm (Din A2) misst. Ein großes Papier erlaubt dir, deine Arme in größeren Gesten zu benutzen.
- Wasserbasierte Farbe: Alle Arten können benutzt werden – Tempera, Wasserfarben oder Plakatfarben.
- Zwei oder drei große Pinsel; sogar Pinsel, die eigentlich zum Streichen des Hauses verwendet werden, sind geeignet.

Der Vorgang des Malens muss ausdrucksstark sein. Folge deinen Körperimpulsen; spüre, was dein Körper machen und wie er sich bewegen will.

- Während du alles vorbereitest, beginne zu summen.
- Während du weiterhin summst, male deine Situation mit Farben und Mustern, um deine Situation *vor* der Veränderung widerzuspiegeln. Zweifle nicht die Farben, Entscheidungen oder Striche an.
- Wenn sich das Gemälde fertig anfühlt oder du nicht weißt, was du tun sollst, mach eine Pause.
- Beginne ein weiteres Gemälde mit Farben und Mustern, um deine Situation *nach* der Veränderung widerzuspiegeln. Zweifle nicht die Farben, Entscheidungen oder Striche an. Wenn sich das Gemälde fertig anfühlt oder du nicht weißt, was du tun sollst, mach eine Pause.
- Lege die Farben und Pinsel für einen Moment beiseite.
- Benutze eine Seite pro Gemälde in deinem Journal, um die folgenden Fragen zu beantworten.
- Wann hast du dich festgefahren gefühlt?
- Was hat dir geholfen weiterzukommen?
- Wie war dein Erlebnis im Laufe dieses ganzen Prozesses?

Welche Entdeckungen hast du gemacht, nachdem du dein Journaling beendet hast?

Wie wichtig ist die „richtige" Entscheidung?

Auch wenn sich das ein bisschen einfach anhören mag, so ist die „richtige Entscheidung" oft diejenige, von der wir sagen können, dass sie sich „richtig anfühlt". Diese Entscheidungen wirken am leichtesten. Abgesehen von impulsiven Entscheidungen scheinen unsere Entscheidungen zumeist auf unserem Vertrauen gegenüber unserem Körper, unserer Sinne und uns selbst aufzubauen. Erfahrung und Wissen können ein Vorteil sein. Allerdings ist es eine individuelle Angelegenheit, was genau in die Entscheidung involviert ist. Unser Ziel ist es, eine klare und sichere Entscheidung zu treffen.

Aber wie?

Wenn dir die Entscheidung nicht klar erscheint oder das Ja/Nein deiner inneren Stimme nicht klar genug ist, kann es hilfreich sein, aufmerksam über deine Bestimmung nachzudenken. Wenn Unentschlossenheit dich verfolgt, könnte es helfen, einen kleinen Schritt in eine Richtung zu machen. Manchmal hilft es auch, diesen ersten Schritt zu visualisieren. Es langsam angehen zu lassen, ist nicht so beängstigend, wie sich kopfüber in eine neue Situation zu stürzen. Ein kleiner Schritt kann normalerweise zurückgenommen werden, wenn es sich nicht richtig anfühlt oder nicht so funktioniert, wie du es dir vorgestellt hast.

Als denkender Mensch hast du schon ein Gefühl dafür entwickelt, wann sich eine Situation richtig oder falsch anfühlt. Ob du auf dieses Gefühl oder diese Intuition reagierst, ist natürlich eine persönliche Entscheidung.

Analysiere deine Körpergefühle. Wie fühlst du dich?

Das Vertrauen in deine Fähigkeit, bewusste Entscheidungen zu treffen, kommt mit einer wachsenden Selbsterkenntnis.

Oft kann es sehr wertvoll sein, über vergangene Entscheidungen zu reflektieren. Zu lernen, sich selbst zu verstehen, macht es oft einfacher, neuen Möglichkeiten gegenüber Energie aufzuwenden und von Situationen, die sich nicht richtig und/oder negativ anfühlen, abzurücken.

Nimm dir Zeit, eine Entscheidung zu durchdenken.

Denke daran, dass ein kleiner Schritt zurückgenommen werden kann.

Die meisten Entscheidungen sind nicht endgültig.

Keine Entscheidung ist auch eine Entscheidung.

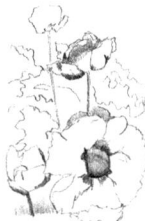

KREATIVES ÜBEN

Auswahlmöglichkeiten

Es ist nicht unüblich, gemischte Gefühle bezüglich einer persönlichen Entscheidung zu haben. Diese gemischten Gefühle können Verwirrung, Zögern oder ein überwältigendes Gefühl auslösen. Selbst wenn eine Entscheidung bereits getroffen wurde, können sich Mutmaßungen und Selbstzweifel einschleichen. Manche Entscheidungen sind vielschichtig. Die meisten Entscheidungen können schrittweise erfolgen. Meistens ist unser erster Impuls „richtig". Beruhige dich und probiere, dich an deinen ersten Impuls zu erinnern. Nimm dir Zeit, diese Schichten zu verstehen, sodass du eine Entscheidung treffen kannst, die so klar wie möglich ist.

Schreibe deine Antworten zu den folgenden Fragen auf:

- Was denke ich über meine Situation?

- Was sind meine Auswahlmöglichkeiten? (Du kannst gerne alle Entscheidungen auflisten, die dir in den Sinn kommen. Bewerte keine, denn dies ist eine Arbeitsliste und mit Auswahlmöglichkeiten vergrößerst du deinen eigenen Entscheidungspielraum. Die folgenden Fragen helfen dir dabei, diese Auswahlmöglichkeiten zu bearbeiten.)

- Ist diese Entscheidung im Moment gut für mich?

- Basiert diese Entscheidung auf Furcht? Auf Wut? Auf Schuld? Auf Liebe?

- Wie fühle ich mich emotional? Physisch?

- Gibt es eine bessere Wahl für mich?

- Was benötige ich?

- Ist diese Entscheidung gut für meine Familie?

- Gibt es eine Möglichkeit, die allen dient?

- Welche Optionen geben mir den größten, inneren Frieden?

Visualisiere jede Entscheidung und einige mögliche Ergebnisse. Wie fühlt sich diese Entscheidung an?

Denke über den Ursprung jedes Gefühls nach, um es zu verstehen, anstatt es zu bewerten. Gefühle sind echt und vertretbar. Akzeptiere sie, verstehe sie.

Ist das Gefühl ein Kampf oder eine Fluchtreaktion?

Kommt dieses Gefühl von Erlebnissen aus der Vergangenheit? Wie weit aus der Vergangenheit – kürzlich oder in der Kindheit?

Basiert das Gefühl auf einem Glaubenssystem?

Nachdem du all das getan hast, frage dich: „Wird meine Entscheidung mir dienen und mein Leben (und möglicherweise das anderer) bereichern?" Und frage dich nochmals: „Welche Entscheidung wird mir den meisten inneren Frieden geben?"

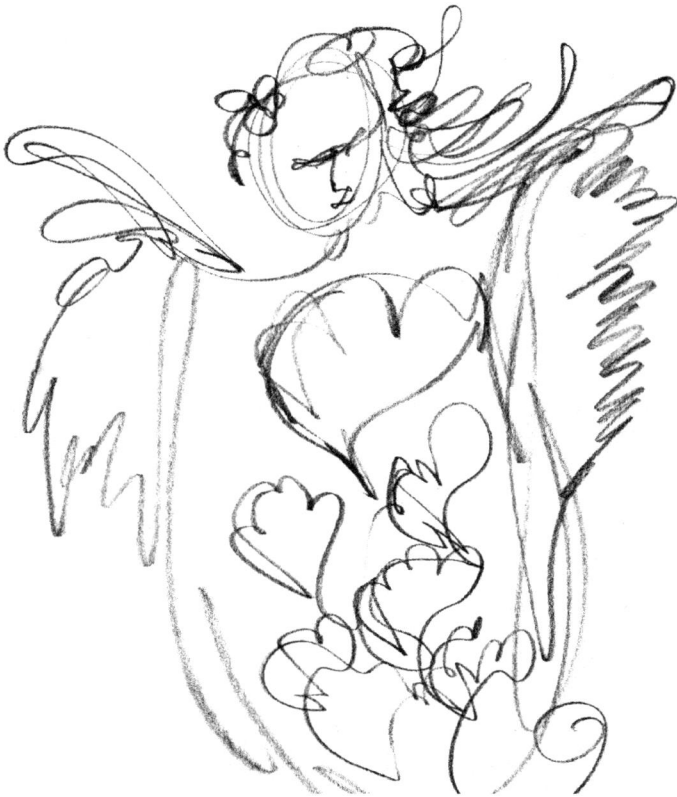

DER BEGRIFF „FEHLER"

Das Wort „Fehler" bereitet Perfektionisten viel Leid. Wir hassen es zu scheitern oder auch nur einen kleinen Fehler zu machen. Sieh dir das Wort noch einmal an. Es besteht aus zwei Silben: ‚Fehl' und ‚er'. Könnten wir im Betracht ziehen, dass bei einem ‚Fehler' einfach nur etwas ‚gefehlt' hat, um es richtig zu machen? Etwas wieder zu versuchen, kann es verfeinern, verändern und uns neue Ideen eröffnen. Denke daran, dass jeder etwas ausprobieren muss. Das ist Teil des Lernprozesses.

Wie oft hast du mit dir selbst geschimpft, wenn du einen Fehler gemacht hast?

Auf dem Weg zu Entdeckung und Erforschung sind Fehler ein notwendiges Sprungbrett.

Denke über die Vorteile nach, die aus etwas entstehen könnten, das du zuvor als Problem angesehen hast.

Stolpersteine auf einem Weg sind stille Erinnerungshilfen, Schritt für Schritt vorzugehen. Sie geben uns eine Richtung und Informationen. Wenn etwas nicht funktioniert, benötigt es vielleicht Reflexion. Durch Ausprobieren können wir Weisheit erlangen. Nimm die Informationen und die Erfahrung aus der Situation mit, baue auf dieses wertvolle Wissen, und mache auf eine andere Art und Weise weiter. Wenn du die „Volltreffer" möchtest, musst du die „Fehlwürfe" akzeptieren.

Erfolgreiche Leute bleiben am Ball.

Wenn wir auf dem Weg sind, unsere Ziele zu erreichen oder Entscheidungen zu treffen, gibt es manchmal Hindernisse. Eine starke Wahrnehmung der Sinnhaftigkeit und Überzeugung deines Zieles kann dir helfen, Schritt für Schritt, einen Fuß vor den anderen zu setzen. Was du jetzt gerade als Hindernis siehst, könnte sich in eine Möglichkeit entwickeln.

Du kannst einen Standpunkt wählen. Entscheide dich dafür zu glauben, dass Fehler im Lernprozess nicht schlecht oder falsch sind. Diese Einstellung kann dir dabei helfen zu sehen, dass ein Fehler eine Pause bringt, in der man über Möglichkeiten, Korrekturen oder sogar neue, möglicherweise bessere Richtungen reflektieren kann. Vertraue dir selbst, verantwortungsvoll und kreativ zu agieren. Sammle deine Inspirationen in einem Journal oder in einem separaten Notizbuch.

Denke daran, dass selbst die Natur „Fehler" als Mutationen zulässt. Manche entwickeln sich nicht weiter, während andere sich zu einer neuen Spezies herausbilden.

STOLPERSTEINE

Wie Blockaden entstehen

Wenn wir irgendwo blockiert werden, werden wir überall blockiert; wir versteifen uns und werden eingeschränkt. Wir bauen oft ungewollt emotionale Blockaden in unsere Achtsamkeit, Sensibilität, Wahrnehmung, Intelligenz und unser Glück. Insbesondere unbekannte Blockaden können unser Denken vernebeln, verwirren, verdecken oder hemmen. Blockaden können Widerstand gegen gesunde Veränderung und Freude kreieren. Was oft hilft, sind nonverbale und nicht-bedrohliche Formen der Selbstentfaltung, die uns erlauben, diese Emotionen und Wörter unvoreingenommen umzusetzen und zu transformieren. Kunst bietet diese Möglichkeit.

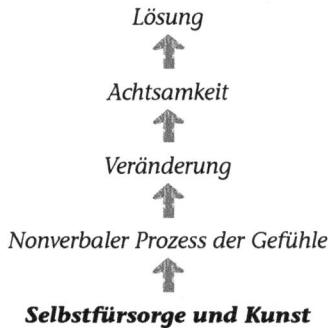

Lösung

↑

Achtsamkeit

↑

Veränderung

↑

Nonverbaler Prozess der Gefühle

↑

Selbstfürsorge und Kunst

Gefühle und Emotionen auszudrücken hilft dabei, sie freisetzen, indem diese oftmals verändert und zu etwas Hilfreichem oder Praktischem geformt werden. Dadurch entsteht ein Gefühl der Offenheit und Entspanntheit und eine dynamische Annahme des Lernens. Wir können oft verborgene Stärken und Ressourcen aufdecken, wenn wir uns die Zeit dazu nehmen, nach ihnen zu suchen.

> *Um Blockaden und Emotionen in Lernwerkzeuge zu verwandeln, die uns im täglichen Leben unterstützen können, ist es nicht notwendig, sie immer zu verstehen oder zu benennen, zu analysieren oder zu teilen.*

So sehr unsere Welt auch verbal artikuliert wird, so existiert sie doch auch auf nonverbaler Ebene. Diese nonverbale Welt muss zum Ausdruck gebracht werden. Zum Beispiel können wir uns aufgrund der Vielseitigkeit der Kunst selbst ausdrücken – ohne Worte oder ungewollte, öffentliche Kontrolle –, sodass wir neue Perspektiven erlangen können.

Die Angst überwinden

Um kreativ zu sein und dein bestmögliches Leben zu leben, musst du in der Lage sein, frei zu denken und zu arbeiten, um neue Gewohnheiten zu entwickeln, die deine Kreativität und Energie fördern.

Es gibt Zeiten, in denen du depressiv oder frustriert bist und es unmöglich scheint weiterzumachen. Ich wollte mehrere Male jegliche Art von künstlerischer Aktivität abbrechen. Das beinhaltet nicht all die Male, in denen ich für den Bruchteil einer Sekunde frustriert war. Hier sind einige Gewohnheiten, die so alltäglich sind, dass du sie kaum bemerkst. Denke darüber nach, welche von ihnen auf dich und dein Projekt zutreffen.

Wunschdenken

Es ist nur begierig und erreicht nichts. Etwas zu verändern, erfordert Taten. Frage dich das nächste Mal, wenn du dich selbst beim Wunschdenken ertappst, um was es wirklich geht. Welche Tat könntest du vollbringen, um deinen Wunsch wahr werden zu lassen?

Fantasie, um deiner Realität zu entkommen

Fantasie funktioniert für eine kurze Zeit und kann gelegentlich sogar Spaß machen. Aber wenn du an einer Situation wirklich etwas verändern möchtest, dann ist es notwendig, praktische Schritte in Richtung Veränderung zu identifizieren.

In der Zukunft (oder der Vergangenheit) leben

Es verhindert das Heute und hält dich davon ab, im Hier und Jetzt zu leben. Planen ist gut. Nimm dir Zeit, um ernsthaft zu planen, anstatt dich nur den Tagträumen hinzugeben. Mit Tagträumen und Wunschdenken lebt man in der Zukunft und nicht im Heute. Wenn du denkst, dass alles besser sein wird, wenn dieses oder jenes passiert, sei dir bewusst, dass es vielleicht nie geschehen wird. Im Leben entstehen und verschwinden andauernd Situationen. Das Leben ist heute hier, jetzt gerade. Alles ist so, wie es ist. Wenn dein „Jetzt" falsch ist, dann erde dich selbst lange genug in der Gegenwart, um seriöse, praktische Veränderungen durchzuführen. Deinem unzufriedenen Zustand aus dem Weg zu gehen, wird ihn nicht verschwinden lassen.

Sich am Boden fühlen

Ist es möglich, dass deine Emotionen blockiert sind, um zu verhindern, dass du Schmerz, Furcht oder Trauer spürst? Gefühle zu blockieren kann kräftezehrend sein und von den wirklich wichtigen Angelegenheiten ablenken, die deine Energie und Aufmerksamkeit benötigen.

Deine blockierten Emotionen müssen erkannt, und falls notwendig, adressiert werden. Kannst du herausfinden, wann und wie du angefangen hast, dich so zu fühlen? Nimm dir Zeit, um darüber nachzudenken, was du dagegen machen kannst. Andererseits kannst du, wenn du dich gut fühlst, erkennen, was dich mit Energie versorgt und glücklich macht, und dadurch herausfinden, woran es dir fehlt, wenn du dich schlecht fühlst.

Mehr über blockierte Emotionen auf Seite 121.

Verärgert oder wütend sein

Jede Verärgerung, egal wie klein, kann Widerstand gegen Freude oder ein Ziel auslösen.

Verängstigt sein

Angst kann so stark sein, dass sie eine Person daran hindern kann, Maßnahmen in Richtung ihrer Ziele zu ergreifen. Wenn du denkst, dass du Angst hast, überlege dir, ob du professionelle Hilfe zur Unterstützung suchen willst. Dies ist etwas, dass man steuern kann.

Qualifizierende Gefühle

> *Teil unseres Menschseins ist es, das volle Spektrum an Gefühlen und Emotionen zu erleben. Diese Gefühle zu verdecken, zu unterdrücken oder zu negieren, löst Negativität aus. Das wiederum kreiert Blockaden, Spannungen, Stress, Leid, Krankheit und/oder Depression.*

Wenn wir lernen, Emotionen zu erkennen, ist es eine machtvolle Art und Weise sie zu verwalten, wenn man sie definiert.

Wie intensiv ist die Emotion? Was ist ihre Qualität? Ist sie nützlich?

Ich habe zum Beispiel Angst anders betrachtet und gefühlt. Wenn Angst in meinem Körper aufkommt, frage ich mich, während sie meinen Magen aufwühlt: Ist der Ursprung meiner Angst eine alte Geschichte, ein Glaube oder eine Lüge? Wenn der Ursprung einer von diesen ist, dann löst sie sich auf, sobald er identifiziert wurde.

Wenn es einen Grund oder eine Ursache für die Angst gibt, dann tritt die Angst als Signal auf und ist dadurch nützlich, da ich allem Anschein nach auf eine Art und Weise tätig werden muss. Sobald ich tätig werde, verschwindet die Angst.

Man kann mit allen Emotionen auf diese Art und Weise arbeiten.

Wenn ich anfange, im Straßenverkehr wütend zu werden, erinnere ich mich daran, geistig anwesend zu sein. Ich muss aufmerksam sein, um so sicher wie möglich zu bleiben. Diese Wut oder Ungeduld ist meistens ein Gedanke über oder ein Glaube an Erwartungen, die nicht kontrollierbar, aber sehr wichtig sind.

Was ist mit Wut, die aufgrund einer Ungerechtigkeit gegenüber Kindern auftritt? Was ist mit unsterblicher Liebe?

Was ist mit Eifersucht?

Wenn es dir schwerfällt, diese Gewohnheiten zu verändern, solltest du professionelles Coaching als Unterstützung in Betracht ziehen.

Ein Unterstützungssystem aufstellen

Wie kannst du also um diese Blockaden umgehen oder darüber springen? Wie kannst du sie minimieren oder ganz vermeiden? Wie kannst du sie verwalten?

Lies und lerne

Wenn du dich mutlos fühlst, suche Ressourcen, die dich unterstützen und informieren können. Lerne über Depressionen und verstehe, welch eine Frustration sie sind. Benutze regelmäßig die Listen und Tabellen, die du in den folgenden kreativen Übungen erstellen wirst. Sie offenbaren möglicherweise Dinge über dich selbst, mit denen du dich befassen musst. Vorherige Seiten in deinem Journal durchzulesen, könnte eventuell andere Erlebnisse offenlegen, die negativ waren. Was hat dir in der Vergangenheit geholfen, die schlechten Zeiten zu überstehen?

Nutze deine Fähigkeit zu wählen

Es gibt immer Auswahlmöglichkeiten. Eine Entscheidung kann dich positiv oder negativ beeinflussen. Du kannst dich in deinem Schmerz suhlen oder du kannst dich dazu entscheiden, eine Möglichkeit am Schopf zu packen, indem du das Problem oder die Stimmung von allen Seiten analysierst und Möglichkeiten zur Veränderung in Betracht ziehst.

Betrachte schlechte Zeiten als eine Ruhephase

Mir ist aufgefallen, dass nach einem Urlaub, einem besonderen Event oder einem aufregenden Treffen – oder einem Ort, an dem ich mich begeistert, freudig, heiter, und lebensfroh gefühlt habe – meine Stimmung in eine ruhigere, erholsame Phase umschlägt. Ich habe immer gedacht, dass diese Auszeit negativ ist, obwohl in meinem Leben eigentlich nichts falsch lief. Nun lebe ich mich in diese Auszeit ein und schätze sie für das, was sie ist – eine Möglichkeit zu entspannen. Indem ich das erkenne, scheint es weniger Auszeiten zu geben; sie gehen schneller vorüber und schon bald bin ich wieder dabei, durch mein Leben zu laufen.

Verwandle Angst in eine Möglichkeit für Veränderung und Verbesserung

Überprüfe deine Unterstützungsliste nach fehlenden Elementen. Nimm dir Zeit für die Dokumentation. Beschreibe deine Gefühle, um das aufzudecken, was dich plagt und suche dann nach Entscheidungen für Veränderung.

Beherrsche deinen Geist

Du hast immer eine Wahl. Du kannst dich immer dazu entscheiden, glücklich und froh zu denken, Gedanken aufzubauen und auf die Erinnerungen zurückzugreifen, in denen du fröhlich und stark warst. Du kannst dich dazu entscheiden, dich auf die Geschenke und Möglichkeiten des Lebens zu fokussieren. Oder du kannst den Weg der Negativität gehen und auf all das fokussieren, das du nicht hast. Sei dir deiner Denkmuster bewusst, wie der gleiche Gedanke sich viele Male wiederholen kann. Schiebe sie weg, indem du Selbstaufforderungen aussprichst, so wie: „Der Nächste bitte!" Ein Journal zu führen, kann sehr hilfreich dabei sein, neue Gedanken zu verarbeiten. Entscheide, was du erleben möchtest.

Überprüfe deine mentalen Blockaden

Diese sind auch bekannt als Vermutungen, Hypothesen, Annahmen, Vorurteile, und Bewertungen. Wirken einige der unten aufgeführten Blockaden vertraut? Füge selbst ein paar hinzu und öffne dann dein Denken und deine Kreativität.

Glaubenssätze, die deinen Fortschritt blockieren können

„Spielen ist unseriös."

„Sich zu irren ist falsch."

„Ich bin nicht kreativ."

„Ich bin nicht klug."

„Ich bin zu dick!"

„Folge den Regeln."

„Sei kein Narr – das ist nicht möglich."

„Es kostet zu viel."

„Ich habe dafür keine Zeit."

„Die, die man nicht belehren kann."

Manche Glaubenssätze sind sehr stark. Manche sind tief in uns verankert durch unsere Kindheit, unsere Kultur und unsere Familie. Diese Überzeugungen können sehr resistent sein, wenn es darum geht, sie zur Seite zu schieben oder loszuwerden. Eine andere Art mit ihnen umzugehen, ist, sie zu akzeptieren und vielleicht mit ihnen zu arbeiten. Welche Herausforderungen bringen sie? Welche Möglichkeiten/Stärken bringen sie?

Blockaden für die Kunst und Kreativität

Negative Überzeugungen, die einen Mangel an Selbstbewusstsein, ein Gefühl des Konkurrenzdenkens, unrealistische Erwartungen und blockierte Emotionen zur Folge haben, können alle Kreativität unterbinden.

Negative Überzeugungen

Hast du während deiner Kindheit je Sätze gehört, wie „Deine Schwester hat das ganze künstlerische Talent in der Familie abbekommen", oder „Du hast nicht den Körper einer Tänzerin", oder „Du singst schief"? Diese und viele andere, negative Kommentare können dein Streben nach Kreativität einschränken.

Als Eltern sind wir in Hinblick auf unsere Kinder oft karriereorientiert und denken, dass es keinen Sinn ergibt, dass die Kinder ihrer Leidenschaft, kreativ zu sein, nachgehen, wenn sie nicht über das notwendige Talent verfügen. Und wir vergessen dabei, wie wichtig dieses Streben für ihre Existenzgrundlage ist. Während des Erwachsenwerdens erinnert sich ein Kind an diese negativen Kommentare, aber nicht immer daran, woher sie kommen. Als Erwachsene glauben wir, dass wir nicht in der Lage sind zu zeichnen oder zu tanzen, zu schreiben oder zu modellieren und nicht „unsere Zeit verschwenden" sollten, falls wir nicht gut darin sind. Manchmal kommen meine Studenten nach Jahren auf mich zu, verängstigt und doch angetrieben, im Versuch, das wiederzubeleben und zu fördern, was in ihrer Jugend weggeschoben wurde. Viele andere probieren es jedoch nicht einmal, da sie glauben, dass sie nicht dazu geeignet sind.

Welch zynischer Zuschauer hat nicht gefragt: „Womit verschwendest du deine Zeit?", oder: „Hast du nichts Besseres zu tun?" Solche gedankenlosen Kommentare können schmerzhaft sein.

Was ist mit der puren Freude daran, kreativ zu sein? Kann sie genügen?

Erwartungen, Konkurrenzdenken und kommerzieller Erfolg

Manchmal gibt es eine Erwartung, wie Kunst aussehen oder sich anhören soll, und es wird vergessen, dass es einen Prozess der Erforschung und Übung gibt.

Studenten können schnell in eine Art Wettkampfmodus kommen, in dem sie gerne so gut wie der Lehrer malen wollen oder zumindest besser als ihre Kommilitonen. Manchmal haben sie das Ziel, das Kunstwerk einzurahmen oder zu verkaufen und lassen dadurch die Erwartung und Beurteilung bestimmen, wie das Kunstwerk auszusehen hat. Sie vergessen dabei den kreativen Prozess, nach dem sie eigentlich nur ihrem Herzen folgen sollten.

Es ist in Ordnung, nach Vollkommenheit auf deinem Gebiet zu streben. Das Fokussieren auf Erwartungen oder Preise wird jedoch deine Verbindung zu dem unterdrücken, was dir am Herzen liegt. Die Angst vor Niederlagen könnte das Vergnügen und jegliches Streben nach Erforschung oder Einfallsreichtum ersticken.

Das Großartige daran, deinem Herzen zu folgen und auf dich selbst zu hören, ist, dass dein ganzes Wesen mit Energie aufblühen und die Qualität deines Lebens steigen wird, indem es sich wie ein großartiges Abenteuer ausbreitet. Zustimmung zu gewinnen wird kein Problem sein.

Auf kommerziellen Erfolg zu fokussieren, könnte dich als Künstler daran hindern zu wachsen. Deine Wünsche und Kreativität werden im Schatten der finanziellen

Ergebnisse kauern.

Wie kannst du es wagen, Risiken einzugehen und heiße, leidenschaftliche Vertrauensvorschüsse zu geben, wenn deine Gedanken mit der fragwürdigen Existenz eines finanziellen Sicherheitsnetzes beschäftigt sind? Die Angst vor dem Versagen unterdrückt, wer wir sind. Die Realität lehrt uns, dass es keine Garantien gibt.

Wenn Kunst dein Leben ist, musst du möglicherweise mehrere verschiedene Arten von kreativen Ausdrucksformen anwenden, manche für die finanzielle Anerkennung und manche lediglich für deine eigene, kreative Anerkennung.

Vor ein paar Jahren war ich aufgrund von bevorstehenden Ausstellungen und dem Verkauf meiner Arbeiten gestresst. Ich fing an, das Malen zu hassen. Traurig darüber, dass ich Angst vor meiner Leidenschaft hatte, nahm ich eine einjährige Auszeit von jeglichem finanziellen Vorhaben bezüglich meiner Kunst und gab mir selbst dieses Jahr, in dem ich einfach nur malen konnte, was ich wollte. Es überraschte mich zu sehen, wie offen meine Arbeit wurde und welche Sprünge ich machte, um mit meinen Themen in Verbindung zu kommen. Ich war überrascht zu sehen, welche Risiken und Freiheiten ich mir nahm. Das Leben fing wieder an, interessant zu werden!

Heute habe ich viele Ideen und der Morgen kann gar nicht schnell genug kommen.

Ihre tiefste Sehnsucht:

Ihre tiefste Sehnsucht:
Mit dem Träumer zu bleiben und durch
die Wolken zu schweben,
langsam einen Weg einschlagen,
und die Reise durchzuführen.

Ihre tiefste Sehnsucht:
Begeisterung,
ungezügelter Enthusiasmus,
wie ein Tanz des Feuerwerks,
der die Fantasie aufflammen lässt.

Ihre tiefste Sehnsucht:
Selbstbewusst und leidenschaftlich zu sein,
wie ein Vollmond, so hell.
Schatten ergeben Sinn,
und niemand ist verloren.

Ihre tiefste Sehnsucht:
Frei von Schmerzen zu sein,
und wahre Liebe zu erfahren,
wie eine Welle des Ozeans,
endlos.

Noch mehr Unterstützungssysteme aufbauen

Teile mit vertrauten Familienmitgliedern oder Freunden

Darüber zu sprechen, wie du dich fühlst, kann deine Last verringern und gleichermaßen kann es oft wertvolle Vorschläge und Lehren mit sich bringen, wenn man anderen zuhört.

Nimm dir Zeit zu meditieren

In der Meditation erlangt dein Geist ein ruhiges Selbstbewusstsein. Langsam zu machen, wird neue Gedanken und neue Ansichten enthüllen.

Schreibe deinen Traum auf

Und dann liste auf, was dich möglicherweise daran hindern kann, ihn zu realisieren. Erstelle einen detaillierten Plan darüber, wie du dein Ziel erreichst.

Der Plan kann Blockaden erhalten und auch, wie diese überwunden werden können. Es können kleine und große Schritte sein. Überlege, zwischen jedem Schritt noch kleinere Schritte zu machen.

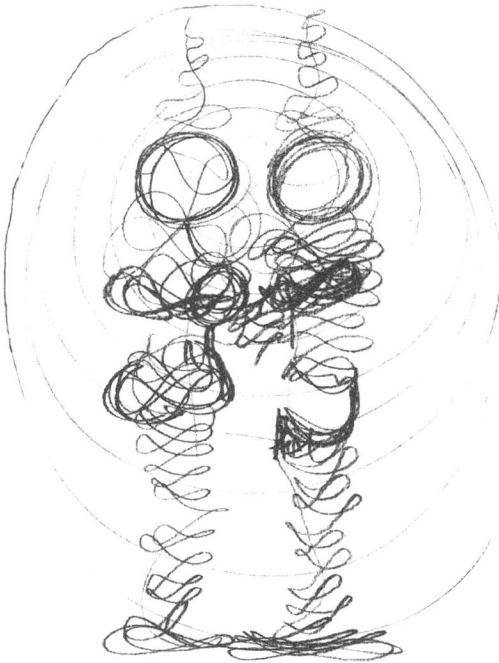

Und mach zwischen diesen kleinen Schritten noch ein paar Mini-Schritte. Diese Übung mag unbedeutend wirken, aber halte durch. Sei hartnäckig. Denke daran, in der Ruhe liegt die Kraft.

- Mach eine Liste der Unterstützungssysteme und implementiere sie langsam.
- Suche Beziehungen zu Gleichgesinnten.
- Finde heraus, wie du dich besser um dich selbst kümmern kannst.
- Entdecke, welche Ressourcen dich unterstützen könnten; welches Wissen dir am besten dienen würde.
- Stecke Ideen, Gedanken und Verantwortungen dorthin, wo sie hingehören.
- Beginne heute mit einem Mini-Schritt.

Schreibe die Veränderungen auf, die eintreten werden, wenn du dein Ziel realisierst. Dann schreibe auf, wie du dich fühlen wirst, wenn du dein Ziel realisierst. Lies dir diese Notizen täglich durch. Sobald sich dein Geist an die Ideen gewöhnt, wirst du diese Dinge erkennen und in dein Leben lassen.

Beten

Was sind Gebete?

Man kann auf viele Arten und aus vielen Gründen beten. Man kann auf unterschiedliche Art und Weise beten: flehen, bitten, verhandeln, gestehen, Dankbarkeit zeigen, geben, segnen und erbitten sind ein paar. Ein Gebet kann an den Gott, an den du glaubst, adressiert sein, an Allah, den großen Geist, Shiva, Krishna, an die Natur, die heilende Energie und so weiter.

Ein Gebet kann ein Mantra, eine Bestätigung, eine Übung sein.

Ein Gebet kann Meditation sein oder Konzentration auf Wohlwollen oder das Senden von Liebe.

Ein Gebet kann eine ernste Hoffnung oder ein Wunsch sein.

Bete allein, bete in einer Gruppe und erbitte Gebete.

Jede Facette der Selbstfürsorge
verbessert deine Lebensumstände
mehr und mehr!

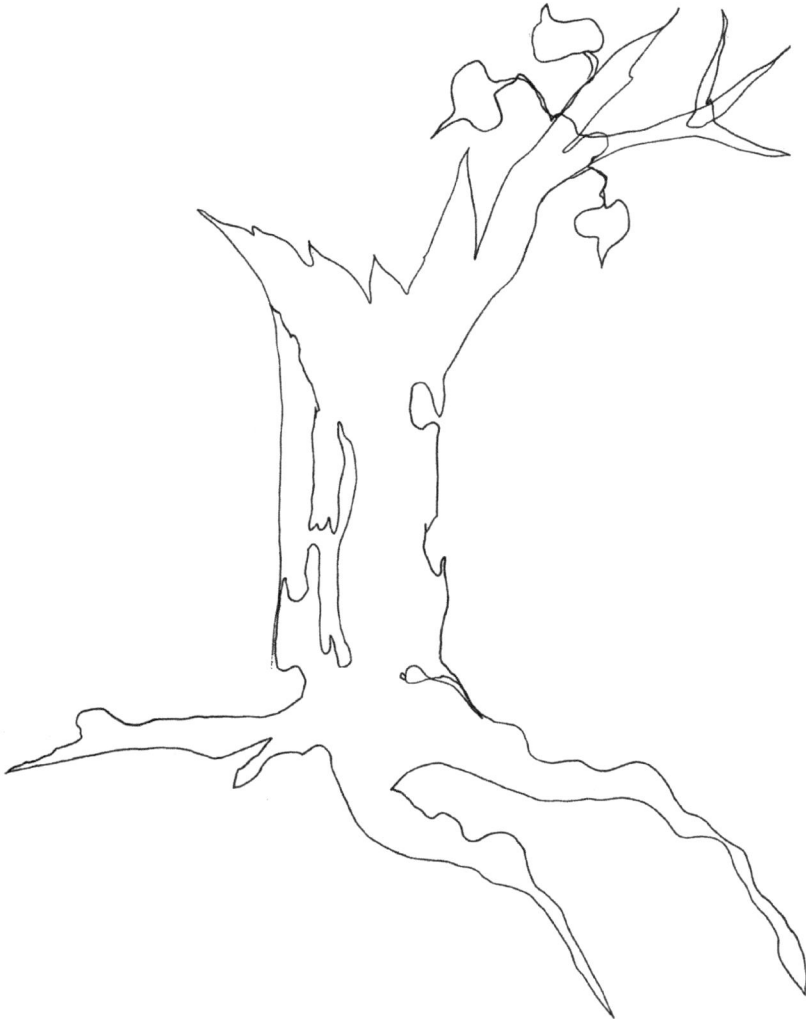

KREATIVES ÜBEN

Entdecke deine Blockaden

Markiere die Blockaden, die dir vertraut oder in manchen Fällen gerechtfertigt vorkommen.

Konkurrenz	Zeit
Geld	Mangel an Wissen
Meinung	Mangel an Dankbarkeit
Mangel an Unterstützung	Ablenkungen
Furcht	Rituale
Denkmuster	Gewohnheiten
Kulturelle Überzeugungen	Glaubenssätze
Verurteilung	Perfektionismus
Angst vor Veränderung	Versagensangst
Angst vor Erfolg	Abhängigkeit
Besessenheit	Ressentiments
Arbeitsmoral	Überarbeitung
Emotionale Blockaden, Wände, Ängste	Perfekt sein wollen
Der Wille, das Projekt „richtig" zu gestalten	Vorschriften, Regeln, Prozeduren, Protokoll

Benenne und beschreibe das, von dem du glaubst, dass es zwischen dir und deinen Träumen, deiner Kreativität und das Leben zu lieben steht. Wenn deine Blockade nicht aufgelistet ist, füge sie hinzu.

Überlege, welche Blockaden du verteidigst.

Mache eine Liste über all die Möglichkeiten, mit denen du eine Blockade ganz, oder zumindest teilweise mit den Ressourcen, die du heute hast, beseitigen kannst. Beziehe die Schritte, die du in den nächsten paar Tagen, in den nächsten paar Wochen und sogar Monaten ausführen kannst, in die Liste mit ein.

Welchen kleinen Schritt kannst du jetzt machen?

Falls es dir schwer fällt, deine Blockaden und Schritte zu artikulieren, kannst du die kreativen Übungen „Dem Drachen gegenübertreten" und „Blockadenlöser" auf den nächsten Seiten probieren.

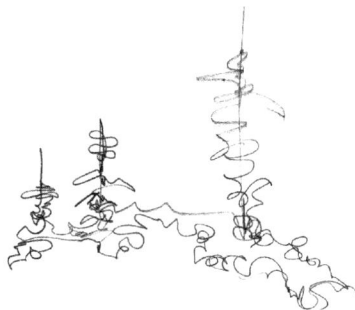

KREATIVES ÜBEN

Dem Drachen gegenübertreten

Was wäre notwendig, um dem Drachen gegenüberzutreten?

Verdrängst du etwas, dem du nicht gegenübertreten willst? Dies kann ein Signal sein, sich die Herausforderung gründlich anzuschauen. Was kannst du hier lernen? Stelle dir selbst diese Fragen und schreibe deine Antworten auf.

- Weißt du, was dich stresst?

- Ist es eine Konfrontation?

- Geht es um Geld?

- Geht es um Verpflichtung?

- Ist es aufgrund der unbekannten Ergebnisse jeglicher Art von Veränderung?

- Was ist es, dass du nicht erleben möchtest?

- Welches Erlebnis kann dir helfen, es zu überwinden?

- Was könnte passieren, vor dem du dich fürchtest?

- Gibt es ein Problem?

- Was würde dir helfen, deine Angst zu überwinden?

- Was könnte sich in deinem Leben verändern?

- Was gibt es zu gewinnen und zu verlieren?

- Gibt es etwas, das du akzeptieren musst?

- Wird es Einfluss auf dein Familienleben haben?

- Wird es deine Arbeit beeinflussen?

- Fordert es dein Denkmuster heraus? Ist es möglich, dass eine dieser Antworten einen Widerstand dagegen schafft, die Blockade zu überwinden und einen Traum zu verfolgen?

Blockadenlöser

- Hält dich eine Blockade davon ab, einen Traum zu verfolgen?

- Ist es handhabbar oder nicht? Begründe in beiden Fällen.

- Wie würden kleine Schritte aussehen?

- Welchen Schritt kannst du jetzt machen, um deine Blockade zu überwinden und deinem Traum näherzukommen?

- Welchen Schritt kannst du morgen machen?

- Kannst du dir die Zeit nehmen, um dir vorzustellen, wie es sich anfühlen würde, wenn du dein Ziel erreicht hättest?

- Kannst du dir die Zeit nehmen, um dir vorzustellen, wie es sich anfühlen würde, wenn du deine Blockade überwunden hättest?

- Welchen Schritt kannst du diese Woche machen?

- Welchen Schritt kannst du diesen Monat machen?

- Wie wirst du dich selbst unterstützen?

- Wer und was wird dich bei deinen Schritten unterstützen?

- Gibt es jemanden, mit dem du deine Ziele teilen kannst?

Stimuliere deine Wahrnehmung

Beginne damit, in Stichworten das zu beantworten, was du kannst.
- Versuche Journaling, wie auf den Seiten 42 bis 45 beschrieben.
- Probiere, die Essenz deiner Blockade zu malen.
- Probiere, die Essenz deines Ziels zu malen.

Beschreibe die Unterschiede und Gleichheiten der zwei Kunstwerke. Wie können diese Unterschiede und Gleichheiten mit deinen Notizen über Blockaden in Relation gebracht werden?

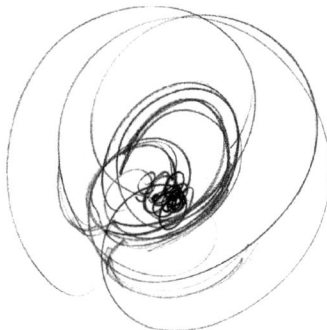

Mut, mein Freund.

Ehrlich zu dir selbst und anderen
zu sein, erfordert Mut.

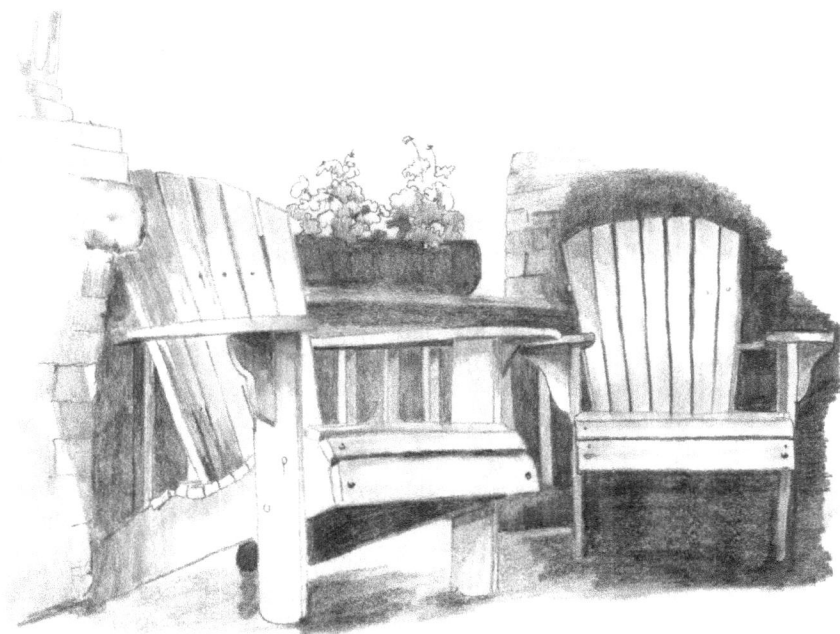

DIE VIELEN ASPEKTE VON STRESS UND KREATIVITÄT

In der Kunst, so wie im Leben, ist Stress subjektiv.
Er kann Begeisterung und Herausforderung hervorrufen,
und er kann auch Krankheit,
Erschöpfung und Verzweiflung heraufbeschwören.

Falls Stress einschränkt oder Schaden zufügt, dann ist er zu groß geworden und benötigt Beachtung. Wir alle sind unterschiedlich darin, wie sehr, und vor allem welcher Stress uns beeinflusst. Deswegen ist es für jeden von uns wichtig, positive, sowie negative Stressauslöser zu untersuchen und eine Balance für uns selbst zu schaffen.

Stress kann aus emotionalen, mentalen, physischen und Faktoren aus unserem Umgebung entstehen und manchmal eine Kombination der vier Faktoren sein.

Ziehe eine Bilanz deiner eigenen Stressauslöser und finde Wege, sie zu beseitigen oder ihren Einfluss zu verringern. Welchen Stress fühlst du heute? Wie könntest du diesen Stress im Moment verringern? Stress verändert sich. Während das Leben weitergeht und du dich entwickelst, kann sich vorheriger Stress eventuell auflösen.

Überprüfe deinen Arbeitsplatz und dein Zuhause. Wird dein Körper durch Passivrauchen, Verschmutzung, Lärm, Abgase, nasschemische Behandlung, Drogen, Alkohol, Koffein, unzulängliche oder zu starke Beleuchtung, sich verändernder Luftdruck, abgestandene Luft oder andere Chemikalien, wie Parfüme, Reiniger und Lösungsmittel, belastet?

Denke über deine Beziehungen zu anderen nach und arbeite daran, sie zu verbessern. Sollte das nicht möglich sein, überlege, wie du die negativen Effekte minimieren kannst, die diese Beziehungen auf dich haben.

Wir können nicht alle Elemente auf der Welt kontrollieren, aber so einiger Stress kann beseitigt oder gesteuert werden. Tu was du kannst. Denke daran, dass negativer Stress dich schwächt, genauso wie jeder positive Stress dich stärkt.

Um dich frisch, vital und gesund zu fühlen, ist es wichtig, auf deine körperliche Gesundheit zu achten. Der nächste Teil ist lediglich eine Anmerkung, die dich dazu auffordert, bestimmte Bereiche in der körperlichen Selbstfürsorge zu beachten. Manche dieser Bereiche werden vielleicht in dir widerhallen und daher lade ich dich dazu ein, diese weiter zu erforschen. Es gibt viele Bücher und Ressourcen, die jeden Bereich ausführlich und recht gründlich beschreiben.

Auf deinen physischen Körper achten

Das ist, wo du lebst. Wenn dieser Körper zusammenbricht, wo wirst du dann leben?

Es ergibt Sinn, dass ein gesunder Körper mehr Energie hat und vitaler ist. Ein gesunder Körper ist wichtig für einen gesunden Geist, und ein gesunder Geist ist wichtig für einen gesunden Körper. Maschinen, die schlecht behandelt oder nicht gewartet werden, gehen nach einiger Zeit kaputt. So wie jede Maschine, braucht dein Körper eine anständige Wartung, Treibstoff und Pflege. Die folgenden Punkte sind eine einfache Einladung für dich, über das Wohlbefinden deines Körpers nachzudenken.

Iss richtig

Gesundes Essen ist notwendig für ein gesundes, ausgeglichenes und kreatives Leben. Essen von guter Qualität muss eine Priorität sein. Um richtig zu funktionieren, benötigt unser Körper frische Nahrungsmittel, die frei von Pestiziden und Zusatzstoffen sind. Anhaltende Müdigkeit und Mangel an Energie könnten von einer schlechten Ernährung und künstlichen Ergänzungsmitteln verursacht werden. Wie viel Industriezucker und Koffein enthält deine Ernährung?

Trinke viel Wasser

Trinke mindestens 1,5 Liter Wasser am Tag. Dein Körper, insbesondere deine Nieren und deine Leber brauchen Wasser, um Toxine aus dem System zu spülen. Tee und andere Flüssigkeiten sind nicht das gleiche, wie schlichtes, klares, köstliches Wasser. Dein Körper braucht Wasser nicht zu filtern und kann mit Wasser die Toxine leichter und schneller herausspülen als mit anderen Flüssigkeiten.

Sport

Treibe Sport, um Energie zu haben. Das bedeutet nicht, dass du ein Athlet sein musst. Es bedeutet, dass du aktiv bist, indem du spazieren gehst, Fahrrad fährst, schwimmst, Tai-Chi oder Yoga machst, tanzt, mit den Kindern oder Enkelkindern spielst, im Garten arbeitest, dich dehnst oder körperlich arbeitest. Deine Körperteile beweglich zu halten und dich unbeschwert zu bewegen, hilft dir, in Form zu bleiben, um die Aufgaben und Erwartungen deines Lebens erfüllen zu können. Sport stimuliert die Zufriedenheit und das Wohlbefinden. Wenn du niedergeschlagen bist, mache einen flotten, einstündigen Spaziergang und achte darauf, ob du dich dabei und danach anders fühlst.

Ausruhen

Bekommst du genug Schlaf? Guter Schlaf bedeutet, erholsam und ununterbrochen zu schlafen. Wenn du schlafen könntest, so lange wie du willst, wie lange würdest du dann schlafen? Schleppst du dich regelmäßig mit Hilfe eines Weckers aus dem Bett und stimulierst deinen Körper mit Koffein, um überhaupt zu funktionieren?

Wie oft am Tag konsumierst du zuckerhaltige oder stark verarbeitete Nahrungsmittel, um Energie zu erhalten? Höre auf deinen Körper.

Leidest du an Schlaflosigkeit? Macht Stress dich schlaflos? Oder stresst die Schlaflosigkeit deinen Körper? Schlaflosigkeit hat verschiedene Ursachen, wie zum Beispiel Ernährung, medizinische oder soziale Probleme, Trauma, Umgebung, Aufputschmittel, Übermüdung und Alkoholkonsum. Höre auf deinen Körper, um Hinweise zu erhalten. Untersuche die Reaktionen zu den möglichen Ursachen. Für mich sind einige Auslöser für schlaflose Nächte zum Beispiel Schokolade, jegliche Menge an Koffein, der Computer, furchteinflößende Filme vor dem Schlafengehen sowie aufregende Pläne für die nahe Zukunft.

Probiere ein paar Entspannungstechniken aus. Schaue, was für dich funktioniert. Regelmäßiger Sport wird deinen gesunden Schlaf fördern.

Ein Peeling für deine Haut

Die Haut ist das größte Organ des Körpers, deswegen ist Hautpflege wichtig für eine optimale Gesundheit. Deine Haut täglich mit einem sanften Peeling zu bearbeiten, entfernt tote Hautzellen. Wenn du deiner Haut ein Peeling gibst, kann sie besser atmen und Toxine werden leichter ausgestoßen.

Trocken-Bürsten-Technik

Benutze eine normale Körperbürste oder einen trockenen, harten Luffa Schwamm. Bürste in sanften Kreisbewegungen und bewege dich am Körper aufwärts. Du wirst dich prickelnd, lebendig und erfrischt fühlen. Lass deine Haut noch mehr atmen, indem du nur Kleidung aus natürlichen, atmungsaktiven Stoffen trägst.

Wenn wir uns um unseren physischen Körper kümmern,
verbessern wir unseren mentalen Zustand
und unsere gesamte Gesundheit.

Dich um dich selbst kümmern

Es ist schwierig, ausgeglichen zu sein, wenn man von Junk-Food und Aufputschmitteln angetrieben wird und dazu noch an Schlafmangel leidet. Physische Erschöpfung beeinflusst die mentalen und emotionalen Fähigkeiten des Geistes.

Sei egoistisch, wenn es darum geht, dich um dich selbst zu kümmern. Du hast nur diesen einen Körper, und der muss ein Leben lang halten. Fördere dich selbst, indem du die Person aufbaust und unterstützt, die du wirklich bist. Glaube an dich selbst und du wirst Erfolg haben. Wenn du dich selbst förderst, heilst, ermutigst und besänftigst, wirst du auch besser in der Lage sein, das für andere zu tun.

Deine aufkommende Zufriedenheit und deine Handlungen werden alles in deinem Leben beeinflussen. Die Energie, die du ausstrahlst, kann deine Familie, deine Nachbarschaft und deine Gesellschaft sowie dein Land beeinflussen. Wissen und Wahrheit zu suchen, erfordert Mut. Auf der Oberfläche zu gleiten ist vielleicht einfacher, aber es ist auch ein bisschen schleimig.

Das Leben anzunehmen ist sowohl erfüllend als auch furchteinflößend. Aber das ist es immer wert.

Magst du Achterbahnfahrten?

Humor und Spiel

Lache im Laufe des Tages. Lies ein paar Comics, erstelle eine Lachliste, schaue einen lustigen Film an, sammle deine Lieblingswitze und dekoriere deinen Arbeitsplatz. Habe Spaß!

Wir hängen zu oft fest in unseren Routinen oder Aufgaben, und dadurch nehmen wir uns selbst zu ernst. Dann vergessen wir, wo wir herkommen und was wir eigentlich hier machen. Humor befreit uns. Er heilt uns und erleichtert unsere Last.

Spielen ist wertvoll. Spielen bedeutet Heilung. Lachen ist Heilung.

Spiel und Spaß sind kraftvolle Motivatoren für kreative Gedanken und Genialität. Spielen lockert uns auf, belebt uns und öffnet uns.

Spielen gibt uns eine Pause von der ernsten Routine. Es stimuliert unsere neuropathischen Bahnen auf eine neue Art und Weise.

Nimm dir Zeit zu spielen. Es wird dir, deiner Familie und deiner Arbeit dienen.

Ideen werden dir buchstäblich aus dem Gehirn schießen, während du im Wasser spielst, deine Kinder ums Haus jagst oder mit deinem Hund Fangen spielst. Oder vielleicht ist dein Hobby Sticken, Kochen, Gärtnern? Was macht dir Freude? Was bringt dich zum Lachen?

Probiere es – es wird dir gefallen und du wirst auch in anderen Bereichen deines Lebens produktiv sein.

Wirklich!

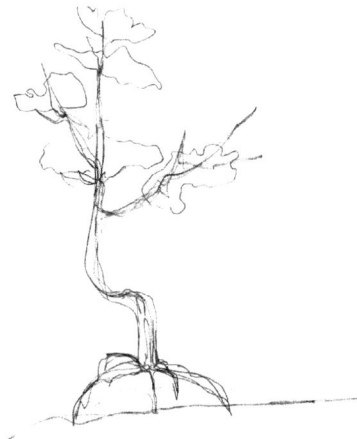

KREATIVES ÜBEN

Deine eigene Liste

Was mich zum Lachen bringt:

- Meinen Sohn kitzeln.
- Im Regen tanzen.
- Eine Sprache erfinden und dann Leute nach dem Weg fragen.
- Ohne Besteck essen.
- Popcorn ohne Deckel zubereiten.
- Einem Baby zuschauen, wie es Schokoladenpudding isst.

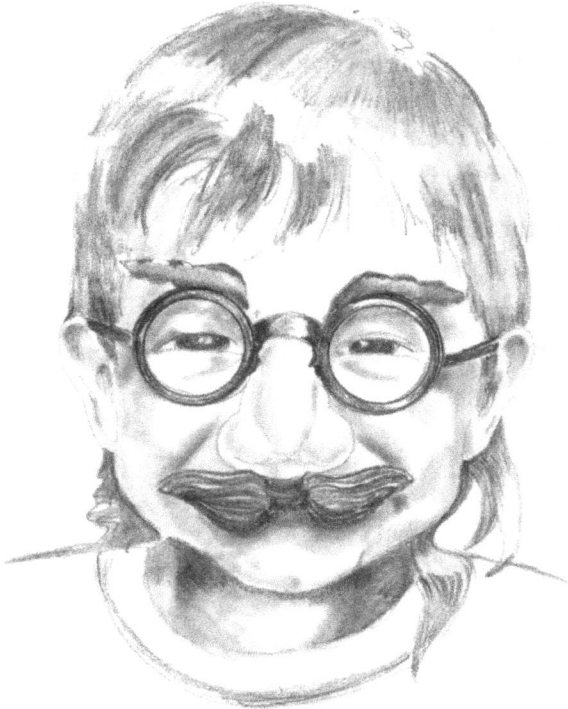

Kreative Ferien

Hinsichtlich der Stressauslöser, über die du und ich wenig Kontrolle haben, kann eine Dosis an Kreativität dabei helfen, die Stimmung aufzulockern, die Szene zu ändern und den Geist zu erfrischen.

Für einige Zeit zu einer kreativen Aktivität zu wechseln, ist wie ein Gangwechsel.

__Kunst zu erleben – Musik, Tanz, Malen und so weiter – kann dem Körper und Geist helfen, blockierte Emotionen und Erinnerungen zu überwinden und Spannungen sowie stressige Phasen zu verringern.__

Es kann dir auch helfen, zu deinem „normalen" Selbst zurückzukehren. Eine kreative Phase kann so verjüngend wirken wie ein Mittagsschlaf.

Hast du das Gefühl, dass du feststeckst?

Fühlst du dich in deiner Kreativität erstickt oder gefangen? Dir deiner mentalen Fallen bewusst zu werden, ist der erste Schritt, dich von ihnen zu befreien.

- Frage dich selbst: Wie praktisch bin ich? Ist es eine Priorität, praktisch zu sein?
- Ist meine Arbeitsroutine, logisch, kostengünstig und/oder durchschnittlich?
- Wie wäre es, wenn ich heute etwas Ungewöhnliches probieren würde? Würde es sich verrückt anfühlen? Außer Kontrolle?
- Was würde passieren?

Versuche, deine neue Idee oder verschiedene Handlungen nicht zu bewerten. Benutze einen Tag als Pause von deiner Routine. Habe Spaß! Du wirst deinen Energiefluss verändern.

Folgst du immer den Regeln der Prozedur, den Richtlinien für Techniken oder der gleichen Reihenfolge in deiner Arbeit? Durchbreche das Muster: Durchbreche eines oder mehrere Muster. Fordere dich selbst heraus.

- Erledige Aufgaben in einer anderen Reihenfolge.
- Erledige Aufgaben auf eine andere Art und Weise. Wie würde dein Problem (oder Aufgabe) aus Sicht eines anderen aussehen? Wie würdest du aussehen, wenn du deine Aufgabe ausführst und eine Banane in der Hand hältst? Stell dir das in deinem Geist vor. Manchmal kann eine stumpfe oder lustige Idee uns aus unserer Ernsthaftigkeit ausbrechen lassen.
- Probiere etwas Neues.
- Erlerne eine neue Fähigkeit und dann übe sie.

- Gehe ein Risiko ein. Riskiere es, dich albern zu fühlen oder albern auszusehen.

- Träume von einer neuen Möglichkeit. Frage dich selbst: „Was wäre, wenn?"

Es gibt nicht nur eine einzige Vorgehensweise. Vermeide es, dich in eine einzige Möglichkeit zu verlieben. Sei dir bewusst, dass es viele „richtige" Vorgehensweisen gibt.

Einer meiner guten Lehrer, Bill Bayley, fragte uns nach zehn Lösungen für ein Design-Problem. Als die ganze Klasse stöhnte, erinnerte er uns daran, dass es allein zu diesem Design-Problem Hunderte von Lösungen gibt. Das erlebte er jedes Mal, wenn er die gleiche Aufgabe aushändigte – Jahr für Jahr.

Lösungen, Innovationen, Transformationen und Ideen sind alle dort draußen. Lasst sie uns entdecken und weiterentwickeln.

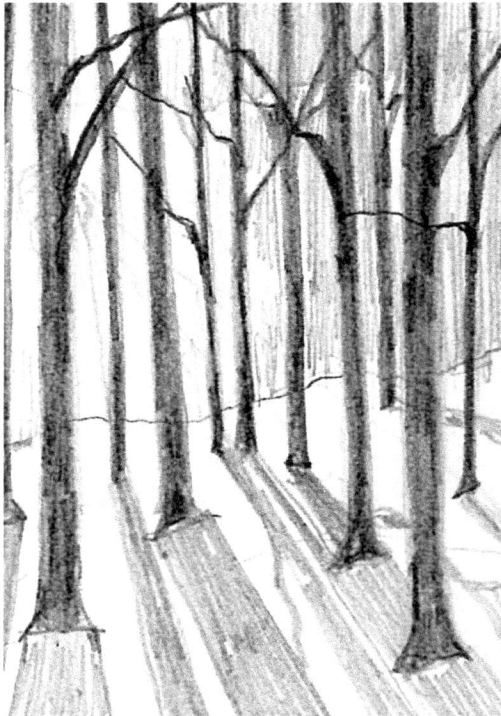

Chaos

Was ist deine Komfortzone bezüglich Chaos? Ich mag kein Chaos in der Musik: Allerdings, wenn ich an unserem gemeinschaftlichen Trommelkreis teilnehme, umgibt uns chaotische Trommelmusik, bis wir einander mitreißen und phänomenale Musikstücke kreieren.

Je vertrauter ich mit chaotischen Situationen werde, desto besser komme ich damit klar.

Ich sehe Chaos als etwas Natürliches an. Chaos ist mehr ein Prozess als ein Zustand. Natur, Wetter, Menschen und das Leben sind alle chaotisch und finden normalerweise einen Punkt der Ausgeglichenheit und des Flusses.

Donald Winnicott und Garth Turner sahen Chaos als sehr kreativ an. Ich bin außerdem gleicher Meinung mit Stephen Levine, der sagt, dass dieser Zustand der Formlosigkeit durch das Eintauchen in die Kunst, Handlungen, neue Metaphern und neue Perspektiven mit sich bringt.[1]

Unser Leben neigt dazu, zu beschäftigt und chaotisch zu sein. Unser Widerstand, die Formlosigkeit und das unbekannte Terrain zu betreten, ist daher verständlich, obwohl wir in einem unterstützenden Umfeld die Kunst dazu nutzen können, um etwas über die Möglichkeit einer gewissen Ordnung und Ausgeglichenheit zu lernen.

> In den Zeiten, in denen wir leben, sind die schnelle Geschwindigkeit des Lebens, die Explosion an Informationen, die Expansion der Technologie und die Zerstörung der natürlichen Umwelt echte Aspekte einer Welt, die zugleich aufregend und beunruhigend ist. Wir leben in Chaos. Kunst schaffen, Poesie leben, dies ist das Einzige, was Sinn ergibt, um an das größere, multidimensionale Ganze zu glauben.[2]

Chaos kann in der Kunst dargestellt werden, indem man beispielsweise die gemeinschaftliche Trommelgruppe beschreibt, der ich angehöre. Die Trommler starten mit ihrem eigenen Rhythmus und schaffen eine chaotische Geräuschkulisse, die, so scheint es, keine oder wenige rhythmische Verbindungen beinhaltet. Allmählich laufen die rhythmischen Einflüsse in einem harmonischen Stück zusammen. Es scheint so, als ob die stärksten Rhythmen zusammenlaufen und einen sich wiederholenden und erkennbaren Takt beibehalten.

Mir ist aufgefallen, dass sich das Chaos in den Klassenzimmern von Grundschulen nicht lange aufrechterhält und die Gruppe sich selbst organisiert. Wenn ich die Räume betrat, um Kunststunden zu geben, waren die Klassenzimmer ein Tollhaus, egal, ob es sich um Klassen der Stufe 3, 4 oder 5 handelte. Nach ihrer

---

1   S.K. Levine, *Principles and Practices of Expressive Arts Therapy* (London:Kingsley, 2005), S. 48–51.

2   Sally Atkins, *Expressive Arts Therapy: Creative Process in Art and Life* (Parkway Publishers, 2003), S. 25.

Pause waren die Kinder aufgeregt und kletterten übereinander, um zu sehen, was ich mitgebracht hatte. Ich verteilte Mini-Aufgaben und nach kurzer Zeit war das Klassenzimmer bereit, die Kinder beschäftigt, geordnet und in Erwartung weiterer Anweisungen.

Ein anderes Beispiel war eine Gruppe weiblicher Teenager, die in ihrer Schule mit Fehlzeiten zu kämpfen hatten. Sie fingen an, zu spät zu kommen, waren dabei total in Gespräche vertieft und trafen dann langsam in Kreisen zusammen, um Snacks zu verspeisen. Ich war neugierig darauf, worüber sie sprachen, und so ließ ich die Gespräche weiterlaufen, da meine Anwesenheit sie nicht zu stören schien. Nach fünf bis fünfzehn Minuten sagte normalerweise eine von ihnen, „So, was machen wir heute?", und dann fing die Stunde an. Zu diesem Zeitpunkt waren sie bereit, angekommen und aufmerksam. In meinem Unterricht war ihre Anwesenheitsquote extrem hoch, was die Schule als ein Wunder betrachtete, da diese jungen Frauen nicht oft zur Schule kamen. Nach fünf bis sechs Unterrichtseinheiten des zehnwöchigen Seminars nahmen diese Teenager auch regelmäßig an ihren anderen Stunden teil.

Viele Menschen, insbesondere Lehrer, scheinen sich vor Chaos zu fürchten. Ihr Prinzip ist „alle-Augen-auf-mich", wenn die Stunde beginnt. Ich sehe, wie sie viel Energie, eine barsche Stimme und disziplinarische Maßnahmen anwenden, in dem Versuch, junge Seelen, die lebendig und voller Energie sind und/oder irgendwann in ihrem Leben traumatisiert wurden, im Zaum zu halten. Natürlich antwortet die Jugend darauf nicht gefällig und kehrt dabei zu ihren eigenen Bewältigungsmechanismen der Rebellion oder Verfremdung zurück.

Ich sehe, dass wir probieren, unsere Umwelt zu kontrollieren und eine Ordnung herzustellen, um Chaos zu vermeiden. Es gibt eine Tendenz, unvorhersehbare und unkontrollierbare Ereignisse zu fürchten. Wir tun dies, indem wir einzigartige Erlebnisse neu definieren und sich wiederholende Aspekte und Regelmäßigkeiten kategorisieren und rekonstruieren. Wenn wir das tun, laufen wir Gefahr zu versteifen und zu versteinern.

Ich gebe Kriz[3] recht: Wenn wir kontrollieren und stagnieren, dann kann nichts bewegt oder kreiert werden.

Kürzlich überraschte mich ein teilnehmender Musiker im Seminar an der örtlichen Schule, indem er die traumatisierten Kinder dazu drängte und zwang, aufrecht und ruhig in Reihe und Glied zu stehen. Er forderte lautstark Leistung von ihnen und drohte ihnen mit Strafen. Als sie endlich probierten, in Reih und Glied zu stehen, machte er die Aufgabe mit einer zusätzlichen Aufgabe noch komplizierter, indem er sie auch noch nach ihrer Größe ordnen wollte, was nur noch mehr Tumulte verursachte. Die Ordnung, die er schaffen wollte, verstärkte die Widerspenstigkeit. Schlussendlich gab er auf und sie begaben sich in den Gang. An einem anderen Tag, an dem er nicht da war, begannen wir mit den Kindern ein Spinnennetz aus Schnüren auf dem Boden zu machen, als sie von der Pause zurückkamen. Sie erhielten die Möglichkeit, selbst zu entscheiden, und

---

3   Jurgen Kriz, „On Attractors", *Poiesis, A Journal of the Arts and Communication* (1999).

nahmen an der Stunde teil. Einer nach dem anderen kamen sie alle im Kreis zusammen, um die Schnur zu halten, die das Spinnennetz formte. Die Aufgabe war simpel und erforderte keine Kontrolle, was dazu führte, dass alle im Kreis fröhlich waren und gleichzeitig besser am Unterricht teilnahmen.

In meiner Kunst muss ich das Chaos und unvorhersehbare chemische Reaktionen und Wetterbedingungen akzeptieren, um mit feuchten Wasserfarben zu malen; ich muss die Kontrolle über den Prozess und das Ergebnis abgeben und den Wasserfarben erlauben, sich selbst zu malen. Dann arbeite ich mit dem, was auf den Bildern entsteht, und den Überraschungen, die erscheinen. Für mich ist das Schönste daran, wenn ich sehe, wie sich mein Gemälde vor mir herauskristallisiert.

Persönlich kann Chaos sich schwierig, unbekannt und unvertraut anfühlen, was dazu führen kann, dass man sich unwohl und unsicher fühlt. Es ist schwierig, im Chaos entspannt, gelangweilt, faul oder verträumt zu sein. Chaos fordert unsere Sinne und fesselt uns, sodass wir vollkommen aufmerksam sind.

Denke darüber nach: Bist du in chaotischen Situationen jemals völlig entspannt und am Tagträumen?

Wenn du das nächste Mal in einer chaotischen Situation bist, atme und absorbiere es als ein Zuschauer. Beobachte die Dynamik. Du wirst mit Sicherheit Kreativität erleben.

Das Leben ist ein Buffet

An manchen Tagen möchtest du vielleicht nur ein Dessert.

An anderen Tagen möchtest du alles probieren.

An manchen Tagen möchtest du Fleisch und Kartoffeln.

Appetit schwankt. Schätze deinen Appetit. Wähle in allem, was du tust – Seminaren, Übungen, Techniken, Glauben – etwas vom Buffet des Lebens und stelle deinen Teller so zusammen, dass er zu deinem Geschmack und dem heutigen Appetit passt.

Zögere nicht, auf unterschiedliche Art und Weise und zu verschiedenen Zeitpunkten zu entdecken, zu lernen, zu studieren und zu wachsen.

Manchmal musst du etwas mit deiner Intuition erforschen und manchmal hättest du vielleicht gerne einen Guide.

Höre auf dich selbst und darauf, was du brauchst.

Alles in unserem Leben hängt mit
allem anderen zusammen.

Sogar die scheinbar unberührbaren Aspekte
deiner neuen kreativen Richtung werden Teil
deiner anderen Routinen werden und sie mit
neuer Energie und Einsicht durchfluten.

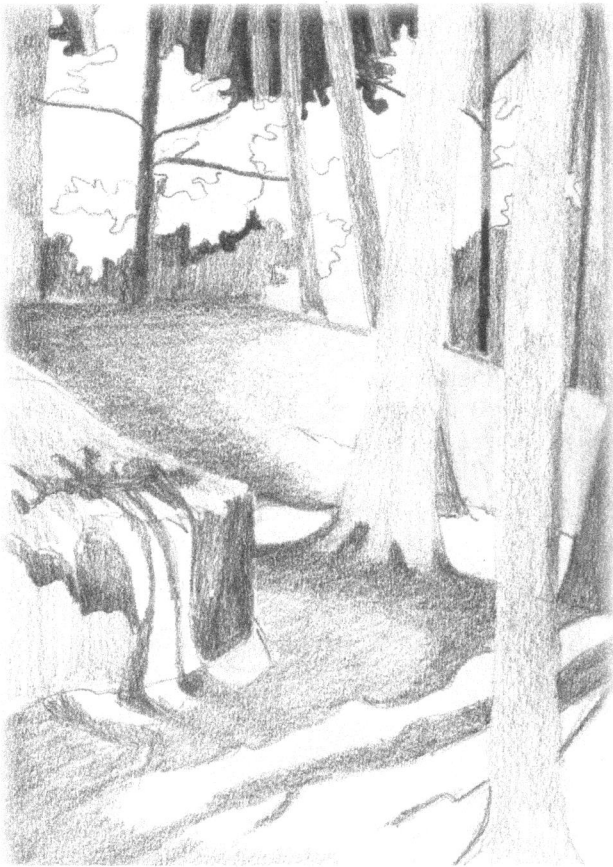

KONTROLLIERE DEINE GEDANKEN

Mach, was du liebst. Folge deinem Herzen. Folge deiner Freude!

Wir alle haben spezielle Gaben und es gibt etwas, das jeder von uns gut und einfach auf seine eigene Art und Weise macht.

Schätze deine Arbeit – simpel, groß, klein, kompliziert, dumpf und/oder ausgefallen. Glaube daran, dass du wertvoll bist.

Wenn du deine Arbeit leidenschaftlich liebst, dann glaube an die Qualität, die Leistung und die Liebe, die du dir entgegenbringst.

Was du gibst, wird immer zu dir zurückkommen.

Sei offen dafür, deine Ziele und Träume in Erfüllung gehen zu sehen – auf die unwahrscheinlichste Art und Weise. Gehe mit dem Fluss. Akzeptiere Situationen, wie sie auftauchen, mit Gelassenheit, und akzeptiere, dass du nicht alles vorhersagen oder kontrollieren kannst.

Sei voller Hoffnung.

Sei kreativ. Kreativ zu sein bedeutet, offen gegenüber Möglichkeiten und Wahrscheinlichkeiten zu sein. Sei ihnen gegenüber offen. Deine Wünsche werden mehr erfüllt, als du dir hättest vorstellen können.

Halte diese Vision fest! Definiere deine Bestimmung, indem du deine Träume, deine Vision und deine Intentionen aufschreibst. Sie geschrieben zu sehen, unterstreicht ihre Bestimmung, verleiht ihnen Bedeutung und fördert Enthusiasmus.

Sei dankbar. Dankbarkeit und Wertschätzung zu fühlen, bringt Gelassenheit und Freude in unser Leben.

Dir deiner Gedanken bewusst werden

Wir sind mehr als bloß unser Gehirn. Die Funktion unseres Gehirns basiert auf Erinnerung und Erfahrung.

Unser Geist ist oft mit zufälligen Gedanken überladen.

Hüte dich vor dem repetitiven, negativen und unnachgiebigen inneren Gerede.

Manche negativen Gedanken beinhalten ein Alles-oder-Nichts-Denken, schwarz-und-weiß-Denken, verfrühte Schlussfolgerungen oder vorschnelle Annahmen. Probleme aus der Vergangenheit, Situationen persönlich nehmen, dich selbst oder andere unangemessen zu beschuldigen, verdrängt positive Reflektionen, übersieht die Rollen und Verantwortungen anderer oder verhindert es, das große Ganze zu sehen.

Hüte dich vor dem unnachgiebigen Gerede im Geist und korrigiere es entsprechend. Es bedarf Übung, das zu tun, sei also geduldig mit dir selbst. Bemerke, wenn dein innerer Kritiker dich attackiert. Scheint es öfter zu passieren, wenn du müde bist? Hungrig? Sind die Gedanken eine Gewohnheit? Passiert es in der Gesellschaft bestimmter Personen? Welches sind die Auslöser? Oftmals schließen sich solche Gedanken gegen dich zusammen, wenn du die positiven Elemente in deinem Leben ausgeschlossen und dich auf das, was verloren wurde, anstatt auf das, was vorhanden ist, fokussiert hast.

Versuche, jede Situation anders zu betrachten. Formuliere dein Denken neu. Mit ein bisschen Übung wirst du schnell die Kommentare des Geistes identifizieren, die dir nicht dienen, und sie schnell löschen. Sei nicht so hart mit dir selbst, denn manche dieser Gedanken und „Glaubenssätze" sind vielleicht fest eingebettet, und sie widerstehen deinen Versuchen, sie zu beseitigen. Dadurch, dass du dir ihrer Negativität bewusstwirst, kannst du allmählich identifizieren, wie dein Geist wandert und sich selbst verteidigt, und diese Elemente „auf ein Regal stellen" oder sie löschen.

Dir selbst klarzumachen, welche Gedanken negativ sind, ermächtigt dich, diese entsprechend zu verwalten.

Zeit zum Sorgen und Trauern planen

Sich zu sorgen kann sehr nützlich sein, falls es bedeutet, ein Problem von unterschiedlichen Seiten zu betrachten und mit Lösungen zu kommen. Allerdings ist es nicht nützlich, sich zu sorgen, falls deine Gedanken sich im Kreis drehen. Dadurch wird es eine nutzlose Angelegenheit, die Zeit und Energie verschwendet.

Einen Plan zu entwerfen, wann du dich sorgen kannst, ermöglicht es, aus dem Unnützen etwas Nützliches zu machen. Hier ist eine zweistufige Vorgehensweise, die ich benutze.

Kämpfe nicht dagegen an

Anstatt mich mehrere Male am Tag zu sorgen, teile ich mir zehn bis zwanzig Minuten zu, um mich in den Tiefen meiner Sorgen und Trauer zu wälzen.

Als ich das erste Mal versuchte, mich diesen „niedergeschlagenen" Gefühlen hinzugeben – aber nur für eine begrenzte Zeit – stellte ich eine Stoppuhr ein. Allerdings benutzte ich selten die gesamte Zeit, da ich sie nicht benötigte. Da ich mir selbst erlaubte, freiwillig auf diese ganzen Gefühle zu fokussieren, anstatt sie zu bekämpfen, habe ich mich schon bald gelangweilt.

Nun kann ich beurteilen, ob die Zeit, die ich darin investiere, mich zu sorgen oder verzweifelt zu sein, gut investiert ist oder nicht, und kann mich auf den Rest des Tages konzentrieren, um zu sehen, was er noch zu bieten hat.

Mache es zu einer Aufgabe, dich zu sorgen

Das funktioniert am besten, wenn du eine halbe Stunde am Tag an dieser Aufgabe arbeitest und dich vorsätzlich sorgst. Finde eine ruhige Stelle, an der du ungestört bist. Nimm einen Stift und ein Papier und schreibe alles auf, was dir in den Sinn kommt. In meiner privaten Praxis nennen meine Klienten und ich diese Praxis das „Entsorgungs-Tagebuch". Falls möglich, probiere jeden Tag zur gleichen Zeit zu schreiben. Verbinde es mit deiner existierenden Routine, so wie einen Kaffee oder Tee am Morgen.

Falls möglich, wähle einen Moment, der es dir ermöglicht, dich unmittelbar danach zu entspannen und abzulenken.

Du wirst bemerken, dass deine bewusste Entscheidung, dich zu sorgen, es fast unmöglich macht, dass deine Gedanken sich im Kreis drehen. Deine Sorgen aufzuschreiben verstärkt diesen Effekt noch weiter. Niemand möchte gerne zwölf Mal die gleichen Gedanken aufschreiben. Das lässt die Gedanken in eine andere Richtung gleiten und sorgt dafür, dass sie sich nicht wiederholen. Indem du alles aufschreibst, kann es passieren, dass du die Probleme konkretisierst und Lösungen erarbeitest – ein weiter Vorteil dessen, das Sorgen explizit zu planen.

Falls dein Gehirn wieder beginnt, sich zu sorgen, sei stark und erinnere dich daran, dass du deine Sorgen bereits aufgeschrieben hast und dies das Einzige ist, was du im Moment gegen deine Sorgen machen kannst. Fokussiere deine Gedanken dann auf ein anderes Thema.

Du wirst bemerken, dass dein Gehirn müde davon wird, sich auf die Sorgen zu konzentrieren und diese Sorgen loslässt.

Du bist für dich selbst verantwortlich

Übernimm einhundert Prozent der Verantwortung für dein Leben.

Wenn du jemanden oder etwas außerhalb von dir selbst beschuldigst, dass du dich auf eine bestimmte Art und Weise fühlst, gibst du die Kraft über dich selbst ab.

Wenn du die Verantwortung für deine eigenen Gedanken und Gefühle übernimmst, holst du dir deine Kraft zurück, weil du entscheidest, wie du denken wirst.

Kontrolliere deine Gedanken und sei kein Opfer von externen Einflüssen.

MIT ANDEREN KOMMUNIZIEREN

Zuhören, sprechen, zusehen, fühlen – wie aufmerksam bist du, wenn du mit anderen kommunizierst? Bist du respektvoll und rücksichtsvoll? Gehst du davon aus, dass andere automatisch verstehen, was du zu kommunizieren versuchst?

Die Kraft der Worte

Es ist deine Verantwortung, klar zu kommunizieren und im Gegenzug aufmerksam zu sein, wenn man mit dir kommuniziert. Gib anderen die Aufmerksamkeit, die du dir auch von ihnen wünschst.

> *Oft ist es unser Anliegen,*
> *zunächst unsere eigenen Gedanken auszudrücken,*
> *was uns weniger auf andere reagieren lässt.*

Ein wichtiger Aspekt der Kommunikation ist nicht nur, was wir ausdrücken, sondern wie wir es ausdrücken. Obwohl wir auf einer gewissen Ebene den Unterschied zwischen inspirierender und positiver Sprache und Wörtern, die wehtun, kontrollieren oder verunglimpfen, verstehen, wenden wir dieses Wissen nicht immer an.

In den letzten Jahren, während ich Lehrer bezüglich ihrer Wahrnehmungs-Fähigkeiten geschult habe, bemerkte ich viele Trauermienen, die geschockt anerkannten, wie oft sie die Kinder unbeabsichtigt entmutigt, ihre Kreativität unterdrückt oder sogar ihrer erfolgreichen Entwicklung im Wege gestanden hatten, aufgrund ihrer eigenen, unsensiblen, verurteilenden Sprache und vielleicht sogar mit Worten, die als Witz gedacht waren.

Auch Erwachsene können durch Worte verletzt werden, die rücksichtlos herumgeschleudert werden.

Sorgfältige Achtsamkeit wird dir helfen, deine Kommunikation positiv zu verändern, nicht nur mit den Worten, die du benutzt, sondern auch mit deiner Körpersprache, deinen Manieren und vielleicht am allermeisten, mit deiner Fähigkeit zuzuhören.

Respektvolle Sprachgewohnheiten sind essenziell, um Selbstbewusstsein und Selbstachtung zu entwickeln, und das wird andere letztendlich dazu bringen, zu überlegen, wie sie selbst kommunizieren. Lernen, Teilen, Ermutigen und Konfliktlösungen zu verhandeln, sind dadurch umsetzbar, zugänglich und fließend – zum Vorteil aller Beteiligten.

Wörter, die entmutigen

Wir meinen es meistens gut, wenn wir ein Kompliment machen, Lob aussprechen oder einen Witz machen wollen. Aber manche Wörter und Phrasen können so heftig, unbarmherzig und gnadenlos sein, dass sie entmutigen und demoralisieren. Witze sind nicht lustig, wenn sie jemanden erniedrigen. Genauso wenig sind barsche Töne oder Sarkasmus konstruktiv oder motivierend.

Manchmal können wir uns in einem Selbstgespräch für Versagen oder Enttäuschungen rüsten, indem wir eine ehrgeizige und wertende Terminologie anwenden. Manche davon sind verurteilungsvolle Wörter, die dich oder andere in eine Kategorie einteilen.

Wörter, die dazu neigen etwas oder jemanden zu klassifizieren, zu messen, zu bewerten oder zu kommandieren, können als verurteilend, begrenzend, kontrollsüchtig oder sogar missbilligend missverstanden werden.

immer	niemals	unmöglich	muss
sollte	kann nicht	bald	bedauern
Schuld	wenn bloß	noch nie	jemals
schwierig	Zweifel	aber	

Wörter, die zu Konkurrenzdenken inspirieren und Benotungen herbeiführen, können, je nach Konnotation und Situation, potenzielle Grundlagen des Versagens sein.

gut	schlecht	besser	am besten	großartig

Wörter, die Frustration oder Furcht vergrößern, müssen sorgfältig abgewogen werden, besonders dann, wenn es keine Absolutheit gibt, wie zum Beispiel bei Leistung oder Kreativität:

kompliziert	schwierig	richtig	korrekt
genau	Irrtum	falsch	inkorrekt
Fehler	leicht	betrügen	Durcheinander
inakzeptabel	hart		

Nimm dir einen Moment Zeit, um über den Druck nachzudenken, den diese Worte auf jemanden ausüben können. Ein Thema als „leicht" oder „schwierig" zu betiteln, lässt ein Werturteil vermuten, das eventuell nicht geteilt wird. Denke stattdessen darüber nach, wessen Standard präsentiert wird. Ein Thema „neu" oder „faszinierend" zu nennen, macht es zugänglicher und inspiriert dazu Neugierde. Aufgrund der unterschiedlichen Anforderungen bezüglich der anzuwendenden Fähigkeiten, variieren die Zeit und der Einsatz, die vonnöten sind, um eine gegebene Aufgabe auszuführen. Individualität darf nicht außer Acht gelassen werden.

Lass uns laut sein, sodass wir
danach leise sein können.

Lass uns leise sein, sodass
wir laut sein können.

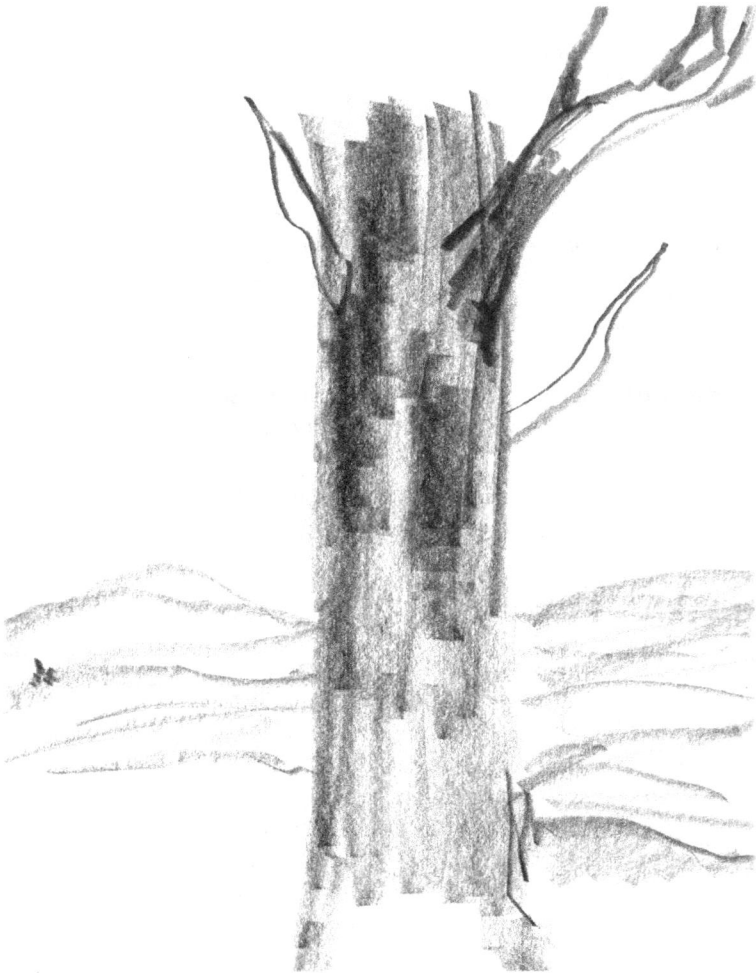

Wörter, die ermutigen

Wie kannst du jemanden ermutigen? Wie kannst du führen, entwickeln, verbessern? Diese Fragen sind nicht nur relevant für Lehrer in Klassenzimmern, sondern auch für all unsere Beziehungen zu anderen Menschen.

- Akzeptiere die Gültigkeit einer Aussage sowie das Recht der Person, diese zu äußern.
- Sei dir deiner Worte und ihrer Auswirkung bewusst.
- Antworte und lobe ehrlich; ermutige, während du Unterstützung anbietest.

Manchmal können notwendige Kritik oder Korrektur gemildert werden, indem du deine Sichtweise und die Wahl deiner Worte erklärst. Achte darauf, Worte angemessen zu benutzen. Hier sind ein paar Vorschläge, um Wörter und Kommentare richtig aufzubauen.

- Probiere „Ich"-Aussagen zu machen, wenn es darum geht, Verantwortung zu übernehmen und Meinungen oder Gefühle zu kommunizieren.
- Wenn über persönliche Aufgaben und Meinungen gesprochen wird, probiere die Unterschiede und die Einzigartigkeit wertzuschätzen, ohne zwingend einig oder uneinig zu sein.
- Denke darüber nach.
- Probiere es aus.

Hier sind ein paar Beispiele:

- Ich mag deine Art zu arbeiten.
- Das ist eine interessante Sichtweise.
- Du hast es herausgefunden!

Mach eine Liste deiner eigenen Beispiele.

Der externe Kritiker

Nach dem Anruf einer wohlgesonnenen Freundin, die mich vermeintlich „aufheitern" wollte, fühlte ich mich schrecklich. Ich war ein Wrack. Sie sprach über mein wahres Potenzial, dass ich nicht weit genug gekommen wäre und dass ich im Moment nicht genug tun würde. Sie meinte, dass ich viel zu bieten hätte und es einsetzen müsste.

Ich dachte einige Tage lang über diesen Anruf nach. Wenn sie mein großes Potenzial anerkennen wollte, warum fühlte ich mich dann so schlecht?

Während ich später mit einer Freundin, die etwas Ähnliches erlebt hatte, darüber sprach, begriff ich, dass sie mich mit dem Anruf darüber aufklären wollte, dass ich nicht die war, die ich sein könnte. Ihr Ton und ihre Worte wirkten wie eine Verunglimpfung anstatt einer Hilfestellung.

Es ist wundervoll, wenn Menschen an dich und deine Größe glauben.

Es ist noch wirksamer, wenn du an dich selbst glaubst.

Wahre Aufmunterung geschieht sachte und baut Selbstvertrauen auf. Zweideutige Kommentare können zu einer Abwehrhaltung führen. Wenn du deinen Erfolg und dein Wachstum anerkennen kannst, um dich selbst zufriedenzustellen, dann verfügst du über die meiste Kraft, weil diese Kraft von dir ausstrahlt.

Mehr als Sprache

In jeder Sprache können einige Worte und Bedeutungen unklar sein. Wähle die Worte, die du benutzt, sorgfältig aus. Sei offen dafür, sie zu erklären, neu zu definieren oder zu durchdenken.

Denke über den Rahmen nach, innerhalb dessen du sprichst: Du benutzt Worte aus deiner Erfahrung, die in einer anderen Kultur oder Situation eventuell nicht die gleiche Bedeutung haben.

Sich zu artikulieren kann eine Herausforderung sein, ungeachtet dessen, wie groß dein Wortschatz ist, da Worte allein begrenzend sein können. Ton, Körpersprache und Ausdruck ergänzen das Kommunizierte um eine zusätzliche Dimension.

Einrahmen, Einführen, Anbieten und Neugierig-sein, sind sanfte Wege sich der Kommunikation anzunähern. Mach es zu einer Priorität, fürsorglich und zugänglich zu sein.

Ist ein Samen weniger Samen, sobald
er das erste Mal gepflanzt wird?

Der Wert liegt in der Reise selbst,
nicht im Ziel.

Wir sind einfach nur und wir werden,
während wir durchs Leben reisen.

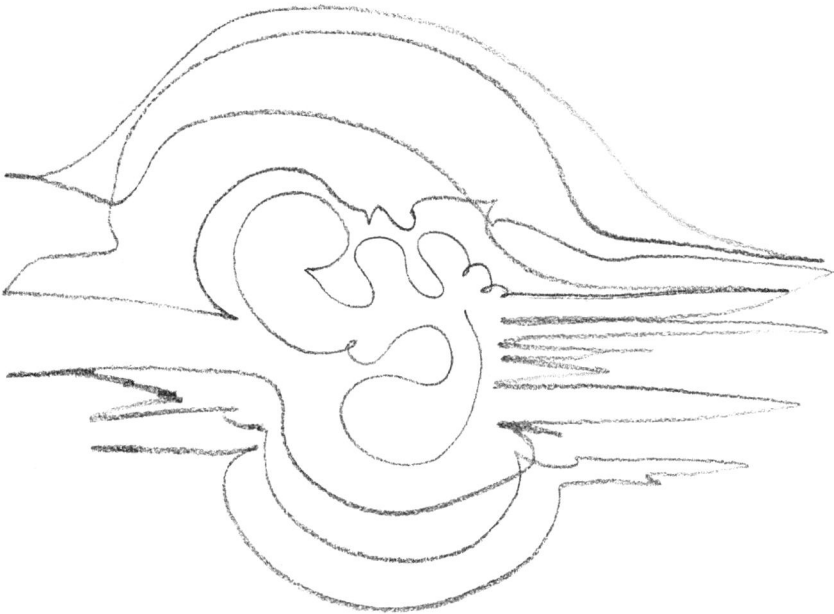

4

BERG
BAUEN

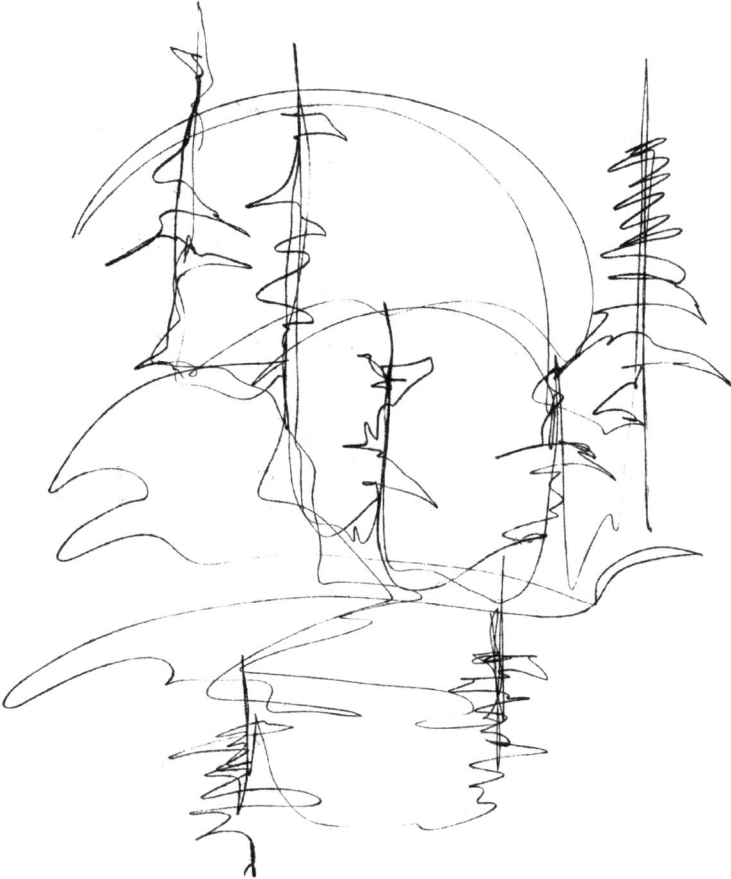

Höre auf deine Intuition.

Benutze deine Intuition.

Das ist der Weg zu Wissen.

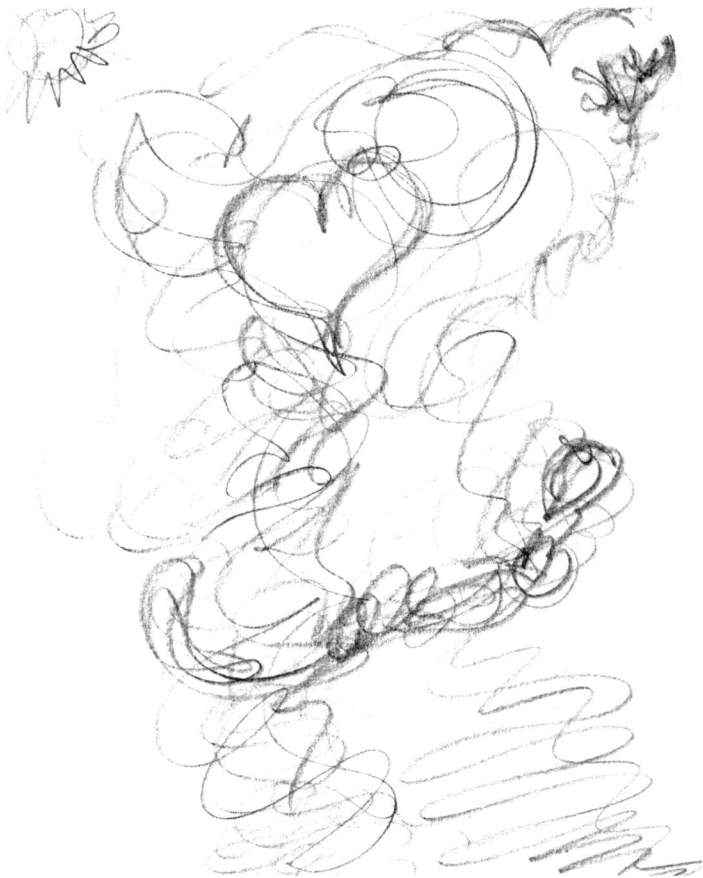

KENNE DICH SELBST

Du hast von Geburt an gelernt, dich der Welt um dich herum anzupassen. Dieser äußerliche Fokus scheint eine dominante Rolle zu spielen, während wir zu Erwachsenen heranwachsen und höhere Risiken auf uns nehmen.

Ist es nicht an der Zeit, die wichtigste Person kennenzulernen – dich? Wie kannst du dich selbst kennenlernen?

- Nimm dir Zeit, um es langsam anzugehen.
- Plane ruhige Zeit ein.
- Übe tiefes Atmen und Reflexion.
- Entdecke und erlebe die vielen Formen der Meditation, wie Singen, Sprechgesang, Bewegung, Tanz, Gebete und das regelmäßige Journaling.
- Genieße stille Momente.
- Verbessere dein Wissen, indem du deine Aufmerksamkeit gegenüber anderen steigerst und über das reflektierst, was du in jedem Aufeinandertreffen mit anderen gelernt hast.
- Denke über jede Beziehung und ihren Einfluss auf dich nach.
- Reflektiere über Situationen (bei der Arbeit oder Zuhause), die dazu geführt haben, dass du dich gut oder unglücklich gefühlt hast. Nimm dir dann die Zeit herauszufinden, wieso du dich so gefühlt hast.
- Drücke das aus, was du über dich selbst lernst, indem du es aufschreibst.

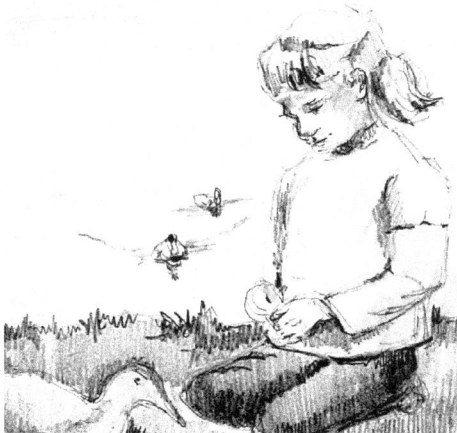

Höre auf die Stimme, die dich antreibt,
dich unterstützt und dich inspiriert.

Was macht deine Last leichter und heller?

Welche Lieder muntern dich auf?

Was lindert deine intimsten Ängste?

Held, ich höre dich heute. Ich werde
dich in meiner Tasche tragen.

Und wie ein Regenbogen wirst du
mich den Tag hindurch umarmen.

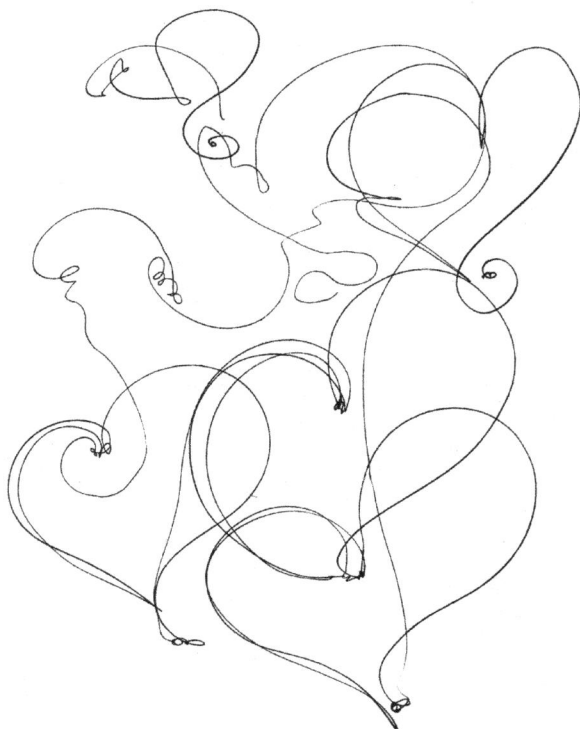

Eine holistische Vorgangsweise wählen

Wir stehen auf einem wackligen Grund, wenn alle unsere Sorgen sich um unternehmerische Fähigkeiten, Eindruck zu schinden, Konfliktmanagement studieren, Gruppenbildung und Strategieplanungen drehen. Dies sind alles nach außen orientierte Ziele. Wie können wir überhaupt in irgendeiner Sphäre unseres Lebens Fortschritte machen, wenn wir zuvor keine solide, innere Grundlage für uns selbst schaffen?

Alles in deinem Leben ist mit allem anderen verbunden. Wenn du vollständig, gesund und klar in deinem Denken und deinen Gefühlen bist, dann wirst du dein wahres Potenzial ausleben können, persönlich und beruflich, und du wirst dein Leben lieben!

Eine Wahl entwickeln und treffen

Du wurdest neugierig, kreativ und pur geboren. Während des Heranwachsens hast du viele Erlebnisse gehabt und dabei viele Erinnerungen behalten. Die meisten Erinnerungen erwiesen sich als nützlich, aber manche konnten sogar Jahre später noch schmerzvoll sein, was dann deine Kreativität blockt, dein Selbstvertrauen schwinden und deinen Lernprozess und deine Entwicklung verkümmern lässt.

Du hast immer eine Wahl. Zu glauben, dass du eine Wahl hast, bedeutet, dass du dich dazu entscheiden kannst, die Blockaden, die deine Entwicklung bremsen, zu verwalten.

Jeder besitzt Stärken und Schwächen, Dysfunktion und Brillanz. Du kannst dich dazu entscheiden, andere für deine Fehler verantwortlich zu machen und unglückliche Situationen deiner Dysfunktion in die Schuhe zu schieben. Es gibt immer viele Entschuldigungen für das Stolpern und Versagen.

Aber du hast immer eine Wahl.

Wenn du zu dir selbst sagst, „Ich bin nicht kreativ", „Ich bin nicht künstlerisch" oder „Ich bin kein guter Lerner", wird dein eigener Glaube an Erfolg blockiert. Wie kannst du mit solch einer Einstellung die Chance auf Erfüllung und Zufriedenheit haben? Unsere innere Kreativität hat keine Chance mit dieser Einstellung.

Du kannst wählen, nach Brillanz zu streben, das Leben zu umarmen und zu probieren, das Beste aus deiner Situation zu machen. Du kannst dich dazu entschließen, Möglichkeiten mit Freude anzupacken.

Übe, zu dir selbst zu sagen: „Ich bin kreativ und kann es schaffen!"

Wenn du daran glaubst, wirst du es schaffen.

Glaube daran!

Mein Ziel ist es, zu entdecken und zu verstehen, wie ich auf die Erlebnisse in meinem Leben reagiere, und dann freundlich zu mir selbst zu sein.

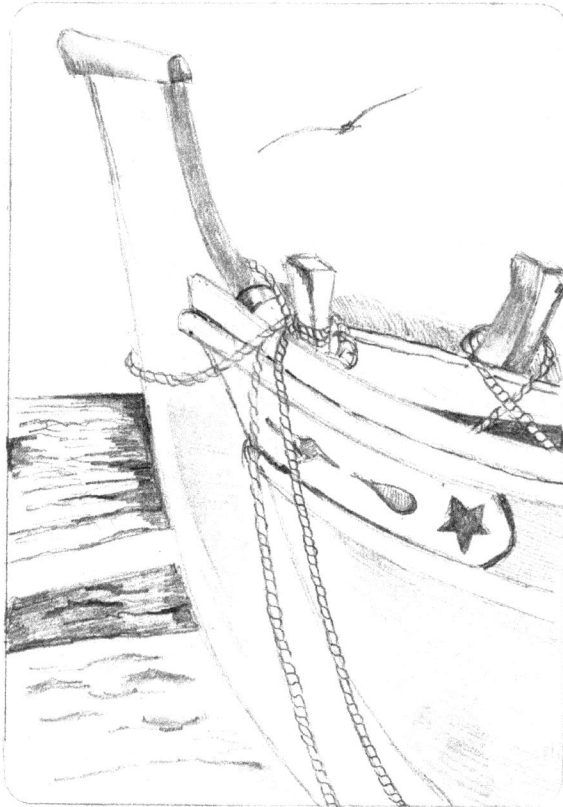

Auf diese Art und Weise werde ich mein Leben immer in vollen Zügen ausleben, egal, wo auf meiner Reise ich bin.

Der erste Tag deines Lebens

Du hast vermutlich das bekannte Sprichwort gehört: „Was würdest du tun, wenn du wüsstest, dass du nur noch einen Tag zu leben hast?"

- Denke darüber nach, so zu leben, als ob jeder Tag dein erster Tag wäre. Was wäre anders daran, das Gefühl des „Jetzt" zu erleben?
- Nimm dir an diesem ersten Tag die Zeit, um dich von der Eile zu lösen und dein Gefühl der Verspieltheit und der kindlichen Neugierde freizulassen, zu entspannen. Das könnte Spaß machen!
- Wie du über dich selbst, deine Beziehungen und dein Umfeld nachdenkst, wird immer in deiner Einstellung und deinen Emotionen widergespiegelt. Diese haben grundlegenden Einfluss auf deine Gesundheit und deine Fähigkeit zu arbeiten, zu lernen und kreativ zu sein.
- Dich um dich selbst zu kümmern, erlaubt dir und deiner Kreativität zu sein, was sie ist.
- Fühle.
- Sei.

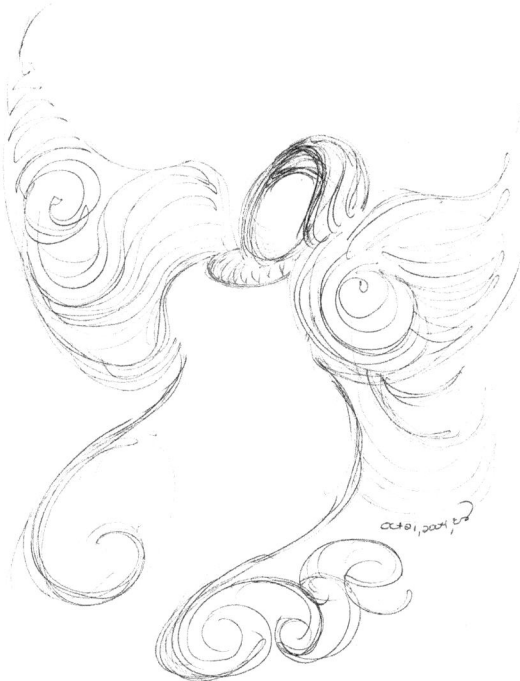

Ist Geld die Antwort?

Stell dir vor, du hättest all das Geld, das du möchtest oder brauchst, wie würden deine Tage dann aussehen?

- Würdest du die gleiche Arbeit auf die gleiche Art und Weise erledigen?
- Würdest du die gleichen Hobbys haben?
- Würdest du auf die gleiche Art und Weise malen?
- Würdest du etwas Neues ausprobieren?
- Würdest du die gleichen Sachen kreieren?
- Würdest du so leben wie bisher?
- Wie würden deine Beziehungen aussehen?

Denke über diese Fragen nach, wenn du allein bist oder vielleicht einen langen Spaziergang machst. Die Antworten, die du dir selbst gibst, könnten dich überraschen.

Enthusiasmus

- Wo liegt die Quelle des Enthusiasmus?
- Was gibt dir einen Energieschub und Aufregung?
- Wo findest du deine Lebensfreude? Im Garten? Im Gebet, Sprechgesang, Singen oder Tanzen? Indem du mit Kindern spielst? In der Sonne Ski fährst? Achte auf Momente, in denen du dich voller Energie und gekräftigt fühlst. Mach eine Liste und hänge sie auf, bis du sie auswendig gelernt hast.

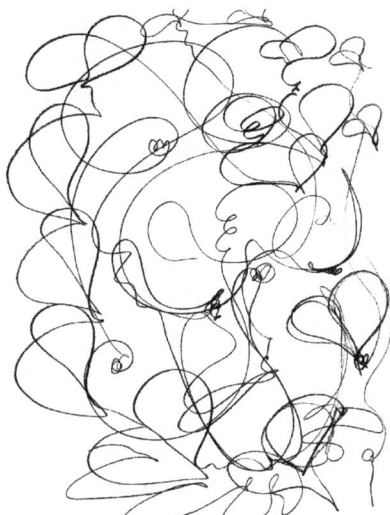

KREATIVES ÜBEN

Mit einem Kind zusammen sein

Mache einem Kind aus deinem Freundes- oder Familienkreis zum Geschenk, einen Nachmittag oder einen Tag lang mit dir zu verbringen. Dann verbringt die Zeit, wie es möchte. Probiere es! Leg dich auf den Boden, klettere auf einen Baum, laufe durch eine geheime Gasse. Schleiche dich zum Laden an der Ecke und kauf eine Tüte mit Süßigkeiten. Verspielte Momente können eine großartige Freude für euch beide sein. Lass einfach los und genieße es.

Frage ein Kind danach, welche Sachen es gerne mit dir machen würde. Das kann eine Weile dauern, falls es eine neue Idee ist. Sei geduldig und denke daran, dass du immer etwas zur Liste hinzufügen kannst.

Denke daran zurück, wie es war, als du ein Kind warst. Was hat dir gut gefallen? Versuche, an zwanzig Dinge zu denken. Dann probiere, jeden Tag eine Sache davon zu machen, bis du deine ganze Liste durchgegangen bist. Deine Liste könnte sich verlängern und du willst eine Sache vielleicht mehr als einmal machen. Mach es. Probiere es aus!

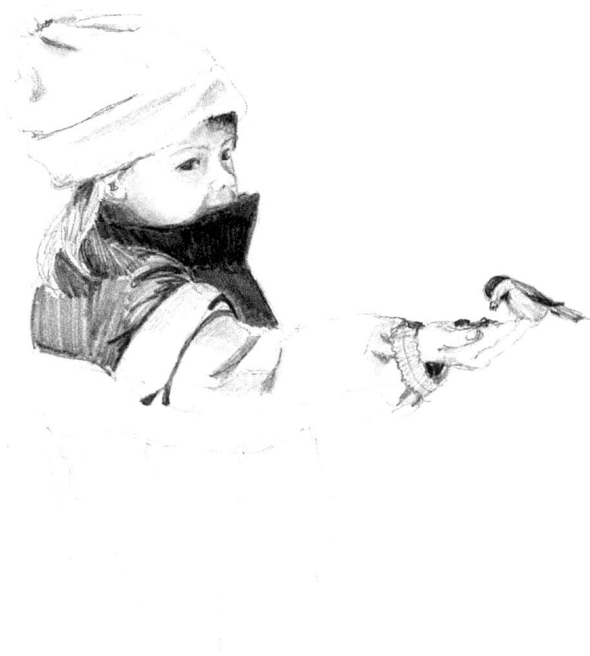

Loslassen und Bodenhaftung

Das Erlebnis des Loslassens, mit einem Kind zusammen zu sein, und sich kindisch zu verhalten, kann uns so viel lehren. Hast du es wirklich versucht? Hat es dich überrascht, dass es dir wirklich Spaß gemacht hat? Warst du davon überrascht, was du über dich selbst gelernt hast?

Wie kannst du sicherstellen, dass du dich nicht selbst vergisst? Wie können wir vermeiden, uns in Liebe, in unseren Beziehungen, in unsere Arbeit und in unsere Leidenschaft zu verlieren?

Probiere, nur die Hälfte von dir selbst wegzugeben. Die andere Hälfte muss fest in dir verankert sein, durch Förderung und Spiritualität unterstützt werden, damit du weiterhin in der Lage bist, deine andere Hälfte weggeben zu können.

Bleibe auf dem Boden und bleibe gesund, sodass du weiterhin geben kannst. Etwas von dir zu geben ist anders, als dich selbst zu verlieren.

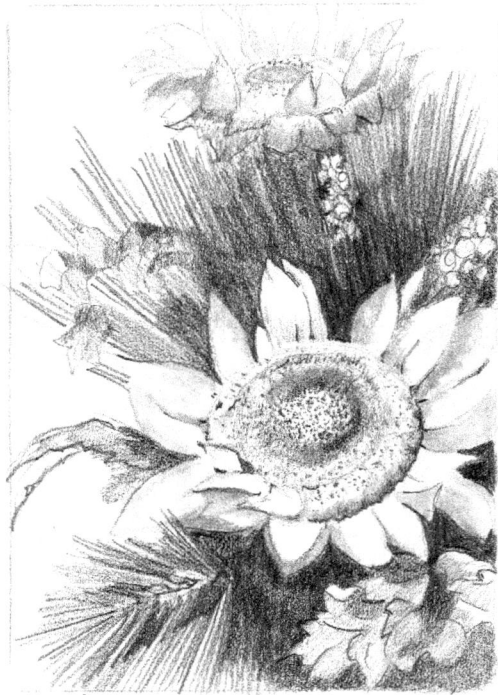

Entschlossenheit und Intention

Alles ist möglich.

*Als Kind wusste ich, dass alles möglich ist und
dass es in dieser Bestimmtheit wahr war.*

Als ich älter wurde, begann ich, die Wunder des Lebens und die tolle Energie und Kraft in unserem Universum anzuzweifeln. Ich begann, meine Wünsche einzuteilen und meine Hoffnungen und Träume zu beschränken. Das passierte wahrscheinlich schrittweise, während ich auf all die gegensätzlichen Gefühle um mich herum hörte.

Ich lenkte mich viele Jahre lang von meiner Kunst ab. Ich verkaufte Windeln, malte Schilder, machte Eiscremekugeln und reinigte Böden – alles, während ich die ganze Zeit von Kunst umgeben war. Kunst war meine Heilung.

Langsam wurde mir bewusst, dass diese Unsicherheit, die mit dem Heranwachsen aufkam, das zu unterwandern schien, was ich eigentlich erreichen wollte. Als Experiment entschied ich mich dazu, auf die Überzeugungen aus meiner Kindheit zurückzugreifen, und Schritt für Schritt gewann ich mein Selbstbewusstsein zurück, in der Erkenntnis, dass die Quelle für Kreativität nicht „dort draußen", sondern in mir war.

Es gab viele Höhen und Tiefen und viermal fühlte ich mich so entmutigt, dass ich meine Kunst ganz aufgeben wollte, insbesondere als Berufsweg. Erst als ich meinen unschlüssigen Prozess akzeptierte, indem ich erkannte, dass Höhen und Tiefen, Selbstbewusstsein und Unzufriedenheit einfach nur die normalen Dinge des Lebens sind, konnte ich die Kunst vollends genießen. Heute erforsche ich mich selbst durch Malen, Trommeln, Tanzen und Schreiben. Nun weiß ich, dass ich weiterhin kreativ sein werde.

*Ich glaube, dass jede Person eine Quelle der Kreativität und die
Fähigkeit, Träume zu verwirklichen, besitzt.
Es liegt in uns und wartet darauf, erkannt zu werden.
Mit Klarheit und Überzeugung in Geist, Körper und
Seele können wir auf alle Möglichkeiten zugreifen.*

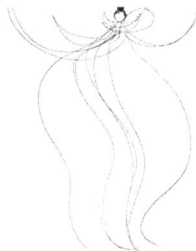

Das Leben kann voll von unruhigen Situationen sein. Ich entscheide mich dazu, Zuversicht zu behalten, zu halten und anzuziehen. Jeder gute Gedanke, jede gute Handlung dringt nach außen, nimmt zutiefst Einfluss auf andere und kommt dann wie ein Bumerang zu mir zurück.

Indem ich weiterhin gute Gedanken und Handlungen für mich selbst erschaffe, weiß ich, dass ich Zuversicht für meine Kinder, meine Familie, meine Umgebung und den Planeten schaffe.

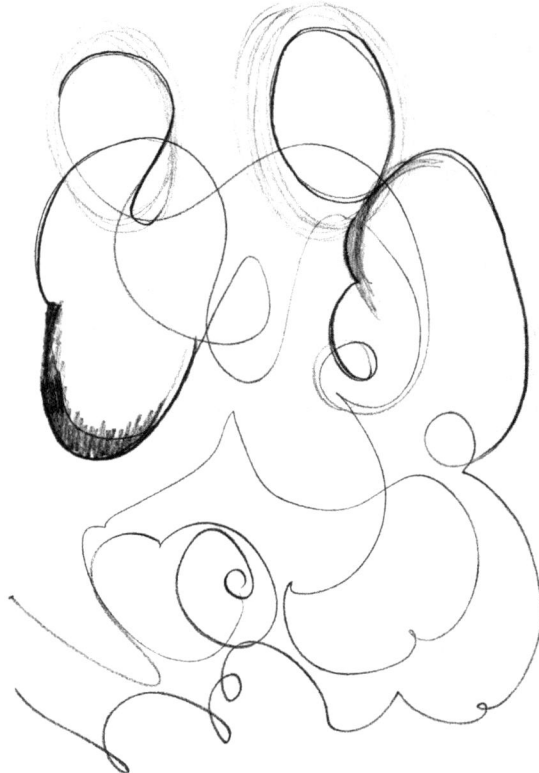

Selbstvertrauen aufbauen

Oft fühlt es sich eigenartig an, wenn wir dabei sind, etwas Neues zu lernen. In diesem Unbehagen und dieser Fremdheit lauert die Gefahr des Unbekannten, der Angst des Versagens und manchmal sogar der Angst vor dem Erfolg.

Versuche, durch diese Gefühle zu atmen, sie zu akzeptieren, wenn sie aufkommen, und kleine Schritte nach vorne zu machen. Denke daran, dich immer selbst zu schätzen. Höre auf dich selbst. Sei sanft zu dir selbst und nimm dir Zeit. Wenn dich etwas entmutigt, dann probiere etwas anderes. Mit der Zeit, wenn die Vertrautheit darin wächst, eine neue Fähigkeit zu lernen, wird Selbstbewusstsein die Furcht verdrängen.

Im Leben geht es um Fluss und Bewegung.

Du kannst entscheiden, wie du jegliche Situation bewältigst. Wirst du aufgeregt sein? Wirst du eine Eigendynamik schaffen und dann mit dem Fluss gehen? Es liegt an dir, weiter zu paddeln, bis du dein Ziel erreichst. Es liegt an dir – sonst niemandem.

Entscheide dich, wie du reisen willst. Entscheide dich, ob du den Elch gegen den Strom jagen oder den Duft der süßen Pinien auf dem Weg einatmen willst.

Und die gute Nachricht ist, dass „die Reise" jetzt gerade passiert.

Jeden Tag.

Unterstützende Hilfsmittel entwickeln

Fülle deinen Werkzeugkasten mit Werkzeugen, die dir ein gutes Gefühl geben. Das können mentale, physische, sinnliche oder spirituelle Gedanken, Aktivitäten, Rituale, Sprichwörter, Listen und so weiter sein. Eines oder mehrere Werkzeuge zu kombinieren, erhöht ihre Effektivität. Einige Werkzeuge kommen dir vielleicht vertraut vor, wohingegen es mit unvertrauten Werkzeugen sein kann, dass du zunächst erkennen musst, dass sie da sind; oder vielleicht wird es darum gehen, dass du dir selbst etwas beibringst. Unvertraute Werkzeuge erfordern Übung, wie jede neue Fähigkeit.

Sei dir bewusst, dass wir alle unterschiedlichen Stärken haben. Wenn du die Übungen in diesem Buch mit einem Freund oder in einer Gruppe durchführst, sollte jeder die Stärken und Schwächen des anderen leidenschaftlich unterstützen. Probiere, experimentiere, erlebe und übe weiter.

Entdecke deine Schwächen und sei dir bewusst, dass diese Schwächen das Potenzial haben, sich in Stärke zu wandeln, und die Schwächen eine Möglichkeit zum Lernen und Wachsen sind.

Denke daran, je mehr dir ein unterstützendes Hilfsmittel oder eine Übung gefällt, desto öfter wirst du es benutzen, in deinem Leben behalten und damit üben wollen.

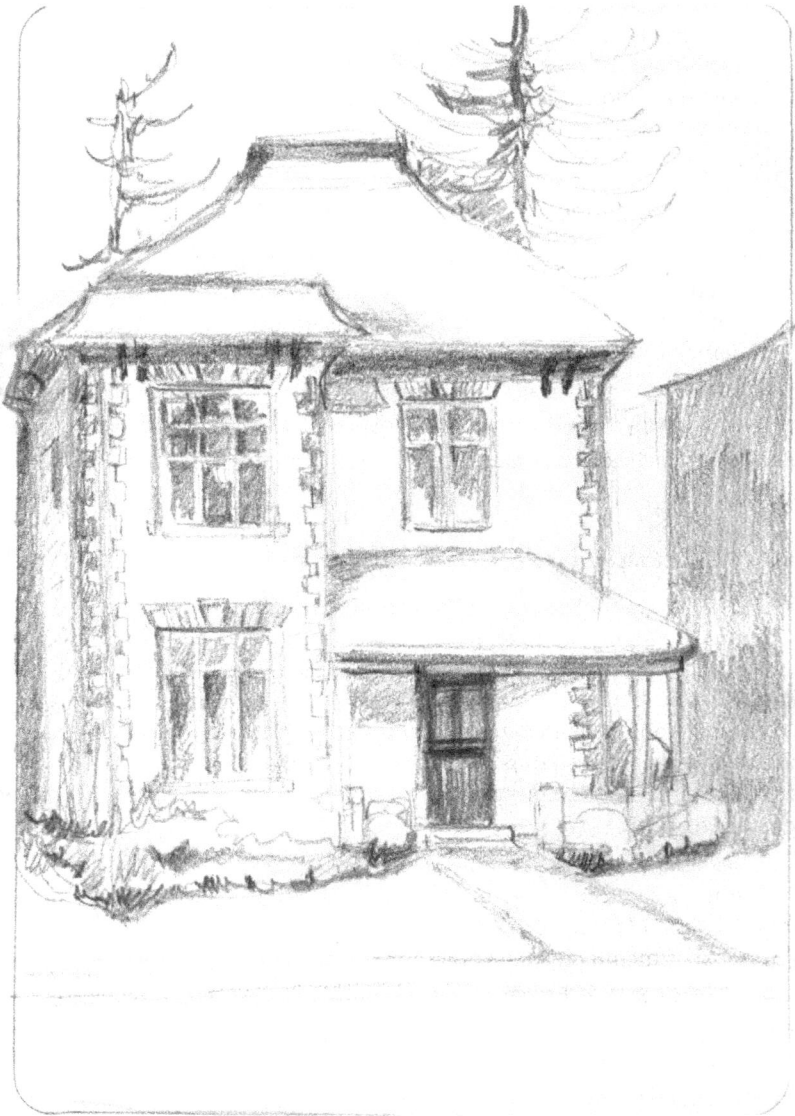

Meine Sicht ist klar.

Meine Seele fühlt sich rein an.

Ich zelebriere heute meine Achtsamkeit
und meine gesamte Ehrfurcht gegenüber
der Schöpfung, deren Teil ich bin.

Meine Aufregung ist in diesem Fluss der
Energie, in dem, was ich sehe und fühle.

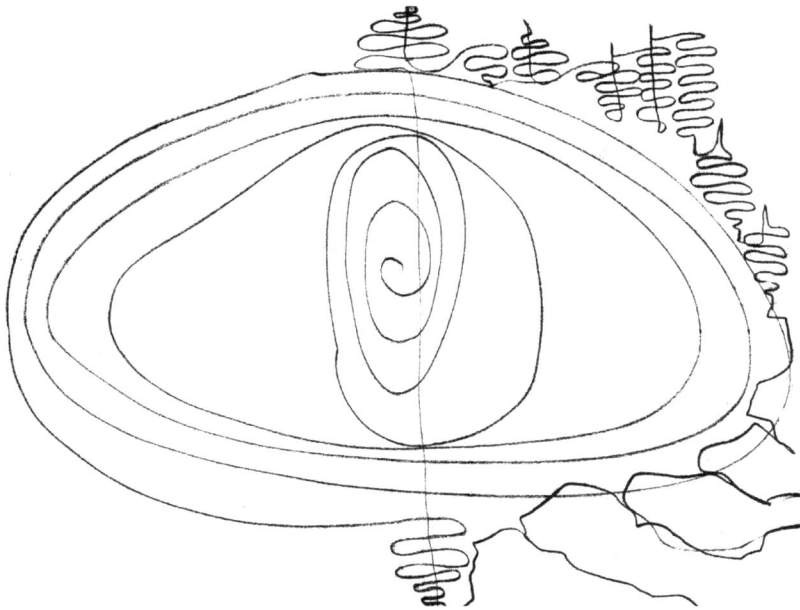

KREATIVES ÜBEN

Unterstützende Tools entwickeln

Beginne, eine einfache Liste über Dinge zu führen, die dir gefallen und durch die du dich gut fühlst. Es ist gut, Listen bei sich zu haben – sie sind besonders hilfreich, wenn wir müde sind ... zu erschöpft sind, um klar über den nächsten Schritt nachzudenken. Solche Hilfsmittel zu benutzen, können dir in schwierigen Phasen oder wenn du dich schlecht und unsicher fühlst, helfen, deine Energie aufzuladen und deine Stimmung aufzuheitern.

Hier ist ein Teil meiner Unterstützungsliste. Entwirf deine eigene Liste mit den gleichen Überschriften:

Spirituell	Mental	Physisch	Sinnlich	Emotional
Meditation	Lernen	Fahrrad fahren	Frische Luft	Umarmungen
Sprechgesang	Filme	Ski fahren	Grandiose	Mit meinen
Singen	Bücher	Tanzen	Kleidung	Kindern
Lesen		Camping	Zeit mit meinem	spielen
Unterstütz-			Liebhaber	Einen Hund
ungsgruppe			Langsames	streicheln
Langer			Tanzen	
Spaziergang			Sonnenschein	
Tiefes Atmen				

Erstelle auf einer neuen Seite eine leere Tabelle mit den oben genannten Überschriften. Es gibt kein richtig oder falsch bezüglich der Platzierung der Wörter. Manche Aktivitäten gehören mehreren Kategorien an.

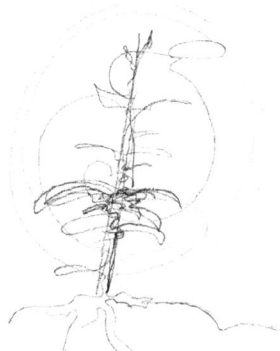

KREATIVES ÜBEN

Ein unterstützendes Chart

Ich habe diese Tabelle entworfen, um Sachen aufzulisten, die ich regelmäßig mache, sowie Sachen, bei denen ich mir mehr Unterstützung wünsche. Manchmal verändere ich die Tabelle. Je mehr Häkchen ich gesetzt habe, desto besser fühle ich mich. Mich selbst mit Häkchen zu belohnen, hilft mir, mehr Positives in mein Leben einfließen zu lassen und sogar ein paar Kilos zu verlieren. Für jede Tabelle, die ich vervollständige, belohne ich mich selbst. Wann immer ich fühle, dass ich erschöpft, müde oder mich überwältigt fühle, dann weiß ich, dass es Zeit ist, dieses Chart hervorzuholen. Es lässt mich sofort wissen, was ich vernachlässigt habe. Unten ist eines meiner eigenen Beispiele, aber du kannst dir selbstverständlich deine eigenen Kategorien ausdenken.

Sorge dafür, dass du jeden Tag alle deine Aspekte „fütterst", einschließlich deiner spirituellen, emotionalen, mentalen, physischen und sinnlichen Aspekte.

UNTERSTÜTZUNGSLISTE																
Morgendliches Dehnen																
Atmen																
Ins Journal schreiben																
Dankbarkeitsliste																
Ein Spaziergang																
Andere Übung																
Ausruhen																
Spirituelles Lesen																
Summen, Singen																
Sonnenschein																
Umarmungen																
Spaß																
Weniger																
Gesunde Snacks, Äpfel																
Kleinere Portionen Fleisch																
Mehr Gemüse																
Abendliches Dehnen																

Selbstvertrauen genießen

Selbstvertrauen ist eine realistische Anerkennung deines Selbst, einschließlich des Bewusstseins deiner Talente, Fähigkeiten und der Güte deines Herzens.

Bescheiden sein ist, wenn du deine Fähigkeiten schätzt und ehrst.

Überbiete sie.

Überbiete dich bei deiner Arbeit selbst. Strebe nach einer Spitzenleistung. Erweitere weiterhin deinen Horizont. Experimentiere. Lerne. Das Wachsen deines Selbst ist ein fortlaufender Prozess. Folge deinem Herzen und dein Selbst wird wachsen und zum Vorschein kommen. Bewege dich, entwickle dich weiter. Manche Aspekte mögen abschreckend wirken, aber erinnere dich daran, dass es alles Teil eines Prozesses ist. Gib nicht auf! Schaffe eine Leidenschaft für dich selbst. Es ist dein Leben.

Nutze es!

Folge deiner Intuition. Es ist richtig.

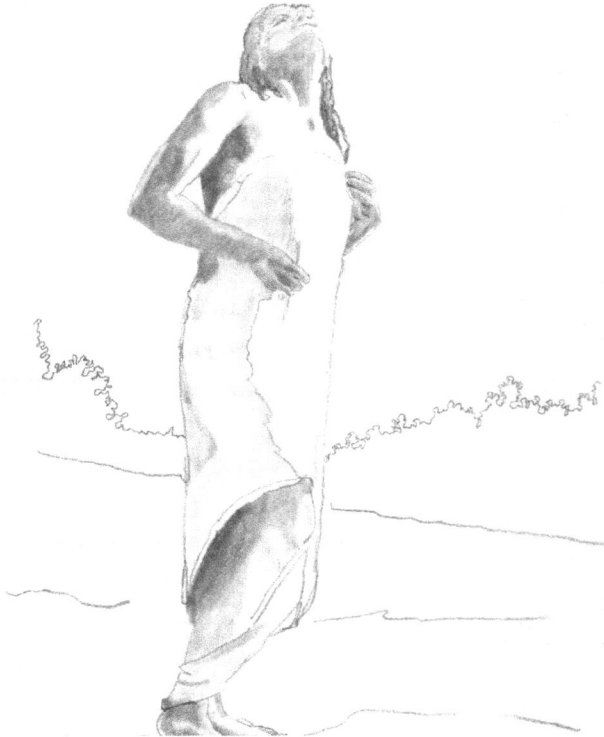

VERSTEHE DEINE EMOTIONEN

Hast du manchmal das Gefühl, dass es mehr gibt, was du erleben könntest? Dass vielleicht etwas fehlt? Oder vielleicht wirkt das Leben einfach nur eintönig? Vielleicht fehlt dem Leben eine Bedeutung oder Bestimmung. Du fühlst dich irgendwie verunsichert ... nicht obenauf. Es könnte sein, dass du dir deiner Emotionen nicht bewusst bist, einschließlich derer, die du blockiert hast. Vielleicht fühlt sich dein Leben nicht bewältigbar an.

Den Fluss der Emotionen zu blockieren, blockiert die Wege der Kreativität und des leidenschaftlichen Lebens. Emotionen zu blockieren, unterdrücken, und/oder festzuhalten erfordert Energie. Es ist anstrengend.

- Emotionen können auf verschiedene Art und Weise auf die Kreativität Einfluss nehmen.
- Emotionen können kreativen Fluss verhindern und blockieren.
- Emotionen können Kreativität erhöhen und inspirieren.
- Emotionen können die Selbstreflexion anregen und zu Möglichkeiten inspirieren.
- Blockierte Emotionen können andere Emotionen und Attitüden verzerren.

Eine Emotion nicht zu verstehen, erlaubt der Emotion, die Kontrolle zu übernehmen und entführt oder paralysiert dich.

Deine Emotionen und Stimmungen zu verstehen, kann dir Objektivität und den Scharfsinn verschaffen, dich selbst außen vor zu lassen und klar über eine Situation nachzudenken. Dann kannst du diese Emotionen dazu nutzen, deine Kreativität selbstbewusst zu befreien. Mit diesem Bewusstsein wirst du in der Lage sein, deine emotionale Energie zu steuern und kreative Energie durch sie hindurch fließen zu lassen.

Um diese Sinne verstehen und kommunizieren zu können, musst du einen Weg finden, wie du ihnen eine „Form" oder „Bedeutung" geben kannst.

Sich der Kunst zu widmen kann dabei helfen. Die Kunst kann dabei behilflich sein, eine Emotion zu durchleben oder blockierte Gefühle zu lösen.

Die Kunst bietet ein nonverbales Mittel, um Emotionen zu bewegen, die du sonst vielleicht gar nicht artikulieren könntest – oder gar wolltest.

Blockierte Emotionen können andere Emotionen und Gesinnungen verzerren

Emotionen, die unterdrückt wurden, treten irgendwann an die Oberfläche. Davor färben sie jedoch auf unsere Stimmung ab und haben Einfluss darauf, wie wir reagieren.

Gefühle oder Emotionen zu unterdrücken, hält uns davon ab, allen Möglichkeiten gegenüber offen, emotional lebendig und sensibel zu sein und das Leben genüsslich voll auszuleben.

Eine blockierte Emotion kann woanders übertrieben, verfälscht und verzerrt auftreten. Auslöser dafür können tiefere, ungelöste und verborgene Emotionen sein. Bemerke, dass „blockierte Emotion" nicht bedeutet, frei von Emotionen zu sein. „Blockierte Emotion" kann bedeuten, dass die Emotion extrem, verstümmelt, verzerrt und fehlgeleitet ist. Ein leidenschaftliches Liebesspiel überquert eine Linie und wird gewalttätig. Wahnsinniges Feiern, das fast ekstatisch wirkt, kann voll an schmerzvollen Witzen und wildem oder selbstzerstörerischem Verhalten sein. Wie ehrlich und klar sind deine Emotionen und Reaktionen?

Emotionen können den kreativen Fluss blocken und verhindern

Wut, Angst oder Trauer können Kreativität auf ihrem Weg bremsen.

Wut kann Kreativität so sehr behindern, dass sie jeglichen Einblick verblenden und blockieren kann, weil die Wut selbst so laut und dominant ist.

Die Angst davor, eine Prüfung nicht zu bestehen, die Angst, den Erwartungen des Lehrers nicht gerecht zu werden, die Angst, deinen eigenen Erwartungen und Hoffnungen nicht gerecht zu werden, kann dich lähmen und davon abhalten, es überhaupt zu probieren. Die Angst davor, dumm dazustehen, kann jegliche Erforschung oder Versuche verhindern.

Hoffnungslosigkeit oder Furcht, die auf Trauer oder Depression basieren, können jegliche Energie, die für den Beginn eines kreativen Vorhabens notwendig ist, blockieren.

Wut

Wut, die nicht freigelassen wird, kann uns physisch und emotional verletzen. Wut kann sich in Depression, Enttäuschung, Empörung und Frustration zeigen oder indem man sich betrogen und genervt fühlt oder einfach genug hat.

Unterdrückte Wut kann Kreativität zurückhalten. Sie kann als Sarkasmus auftreten und plötzliche Gefühlsausbrüche oder unbedingten Perfektionismus verursachen.

Unterdrückte Wut kann zur Folge haben, dass man sich unwürdig, müde, verletzt, schuldig, kraftlos, ängstlich oder depressiv fühlt, und sogar gerechtfertigte Wut verneinen. Unterdrückte Wut kann auch eine intensive Leidenschaft entfachen, die jede Seele durchbrennen und sich in lauten, stakkato-ähnlichen, barschen Linien und wilden Farbkombinationen äußern kann.

Wie lässt du deine Wut raus? Wie kannst du deine Wut leiten, sodass sie produktiv wird und dich auf eine aktive und positive Art und Weise führt und motiviert? Welche Möglichkeit hat die Wut dir gebracht? Ist die Wut in ihrer aktuellen Form gerechtfertigt? Hat zum Beispiel jemand ein Kind verletzt? Oder ist die Wut eine Reaktion auf eine Situation oder eine Lüge aus der Kindheit?

Furcht

Wie sehr fürchtest du dich? Furcht kann offensichtlich sein oder auch nicht. Wie kann Furcht nützlich sein? Sie kann sich als übertriebene Wachsamkeit, übertriebene Analyse und/oder übertriebener Schutz maskieren.

Wie kannst du sie erkennen? Wo ist ihr Ursprung?

Vorsichtig, beschützend und umsichtig zu sein, kann eine kluge Entscheidung sein. Es kann nützlich sein zu analysieren. Aber wann geraten diese Handlungen aus dem Gleichgewicht? Verhindern einige, dass du deine Ziele erreichst? Fügen sie dir auf irgendeine Art und Weise Schmerzen zu, indem sie dich ermüden lassen, dich stressen oder dich vielleicht auszehren?

Trauer

Trauer, die nicht freigelassen wird, gerät oft ins Stocken, wird dichter und schwerfälliger. Sich der Trauer hinzugeben, bedeutet nicht, dass sie lange oder für immer besteht. Die Trauer zu verdrängen, ermächtigt sie, andere Gedanken zu kontaminieren. Deiner Trauer ins Gesicht zu blicken und sie zu fühlen, anstatt sie zu verneinen, erlaubt ihr, sich selbst im Laufe der Zeit freizulassen. Wenn deine Trauer sich bewegen könnte, wie würde sie sich bewegen?

Schuld

Die Tibetaner haben kein Wort für „Schuld". Schuld bedeutet mehr, als sich moralisch verantwortlich zu fühlen. Schuld ist normalerweise ein negativer Fokus auf sich selbst und trägt zu einem Mangel an Selbstbewusstsein und Wertlosigkeit bei. Schuld kann dazu führen, dass du dich zu sehr verantwortlich fühlst; dass du zu viel arbeitest, sie kann dich schwächen und dich empfindlich machen gegenüber den Meinungen, die andere über dich haben. Schuld kann verschleiert sein, zum Beispiel indem man anderen zuerst hilft. Schuld kann dich in deinen Handlungen negativ beeinflussen.

Gibt es etwas Nützliches dabei, sich schuldig zu fühlen? Gefühle der Schuld können so unkomfortabel sein, dass es dich motiviert, deine gesamte Lebensweise zu verändern. Denke über die Verantwortung aller Beteiligten sowie die Umstände nach. Reflektiere über Motivation und Intention. Denke darüber nach, dir selbst zu vergeben. Ist es angemessen zu denken, dass du als Mensch niemals Fehler machen würdest? Es ist wichtig zu lernen, dir selbst zu vergeben.

Scham

Über Scham spricht man gewöhnlich nicht. Oft wird es als beschämend angesehen, Scham zu fühlen. Die Gefühle der Scham sind so schmerzhaft, dass sie zu Gewalt oder Selbstmord führen können. Scham trifft am tiefsten ins Herz. Es ist oft eine innere Tortur der Erniedrigung, Niederlage oder Entfremdung.

Wo befinden sich die Möglichkeiten in der Scham? Gesunde Scham gibt den Rahmen für unsere Demut vor – wer wir sind und wer nicht. Scham zeigt uns unsere Grenzen auf und bestimmt unsere Standards für das, was wir als richtig und falsch ansehen.

Wenn Scham unsere Identität dahingehend übernimmt, dass wir glauben, als Mensch mangelhaft zu sein, dann wird sie giftig. Diese verzerrte Form der Scham ist außerordentlich harsch und schädlich. Scham und Schuld basieren auf Ängsten, Überzeugungen und Verhaltensweisen. Aus Scham zu handeln trägt nicht zu einem gesunden und freudigen Leben bei. Denke nach über die Kernursachen von irrationellen Überzeugungen, Hoffnungslosigkeit aufgrund der Vergangenheit, Verneinung von Schmerzen aus der Vergangenheit, sich an die Vergangenheit klammern, Angst vor Ablehnung, ungerechte Behandlung, sich zum Opfer machen, stilles Zurückziehen in Wut, ein Gefühl der Machtlosigkeit, ein Gefühl der Hoffnungslosigkeit und Mangel an Vergebung gegenüber sich selbst.

Scham zu überwinden ist harte Arbeit. Du musst konstant an dir arbeiten. Am besten ist es, wenn du Unterstützung bekommen kannst – in einer Therapie oder von einem sehr empathischen Freund.

Viele Leute, mit denen ich arbeite, sorgen sich, dass sie in diesem Zustand verbleiben werden, wenn sie sich einer unbehaglichen Emotion hingeben. Niemand kann eine Emotion auf Dauer aufrechterhalten. Als Menschen schwanken wir in dem breiten Spektrum von Emotionen. Der Schlüssel ist es, unbehagliche Emotionen zu verwalten, sodass die angenehmen Emotionen überwiegen können.

Denke bei diesen stärkeren Emotionen über ihre Qualität, ihre Intensität und ihren Zweck nach. Bestätige dich selbst. Du verdienst ein glückliches Leben. Wir alle verdienen ein glückliches Leben.

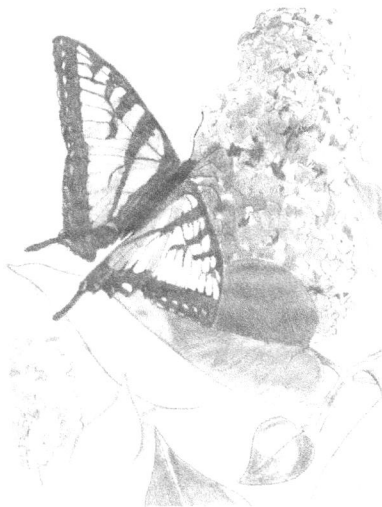

Ehrliche Willensäußerungen

All unsere Willensäußerungen sind mit unseren Emotionen verknüpft und können sich als Neckerei, Kreativität, Verletzlichkeit, Freundlichkeit, Traurigkeit und Wut darstellen.

Wir müssen ehrlich mit uns selbst, mit unseren Reaktionen sowie unseren Rückmeldungen im Leben sein. Wir müssen wissen, wer wir sind. Wie können wir das erreichen? Dadurch, dass wir unser Leben erleben! Das Leben, das wir leben, formt uns und erschafft unsere Persönlichkeit. Wir müssen uns selbst, einander und alles um uns herum wahrnehmen. Um uns selbst zu verstehen, müssen wir verstehen, wer wir sind, und ebenfalls die Familien und Kulturen verstehen, in denen wir aufwachsen. Mit diesem Wissen ist es möglich, eine kluge Wahl zu treffen, wenn es darum geht, was das Beste für uns und unsere Familie ist.

Am Anfang kann diese bewusste Entwicklung von Achtsamkeit und von Verstehen deiner eigenen Emotionen entmutigend und ermüdend sein. Es ist nicht immer einfach oder witzig, sich voll auf die eigenen Emotionen zu konzentrieren. Das Resultat deiner Bemühungen wird dir jedoch eine bessere Einfühlsamkeit, mehr Glück und Zufriedenheit sowie ein tiefes Gefühl der Dankbarkeit bescheren. Du wirst weiterhin die nicht so schönen Emotionen spüren, aber durch deine Erkenntnis und dein Verständnis werden sie kürzer und weniger verletzend sein.

Egal, welche Emotion du gerade durchlebst, gib dieser Emotion genug Zeit, um als Ganzes durchlebt und verstanden zu werden.

Emotionen können Kreativität verbessern und inspirieren

Wenn du eine von den belastenden Emotionen spürst, dann versuche, sie in deinem Journal zu beschreiben. Male deine Traurigkeit, male, wie du dich fühlst. Oder schreibe ein kleines Gedicht darüber, was du empfindest. Du kannst aber auch einfach still sein und die Emotion ausleben. Investiere deine Zeit darauf, diese Emotion wirklich zu spüren. Falls es hilft, dann teile sie mit einem Freund. Du wirst überrascht sein, wie die Traurigkeit, die Furcht oder die Wut dir Platz für Ruhe freigibt. Denke darüber nach, wie du dich selbst unterstützen kannst, wenn du solche Gefühle durchlebst. Werden sie dich stoppen? Oder werden sie dich antreiben, dich motivieren?[4]

Falls du missmutig bist, wenn andere gerade in kreativer Begeisterung schwelgen und du das Gefühl hast, dass dich etwas zurückhält, dann überlege, ob du gerade eine emotionale Blockade durchlebst.

---

4   Verstehen von und das Arbeiten mit unseren Emotionen kann eine ständige Herausforderung sein. In der Liste der Ressourcen gibt es mehrere Publikationen, die Einblick und Unterstützung bei diesem Prozess bieten können.

Einige der besten Liebeslieder, Arien, Theaterstücke und Filme sind mit einem zutiefst traurigen Herzen geschrieben worden. Der „Fado" ist eine volkstümliche Musik aus Portugal, die von Melancholie bestimmt wird.

Einige Emotionen sind so stark und leidenschaftlich, dass sie breite, dicke Pinselstriche zusammen mit dynamischen Farben verlangen. Die meisten Menschen wollen ihre eigene Geschichte erzählen und möchten, dass alle anderen diese Geschichte in irgendeiner kreativen Form nachvollziehen.

In meinen Unterrichtsstunden

Wenn du Striche zeichnest oder malst, sind sie dicht, sorgfältig und kontrolliert oder wild und stark? Kommt es dir so vor, als würde deine Ausdrucksweise ein Eigenleben haben?

Terry quälte sich und sagte, dass er nicht so malen konnte, wie ich es machte, obwohl er verstand, was ich ihm über Schätzungen und Schattierungen sagte. Seine Striche waren stark, fett und vertikal ausgerichtet. Seine Farben schrien laut. Er fühlte sich unsicher. Obwohl Terry die Gabe hatte, fotorealistisch malen und zeichnen zu können, fand er das langweilig und es limitierte ihn. Ich ermutigte ihn herauszuhören, was ihm sein Herz, sein Körper und seine Lebenserfahrung sagen wollten.

Wer weiß wirklich, woher diese Bedürfnisse kommen? Müssen wir das wissen? Kunst ist eine sichere Art und Weise, solche Bedürfnisse auszudrücken.

Terry wurde freier in seiner Malerei und kam besser mit seinen starken Pinselstrichen zurecht. Sein neu gefundenes Selbstvertrauen floss in andere Aspekte in seinem Leben ein. Terry wurde zufriedener und gelassener.

Eine andere meiner Studentinnen verausgabte sich in feinen Details. Nachdem Sophia einige Jahre bei mir Unterricht genommen hatte, gab sie zu, dass sie einen ihrer Pinsel ausdünnte, weil sie keinen finden konnte, der fein genug war, um ihre winzigen Farbstriche zu malen. Sie war sehr darauf bedacht, langsam zu malen und sich viel Zeit zu nehmen, um ein Werk zu beenden. Sie hatte das Gefühl, dass sie in der Klasse zurückblieb, weil sie so langsam war. Sie nahm verzweifelt teil am Unterricht, der Kühnheit und gewagte Materialien zwingend einforderte. Sie zwang sich selbst sogar dazu, grobe Pinsel zu nutzen.

Sophia hatte gelernt, dass man nicht weniger intelligent als andere ist, wenn man langsam ist. Ich versicherte ihr, dass es ein wertvolles Ziel und eine gute Eigenschaft ist, wenn man sich in der Kunst Zeit nimmt. Ich machte ihr den Vorschlag, still und ruhig an ihrem Arbeitsplatz zu Hause zu sitzen und darüber nachzudenken, was sie mit Vorliebe machen würde und wie sie sich dabei fühlte, und versicherte ihr gleichzeitig, dass sie ihre Antwort finden würde, wenn sie auf sich selbst hören würde. Ein paar Wochen später bemerkte Sophia freudig, dass sie sich am wohlsten fühlte, wenn sie sich in Details vertiefte. Einfach um der Details willen und aus keinem anderen Grund. Jetzt lässt sie ihre winzigen

Striche los und fühlt sich frei auf diese Art und Wiese zu malen und Erfahrungen zu machen. Ihre kreative Sensibilität kommt besser und besser zum Ausdruck und ihre Bilder entwickeln sich immer weiter. Und sie fühlt sich glücklich dabei.

Fordere dich selbst heraus oder teste deine Grenzen auf eine kreative Weise, indem du unangenehme, eigentümliche oder unbekannte Gebiete erkundest.

Es ist wichtig zu wissen, dass das der Weg zum Wachstum ist. Dich zu quälen und zu versuchen, dich in eine Rolle hereinzupressen, in die du gar nicht passt, ergibt keinen Sinn. Das Leben ist ein Geschenk und viel zu kurz.

Emotionen können dir einen Freiraum geben

Anstatt schwierige Emotionen zu hassen, zu unterdrücken oder zu vermeiden, überlege deren Nutzen!

Betrachte einen wichtigen Nutzen von starken Emotionen: Sich mit ihnen zu beschäftigen, ermöglicht weitere Selbstbetrachtung. Anteilnahme und tiefgreifende Gedanken können Erzählkunst, Lehren, Schreiben und Bühnenkunst fördern.

Wenn man eine Emotion überdenkt, egal ob Wut, Furcht, Trauer, Freude, Anteilnahme oder Liebe, kann es zu tiefer Feinfühligkeit und kreativer Ausdrucksweise in unterschiedlichen Formen inspirieren. Nach und nach kann die kreative Kunst, die aus der Selbstbetrachtung entsteht, in erhöhter Kreativität, mehr Gleichgewicht und Zufriedenheit resultieren.

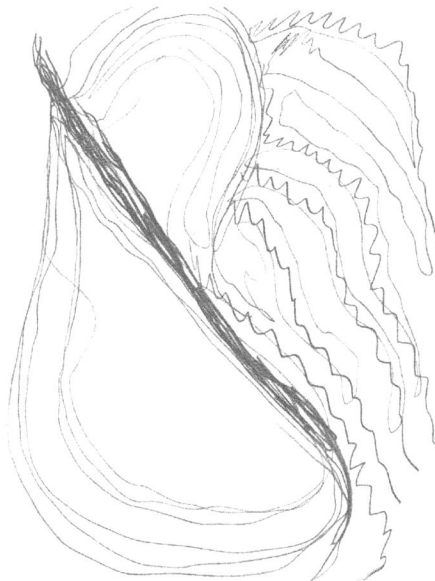

Leidenschaftliche Emotionen geben mir das Gefühl, lebendig zu sein.

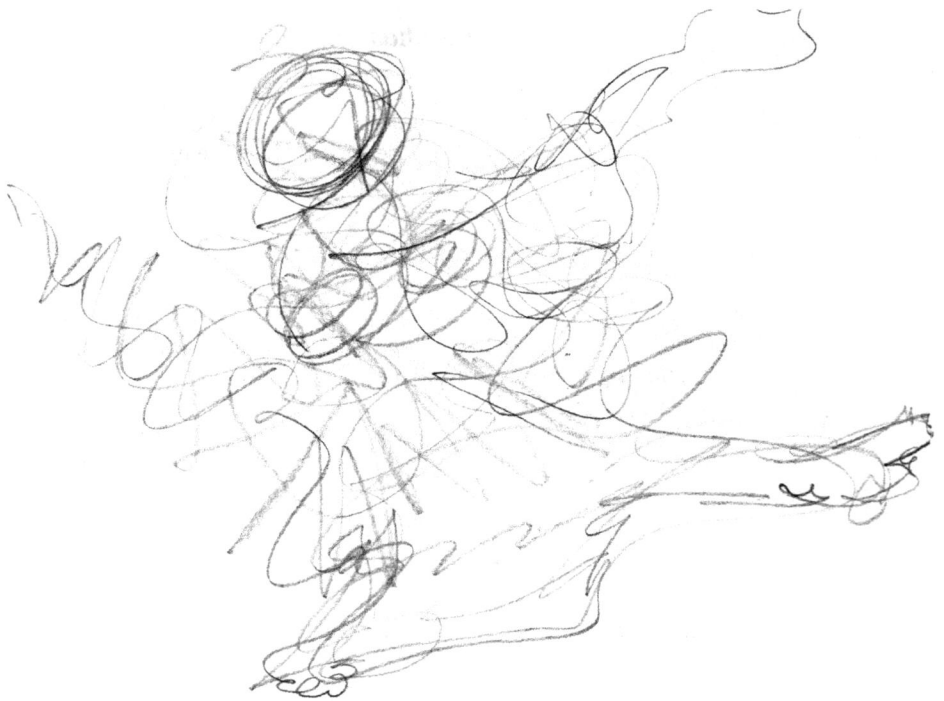

Was ist Freude?

Freude, oh Freude, pure Freude!

Freust du dich? Wie fühlt sich dein innerer Tanz an?

Was bedeutet das wirklich?

Freude hat verschiedene Niveaus. Freude kann eine leichte Zufriedenheit oder ein tiefes Gefühl des Wohlbehagens sein. Freude kann sprudeln, hell und prickelnd oder wild triumphierend sein. Viele Umstände in unserem Leben, wie zum Beispiel Besitz, Partner/Partnerin, Kinder, Freunde, Jobs, Errungenschaften und Geschäftigkeit schenken uns Freude in unterschiedlichem Grad. Diese Umstände sind hauptsächlich außerhalb unseres Selbst, können uns jedoch in unserem Inneren beeinflussen.

Es existiert auch eine tiefe, innere stabile und dauerhafte Ruhe.

Ein solches Glück ist unerschütterlich, weil es tief verwurzelt in unserem Wesen ist.

Kräfte und Elemente von außen können dieses Glück nicht zerstören.

Dieser innere Kern des Glücks durchdringt und beeinflusst alles um uns herum. Sogar in widrigen Zeiten trägt uns dieses tiefe Glück mit einem starken Kern der Stabilität, einer Wertschätzung unseres Lebens und unserer Wahrnehmungen. Es bringt Hoffnung und Ruhe und kann uns als Schutz gegen komplette Verzweiflung und Hoffnungslosigkeit dienen.

Tiefes Glück entsteht, wenn du dir selbst gegenüber authentisch bist.

Das beinhaltet eine starke spirituelle Grundlage. Es ist keine oberflächliche Maskierung von anderen Emotionen oder etwas Negativem. Authentische Gefühle fließen – auf und ab, wie in Traurigkeit, Angst, Frustration, Furcht, Wut, Freude, Leidenschaft und Erregung. Wenn auch einige Momente sich nicht gut anfühlen, können wir immer noch den Nutzen ergründen. Wir sind immer noch in der Lage, tiefe Wertschätzung für unser Geschenk, das Wunder des Lebens, zu ergründen. Wie können wir uns gegenseitig helfen? Es ist das gleiche Wunder mit dessen Fülle von Emotionen.

Ist es dein Ziel, authentisch, ehrlich und kontaktfreudig zu sein und gleichzeitig ein Gefühl von Macht und Besitz zu gewinnen? Erlaube dir, Emotionen ehrlich zu fühlen und dir darüber im Klaren zu sein, wohin diese Gefühle gehören. Gehören sie zu deiner emotionalen Geschichte oder zu der eines anderen? Wenn du authentisch bist, kannst du ein Beispiel geben, das anderen dabei helfen wird, ebenfalls authentisch zu sein.

Eine solche Klarheit fördert eine innere Ruhe, die zu Harmonie mit deiner

Umgebung führt und zum Frieden um uns herum beiträgt.

Menschen, die mit sich im Einklang sind, feiern den Erfolg und das Glück des anderen. Tiefe Freude wird gefördert, wenn du mit dir im Einklang und voll präsent in deinem Leben bist.

Wie kannst du dieses noch tiefere Glück fördern? Das kannst du, wenn dir ganz bewusst ist, wer du bist und in welche Richtung du dich entwickelst. Wenn du dich selbst vollkommen verstehst, erkennst du dich spirituell, mental, emotional, physisch und in deiner sinnlichen Achtsamkeit an. Es ist eine lebenslange, kontinuierliche Reise.

Tiefe Freude fließt, wenn alle Aspekte deines Lebens fließen.
Tiefe Freude fließt in allen Aspekten des Nachgebens, der
Unsicherheit, des Vergebens und der Wertschätzung.

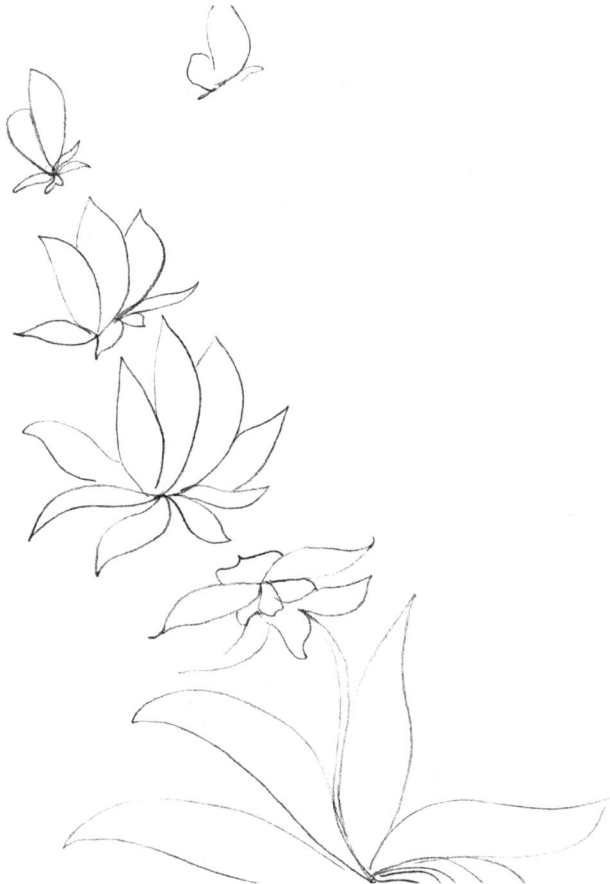

KREATIVES ÜBEN

Emotionen erforschen

Versuche, die Emotion wirklich zu fühlen und ihnen ganz nahe zu sein. Dann versuche, die Emotion zu erkennen.

Nimm ein paar tiefe Atemzüge.

Dann versuche, einiges an Raum zwischen die gefühlte Emotion und die Antwort auf diese Emotion zu schaffen, im Moment – ohne es zu hinterfragen.

Nimm dir so viel Zeit wie nötig, um herauszufinden, was du wirklich denkst. Es kann ein guter Zeitpunkt sein, deine Gedanken in deinem Journal festzuhalten oder vielleicht mit einem objektiven Zuhörer zu teilen.

Sind deine Gedanken reaktiv? Sind sie alt, alte Erinnerungen?

Gibt es ein Muster in deinen Gedanken? Wiederholen sie sich?

Sind deine Gedanken eher die Erwartungen, die andere an dich stellen?

Wo liegt die Quelle zu den aufkommenden Gedanken über die Emotion?

Ist dir bewusst, was die Auslöser für diese Emotion sind? Was löst diese Emotionen aus?

Bist du mit deiner Antwort zufrieden? Ist deine Antwort produktiv?

Wirst du mit deiner Antwort das erreichen, was du dir wirklich wünschst?

Manchmal kommt es einem vor, dass das Ergebnis ungünstig wird, egal, welche Wahl man trifft. Dann musst du die Handlung wählen, die am wenigsten ungünstig ist.

Du hast selbst die Wahl, wie du auf verschiedene Situationen und Emotionen antwortest. Und du sollst wissen, dass deine Entscheidung ganz sicher das Ergebnis beeinflussen wird.

Manchmal, ist es vorteilhaft, eine Pause zu machen.

Warte einen Tag oder eine Nacht oder sogar länger, bis du handelst.

Was ist mit der Liebe?

Wahrscheinlich ist schon mehr über die Liebe als über jedes andere Thema geschrieben worden.

Ist sie ein unendliches Wohlwollen oder Liebenswürdigkeit? Ist sie sexuell? Ist sie großzügig? Gefühlvoll? Ist Liebe kompliziert? Einfach?

Liebe zu fühlen ist eine Tugend der Barmherzigkeit.

Was ist Liebe in ihrer reinsten Form?

Liebe ist einfach da!

Liebe kann keine Liebe sein, wenn negative Emotionen involviert sind. Sind Furcht und Schmerzen vorhanden, wird Liebe beiseite geschoben.

Wir komplizieren die Liebe mit Erwartungen und Wünschen.

Liebe bedeutet aber, viel eher zu sein und zu geben, anstatt zu erlangen.

Sobald wir mit der Liebe in Reinheit leben können, ist Liebe natürlich und nährend. Liebe kann in uns, in unsere Gedanken und Handlungen ein- und ausfließen. Wenn man Liebe lebt, wird alles um einen herum von Liebe durchdrungen.

Wenn du dich selbst und dein Leben mit Augen voll von reiner Liebe betrachtest, kannst du die Türen der Freude und Glückseligkeit öffnen, von denen du gar nicht wusstest, dass es sie gibt.

Eine andere Person oder einen Anlass zu lieben, kann einem Wert und Zweck geben. Mit diesem Wert und zu diesem Zweck können wir alles aushalten.

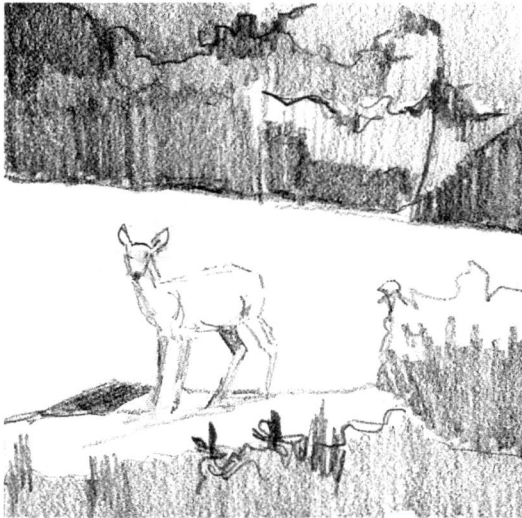

ICH BIN LIEBE

Ich bin aus Liebe entstanden,
zuerst oder zuletzt.

Ich bin aus müden Tagen entstanden,
die einst frisch waren.

Ich bin aus vielen Müttern entstanden,
einmal auch aus Töchtern.

Ich bin aus Furcht entstanden,
zuletzt oder zuerst.

Ich bin aus innerer und äußerer
Energie entstanden.

Ich bin aus dir entstanden
und du aus mir.

Ich bin aus dem kalten Schmutz
der Erde entstanden.

Ich bin aus dem luftleeren
Raum des Himmels entstanden.

Ich bin aus dem Wasser entstanden,
das meine Lippen benetzt.

Ich bin aus atemlos
klarem Geist entstanden.

Irgendwo in meinem Körper
ist mein Gedächtnis perfekt.

Meine Reise muss ich
in meinem Gedächtnis behalten.

5

KREATIVITÄT
SCHAUT SO AUS

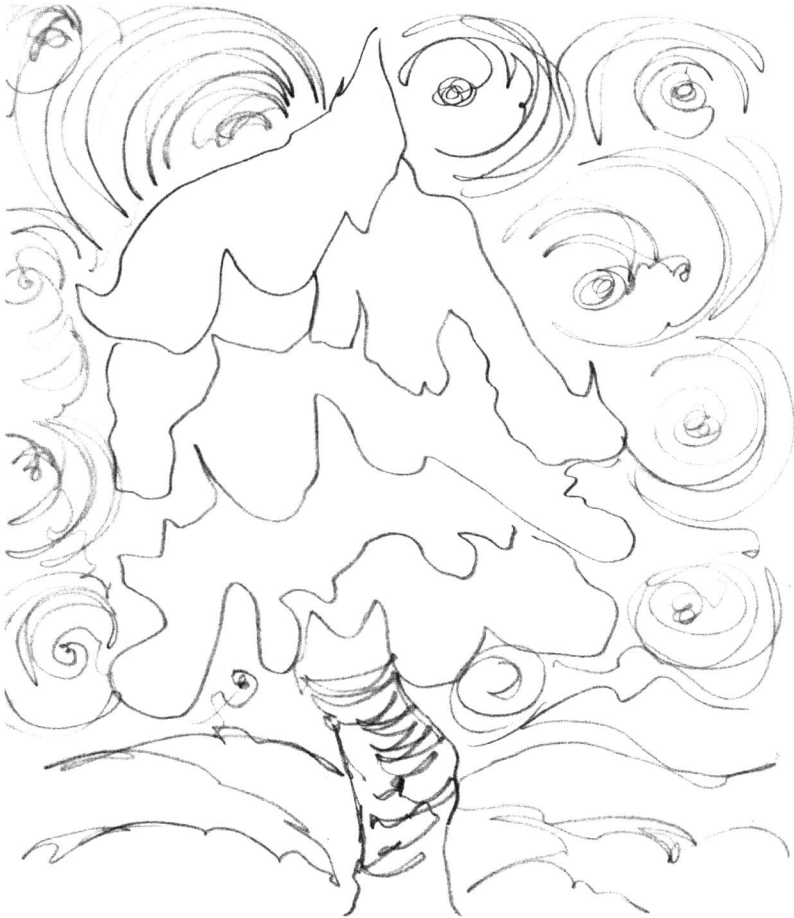

Kreative Menschen sind zutiefst davon
überzeugt, dass sie kreativ sind.
Wenn du von deiner Kreativität
überzeugt bist, dann öffnest du dich,
um mit Möglichkeiten zu spielen.

Beginne mit deinen Überlegungen und sei
darauf vorbereitet, flexibel zu sein.

Sei sanft mit dir. Gehe langsam und
in kleinen Schritten. Mit der Zeit
wirst du springen und fliegen.

Deine Wünsche werden erfüllt, und zwar
besser, als du es dir jemals vorgestellt hast.

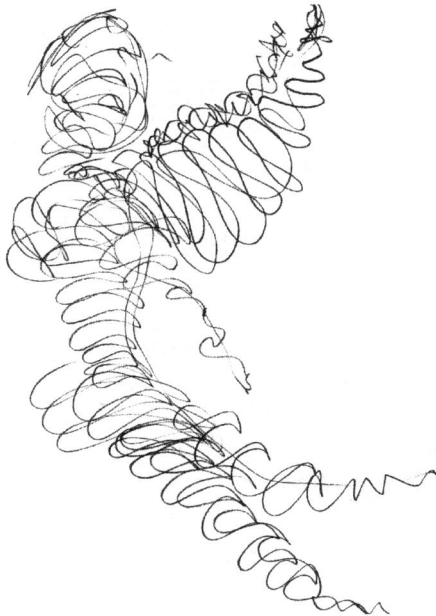

KREATIV SEIN

Was bedeutet es, ein kreativer Mensch zu sein?

Kreativ zu sein beinhaltet eine tiefe Wahrnehmung deines Selbst, einschließlich deiner Handlungen, Gedanken und Gefühle, deines Körpers und dessen Funktionen sowie deiner Spiritualität. Es ist eine Wahrnehmung, die nach außen fließt, zu allem, was dich umgibt und allem, was du tust.

„Kreativität" erfasst und setzt Wissbegierde und Lernen voraus, sowie allen Möglichkeiten gegenüber offen zu sein.

Kreativ zu sein ist mehr, als nur den Alltag und seine Herausforderungen zu meistern. Kreativität schließt die Fähigkeit ein, Veränderung als Möglichkeit anzunehmen, die Fähigkeit, die Möglichkeiten in dazugehörenden Problemen zu erkennen, sowie die Fähigkeit, sich dem Spaß mit Freude hinzugeben.

Kreativ zu sein bedeutet, sich die Zeit zu nehmen, um über das Alltägliche hinauszusehen, oft, etwas Neues ins Leben zu rufen – eine Erfindung, eine Entdeckung oder einen Prozess. Das gilt nicht nur für Kunst, sondern für alle Aspekte im täglichen Leben, einschließlich Beziehungen, Arbeit und Freizeitbeschäftigungen.

Ein kreativ denkender Mensch packt Fragen und Hindernisse wie ein Forscher an, der alle Möglichkeiten erkunden möchte und nach mehreren Optionen sucht. Wir wollen kreativ sein, sodass wir jede Entscheidung mit Weisheit treffen können. Jede einzelne und alle Fragen sind erlaubt. Immer. Fragen zu stellen ist eine andere Art der Forschung. Fragen und Antworten können uns zu anderen Fragen und Antworten leiten. Wir wissen nicht, wohin uns eine Frage bringen wird, und es ist so wichtig, immer Fragen zu stellen. Wir können nicht im Voraus über die Qualität der Frage oder der endgültigen Antwort urteilen. Wenn wir das tun, blockieren wir Möglichkeiten und Entwicklung.

Sei neugierig.

Sei wissbegierig.

Kreativität ist ein Geschenk der Natur, ein Teil unserer Menschlichkeit, die wir durch unsere lebenslange Reise nutzen und in der wir schwelgen sollen. Es ist unsere Kreativität, die zu Neugierde und Wachstum anspornt.
Es ist unsere Kreativität, die unsere Vorstellungskraft auf unserer Lebensreise der Erforschung und Entdeckung zündet.

Du kannst lernen, Kreativität in jedem Aspekt deines Lebens zu stimulieren. Mit Achtsamkeit, Reflexion und dem Wunsch, deine Handlungen und dein Wissen zu erweitern, kannst du das erreichen.

Was bedeutet kreative Achtsamkeit?

Achtsamkeit beinhaltet „im Jetzt" zu leben, indem du alle deine Sinne öffnest und bewusst alle Details in deiner Umgebung wahrnimmst – Formen, Geräusche, Gerüche, Bewegungen, einfach alles.

Das führt dazu, dass du auf eine wohlüberlegte und aufmerksame Art langsamer machst, weil du das, was du fühlst, aufnehmen musst. Diese Details können zu „Dateien" deiner Kreativität mit dem folgenden Inhalt werden:

- Sich darum bemühen, die Weisheit dessen, was wahr und wertvoll ist, zu verstehen und zu schätzen.
- Fragen zu stellen, um zu lernen, anstatt zu bewerten.
- Denken, ohne zu verurteilen.
- Verstehen, dass unsere Kämpfe in uns sind und nicht außerhalb.
- Mit Absicht den Geist öffnen für etwas, das anders ist.
- Einen „Anfängergeist" annehmen, als wüsstest du überhaupt nichts.
- Ruhe, Reflexion und Meditation wertschätzen.
- Dich mit deiner Spiritualität verbinden.

Kreatives Denken

Kreatives Denken beinhaltet mehr, als einfach über Farben und Kunst, Noten und Musik, Wörter und Gedichte, Schauspiel und Theater nachzudenken.

- Manchmal ist kreatives Denken kritisch – nachdenklich, analytisch, bewertend und schätzend.
- Manchmal ist es leidenschaftlich, wild und unbearbeitet.
- Manchmal ist es, wie ein Kind zu denken – spielerisch, neugierig und ohne vorgefasste Meinungen.
- Manchmal ist es eindringlich darauf fokussiert, einen Traum wahr zu machen.

Kreatives Denken nutzt alle Formen von Denkweisen, verbal und nonverbal, analytisch, symbolisch, abstrakt, konkret, temporal, rational, digital, linear, räumlich, analog, intuitiv und holistisch. Kreatives Denken kann bei Bedarf zwischen Denkweisen hin und her wechseln. Meine Studenten erzählen oft, wie das Erlernen von gestalterischen Fertigkeiten ihnen geholfen hat, ihr kreatives Denken in allen Lebensaspekten aufblühen zu lassen. Ihre Einstellung verändert sich, sie haben eine bessere Achtsamkeit und sogar ihre Mathematik- und Lesefertigkeiten verbessern sich. Sie entwickeln sich sowohl emotional als auch spirituell.

Kreativität gehört niemandem allein. Das ist allerdings für Menschen, die glauben, dass sie weder kreativ noch künstlerisch begabt sind, nur schwer zu verstehen. Wenn du dir selbst einredest, dass du nicht kreativ bist, blockiert das deinen eigenen Kreativitätsflow nachhaltig.

Vertraue darauf, dass du kreativ bist und du wirst kreativ sein.

Versuche es, du wirst sehen.

Kreativität entsteht durch Tagträumen, Fantasieren, Visualisieren und einfach Neugierig- und Erfinderisch-Sein. Erlaubst du dir zu träumen, zu fantasieren und zu erfinden? Unterdrückst du unabsichtlich deine eigene Kreativität und Erfindungsgabe sowie die von deinen Kindern, weil ihr überproportional viel Zeit mit massenproduzierten Spielzeugen, Spielen und Fernsehen verbringt? Wie bewertest du Kreativität?

Möchtest du kreativer werden?

Erlaube dir jeden Tag ein spezielles Zeitfenster für kreatives Denken und höre nicht auf zu lesen.

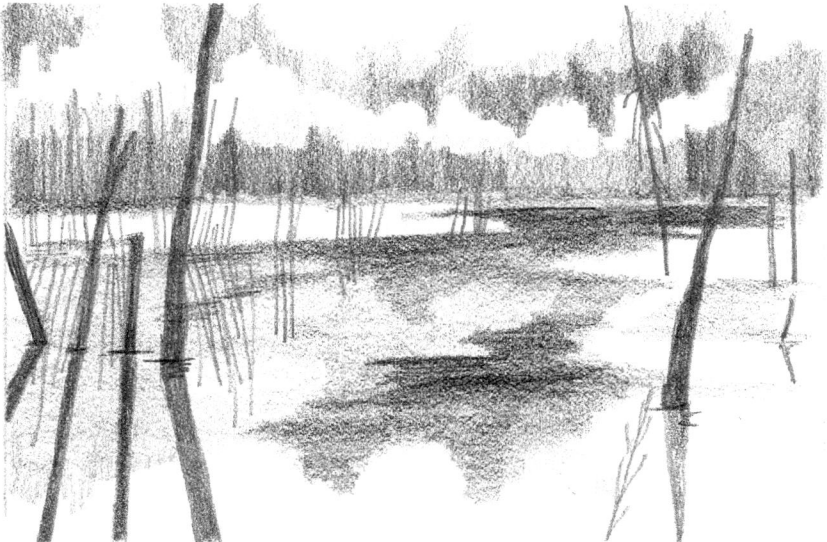

KREATIVITÄT WIDERSTEHEN

Ich bin eine Künstlerin, aber trotzdem denke ich oft, dass das, was ich erschaffe, falsch ist oder einfach nicht funktioniert. Ich muss mich regelmäßig versichern, dass das, was ich mache, in Ordnung *ist* und funktionieren *wird*.

Selbstzweifel und Unsicherheit treffen jeden.

Gestehe dir solche Gedanken ein, schiebe sie zur Seite und gehe voran. Der Sinn der Kreativität ist es, alle Arten von Möglichkeiten zu versuchen – in deiner Fantasie, wenn nicht in Wirklichkeit. Dann mache den Sprung und tue das, was du aufregend findest.

Vergiss nicht, dass du sogar, wenn du forschst, lernst und dich entwickelst, in deinem Streben nach deinem vollen Potenzial Fortschritte machst.

Ein Teil des Kreativseins ist der aufregende Prozess,
das zu werden, was du wirklich bist in deiner Einzigartigkeit.
Genieße diesen Prozess!

Das Lesen über Kreativität kann nicht deine eigene Teilnahme an kreativen Tätigkeiten ersetzen.

In Tagträumen denkst du oft in Wörtern und Bildern. Warum also lehnst du es ab, diesem freien Denken mit Malerei, Skulpturen, Poesie, Musik oder Gesang Ausdruck zu verleihen? Wenn du dein Zögern, „dich gehen zu lassen", nicht erforschst, dann hältst du dir selbst die Fülle der kreativen Erfahrung zurück, die deine sein könnte.

Nimm dir Zeit zum Tagträumen, Fantasieren und Visualisieren. Bilder erlauben die sichere visuelle Erkundung und das Fantasieren ohne Grenzen und ohne Risiko. Alles ist möglich, alle Träume werden wahr und es gibt keine Einschränkungen oder Bedingungen. Erträume Fragen und suche Antworten, die anders und neu sind. Das Visualisieren verbessert die menschliche Erfahrung, während es deinen Denkprozess, deine Fähigkeit, Probleme zu lösen und deine Lebensfähigkeit erweitert und stärkt. Alles, was notwendig ist, ist angstfreies Üben. Lass deiner Kreativität freien Lauf! Traue dich, dir das Lächerlichste vorzustellen!

Bilder in Form von Träumen und Visualisieren werden in unserem Bildungssystem allzu oft als störend empfunden. Im Allgemeinen lehnen wir zu träumen und visuell zu denken ab. Ich habe als Studentin und Lehrerin die Erfahrung gemacht, dass die meisten Menschen sich hierfür keine Zeit nehmen.

Angstvolles Auflehnen gegen das Erforschen von kreativen Abenteuern zeigt sich in vielerlei Gestalt: Zum Beispiel kann man sich plötzlich müde oder hungrig fühlen, Kopfschmerzen bekommen, unruhig oder nervös werden – oder zögerlich sein. Sei dir solcher Gefühle bei dir oder anderen bewusst und sei sanft.

Wenn das Vertrauen wächst, werden diese „Symptome" verschwinden und die Kreativität wird fortschreiten.

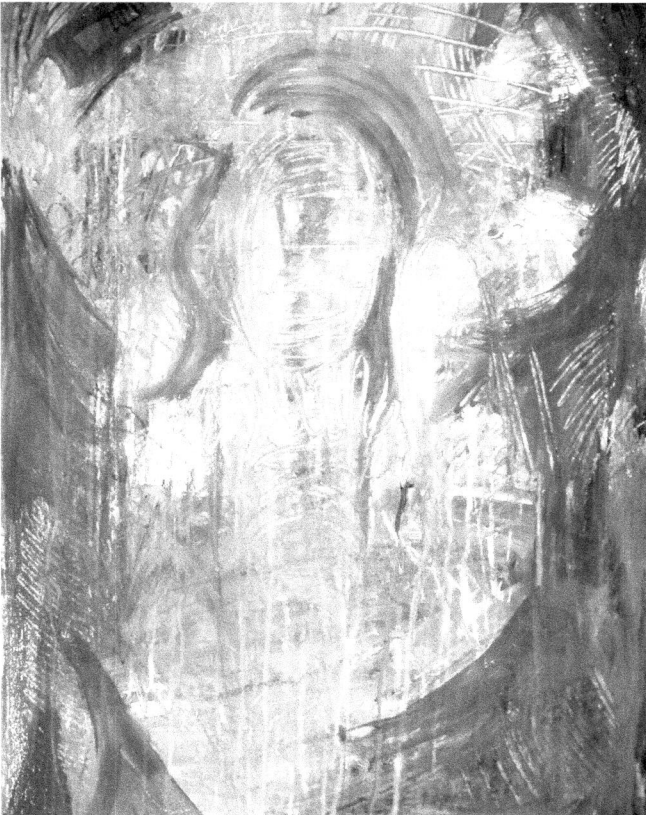

DEINE KREATIVE ENERGIE STIMULIEREN

Du kannst Wege finden, dich in einen solchen Gemütszustand zu versetzen, der deinen Kreativitätsflow fördert. Du bist der Herrscher über dein Gehirn. Lerne, wie du diese kreativen Säfte verführerisch auspressen kannst.

Sorge für eine entspannte, harmonische Gemütslage

Geh spazieren, mach Yoga oder Tai-Chi, meditiere, visualisiere, lausche beruhigenden Podcasts, singe, und vor allem, schließe tiefes Atmen ein. Sitze im Gras und beobachte, wie ein Baum wächst. Finde die für dich beste Zeit und mache genau das, was für dich am besten funktioniert, um dein Herz und deine Seele zur Ruhe kommen zu lassen.

Entferne die Spinnennetze

Journaling ist ein fantastisches Mittel, die wiederkehrenden Worte und Sätze auszumisten, die in deinem Kopf herumschwirren. Schreibe einfach auf, was dir gerade einfällt, auch wenn es ein „ich weiß nicht, was ich schreiben soll" ist oder „ich fühle mich lächerlich", oder „ich muss diesen Kunden treffen", oder „ich muss daran denken, das Fleisch aus dem Gefrierschrank zu holen" und so weiter. Bewerte nicht, was du schreibst oder wie oft du es denkst. Notiere es einfach.

Journaling

Benutze dein Journal, um Träume, plötzlich auftauchende Ideen und auch schwammige Visionen aufzuschreiben. Dein Journal kannst du als einen Staubsauger betrachten, der all die Wörter, die in deinem Geist herumschwirren, aufsaugt – mit dem Unterschied, dass du zurückblättern kannst und die Wörter noch vorhanden sind, falls du sie nochmals lesen willst. Und es ist wie beim Saubermachen, je regelmäßiger du es machst, desto weniger schrecklich wird es.

Gestalte ein paar Sachen um

Ändere die Farbe von einigen deiner Accessoires. Krempele Sachen um, von oben nach unten oder mit der Innenseite nach außen. Du stimulierst dein Gehirn dazu, in neuen Bahnen zu denken, wenn du das Aussehen deiner Umgebung veränderst.

Überprüfe deinen Arbeitsbereich

Benutze Farbe, Licht, Poster, Bilder, unterstützende Materialien, Zitate und witzige Sachen, um eine Gute-Laune-Stimmung zu kreieren, die dich zum Lächeln bringt. Was sagt dir dein Arbeitsbereich? Schaue ihn dir an, als ob du ein Besucher wärst. Wie würdest du ihn bewerten? Ist er ein inspirierender Ort?

Versuche es mit Musik

Höre verrückte Musik, um dich selbst aufzupeppen, und somit einen energiegeladenen Flow zu kreieren. Sorge dafür, dass du eine Musiksammlung hast, die dich inspiriert und dich grooven lässt. Finde Musik, die dich auf die Füße bringt. Tanze dazu, zeichne dazu, laufe dazu, schreibe dazu.

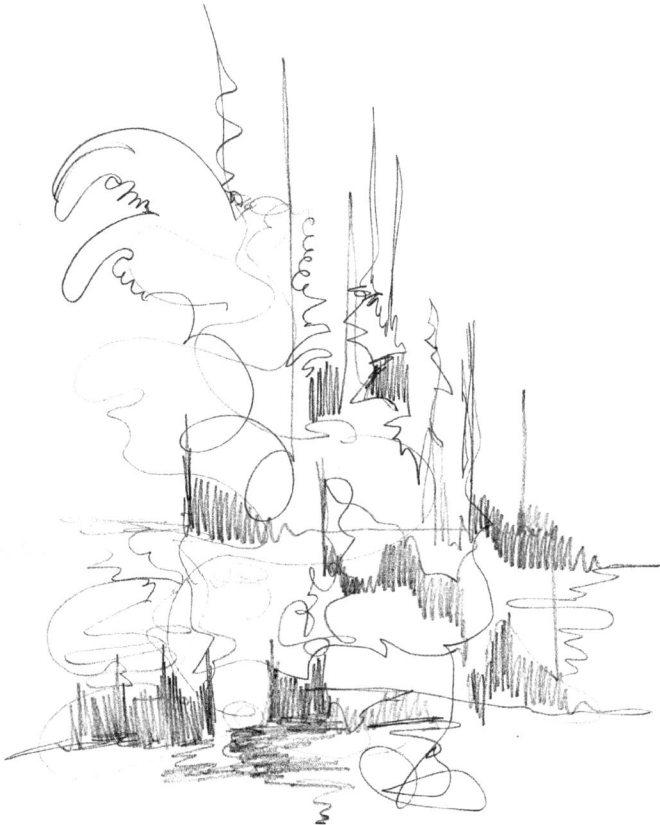

DIE SINNE STIMULIEREN

Du weißt, dass die Menschen fünf Sinne haben, Schmecken, Fühlen, Riechen, Hören und Sehen sowie einen sechsten Sinn genannt Intuition. Diese Fähigkeiten können bei der Verwendung von kreativer Achtsamkeit verstärkt werden. Hierzu musst du dich verlangsamen und dich komplett mitten in die Details der einzelnen Erfahrung platzieren, im Moment der Erfahrung.

Berühre etwas Neues

Berühre etwas, das du normalerweise nicht berührst. Streichle die Milchkanne oder die Eier, bevor du sie zum Braten aufschlägst. Schließe deine Augen, während du die Dinge streichelst. Beschreibe für dich selbst, was du physisch und emotional fühlst. Berühre ein Gerät, einen Blumenstrauß, das Telefon, einen Stuhl, einen Bleistift, Götterspeise und beschreibe für dich selbst deine Empfindungen. Wie würdest du die Struktur malen?

Probiere einen neuen Geschmack

Erforsche eine neue Art zu küssen oder zu lecken. Probiere alle scharfen Gewürze und verschiedene Süßmittel; vergleiche, wie verschiedene Beeren schmecken. Such dir etwas mit Struktur aus. Achte darauf, wie verschiedene Strukturen unterschiedliche Geschmäcker und Empfindungen hervorrufen.

Lausche unbekannter Musik und unbekannter Geräusche

Was hörst du? Schalte alle Geräte in deinem Zuhause aus. Was hörst du jetzt? Singe. Falls du normalerweise singst, dann singe jetzt etwas komplett anderes. Lausche dem Geräusch eines Autos, lausche dem Geräusch eines Busses oder eines Zuges.

Rieche etwas Ungewohntes

Lass deine Nase im Garten die Düfte aufnehmen, achte auf ätherische Öle oder den köstlichen Duft des Barbecue. Schneide eine Zitrone in Scheiben, verbrenne ein bisschen Toast, rieche an deiner Seife, rieche an einem Stein.

Schaue etwas an, als wäre es das erste Mal

Bestaune Grashalme. Rolle dich auf den Rücken und schaue die Bäume an und verfolge deren Muster gegen den Himmel. Dann geh ins Haus und nimm wahr, wie verschiedene Farben sich auf verschiedenen Oberflächen spiegeln. Schau das Wasser an – was für eine Farbe hat es wirklich? Siehst du Spiegelungen im Wasser?

Beobachte deine Intuition aufmerksam. Wenn du deine Sinne stimulierst, revitalisiert es deinen Geist und erhöht deine Energie. Wenn du deine Sinne auf eine neue Art und Weise stimulierst, wird dein Gehirn ebenfalls auf eine neue Art und Weise stimuliert.

Leonardo Da Vinci – italienischer Maler, Bildhauer, Ingenieur, Musiker, Mathematiker und Wissenschaftler – wusste seine Sinne zu stimulieren, intensivieren und konstant zu liebkosen. Er wusste das Leben voll und ganz zu genießen. Er wusste, die Spritzigkeit in seinem Leben und seinen Augen zu erhalten. Seine Freude, einfach am Leben zu sein, kam in seiner lebhaften Kreativität zum Ausdruck.

Er nahm sich die Zeit, still und allein nachzudenken.

Er genoss es, Kleider zu tragen, die aus feinster Seide und feinstem Samt waren und sich beim Laufen um seinen Körper schmiegten.

Er engagierte Musiker, die für ihn spielten, während er malte.

Er aß feinste Lebensmittel und trainierte seinen Körper.

Er erfreute sich an duftenden Ölen, die seinen Geruchssinn stimulierten.

Er stimulierte sein Gehirn mit Puzzeln und er hörte nie auf zu lernen.

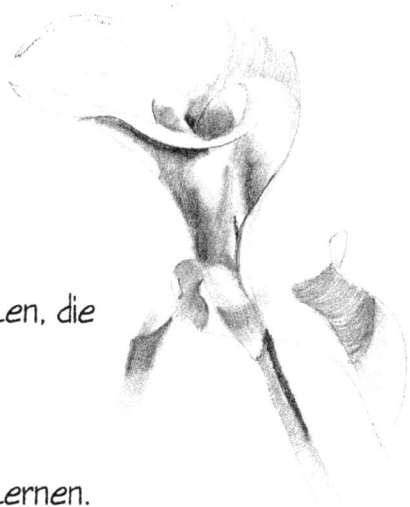

ÄNDERE DEINE KANÄLE

Wenn ich nach einem Frühstück mit der Familie nach viel Nörgelei in meinem Studio ankomme, könnten die emotionalen Reste meine Kreativität blockieren. Jedes Gefühl und jedes Befinden ist eine Blockade, wenn es dich daran hindert kreativ zu sein. Wenn man sich gestresst fühlt oder von Sorgen abgelenkt ist, wenn man sich müde oder schuldig fühlt, dass man sich Zeit genommen hat, wenn man sich unsicher fühlt, Angst hat, nicht genug zu erschaffen, oder gar ein ganz bestimmtes Resultat erschaffen will – all das behindert den kreativen Flow. Interne und externe Faktoren haben einen Einfluss darauf, wie du funktionierst.

Nach 30 Jahren mit künstlerischen Betätigungen habe ich mit der Zeit und durch Übung gelernt, meiner inneren Stimme zuzuhören. Auch wenn diese Stimme mir mitten in der Abarbeitung meiner 50-Punkte To-Do-Liste sagt, dass ich einen Spaziergang machen oder singen soll. Früher hätte ich mich gesträubt. Ich weiß nicht ganz warum. Manchmal zwang ich mich dann zu meinem Ruheplatz und mit einem großen Seufzer machte ich dann, was die Stimme sagte. Und jedes Mal machte sich die Investition bezahlt. In dem Prozess des zur-Ruhe-Kommens, werde ich mit meiner Welt wieder synchronisiert. Ich denke klarer und komme mit gesteigertem Vertrauen voran.

Wenn ich mich bedrückt fühle, überfordert oder von Gefühlen überrollt, bin ich zu blind, um zu sehen, wo ich bin, und ich kann dann meine innere Stimme nicht hören.

Das ist der Zeitpunkt, an dem das Leben ein riesiges Kuddelmuddel wird und ich Sachen fallen lasse, mich zurückziehe und unzufrieden bin. An solchen Tagen mache ich nicht allzu viel, wenn ich nicht überblicken kann, was passiert. Ich habe gelernt, meine Signale zu erkennen, schenke mir selbst ein Lächeln und versuche, so schnell wie möglich mir selbst und der Situation Beachtung zu schenken.

Manchmal ist es das Blicken auf eine Seite, auf ein Papier oder eine Leinwand oder das Stehen auf dem Tanzboden und mit irgendetwas zu beginnen, genug, um den Kreativitätsflow zu starten. Es fühlt sich vielleicht für eine Weile gekünstelt, gezwungen oder planlos an, bis du warm wirst. Zum Schluss werden die kreativen Säfte anfangen zu fließen.

Wenn du verschiedene Wege versuchst, um dich selbst in die kreative Konzentration zu bringen, wirst du spüren, was für dich am besten funktioniert. Benutze einfach das, was sich am besten anfühlt. Wenn du langsamer machst, wird deine innere Stimme deutlicher werden.

- Höre auf dich.
- Erforsche neue Grenzen.
- Nimm dir Zeit zum Üben.
- Entdecke eine neue Fähigkeit oder ein neues Hobby ohne Relation zu dem, was du bereits machst.
- Mache irgendwas, wovon du gedacht hast, dass du es nie könntest.

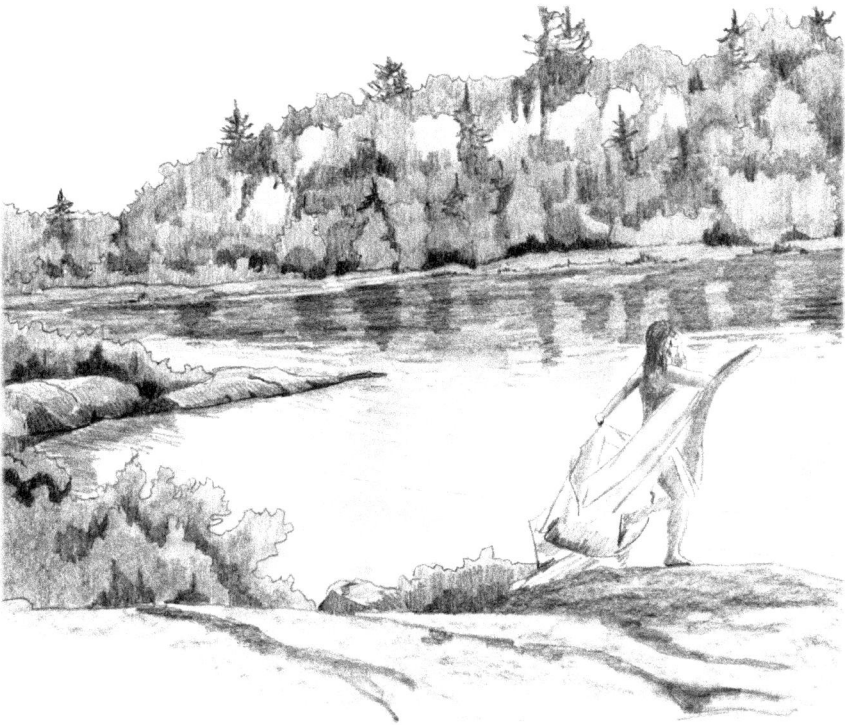

6

DIE
KUNSTERFAHRUNG

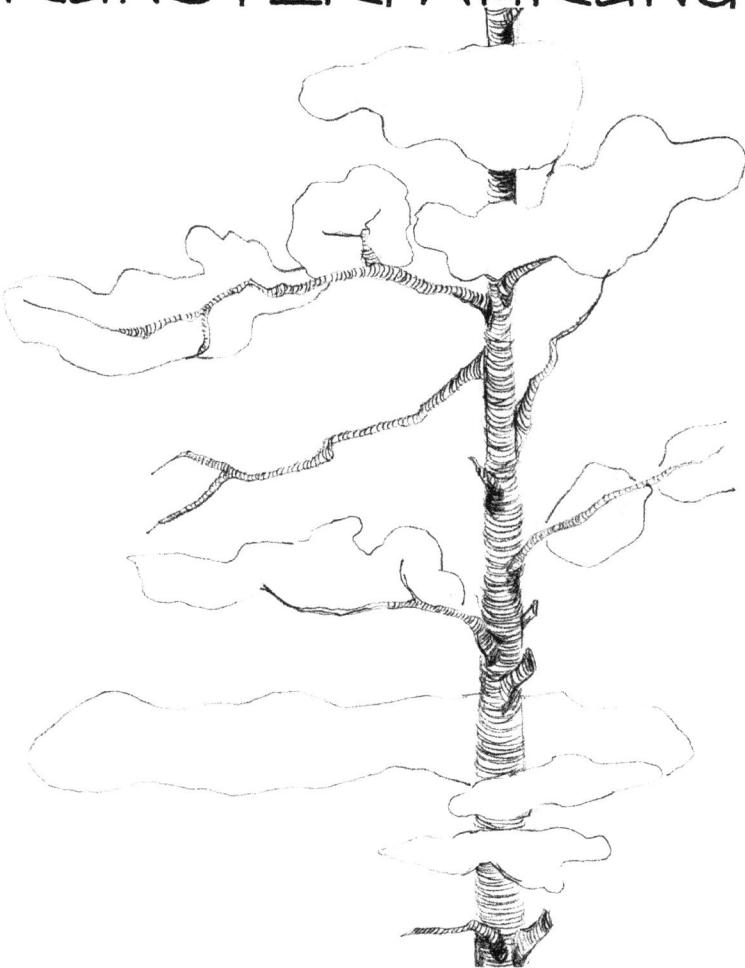

Echte Freiheit in der Kunst ist,
wenn wir keine Bewertung oder Erwartungen
haben und wir Kunst ausschließlich
machen, um Erfahrung zu gewinnen.

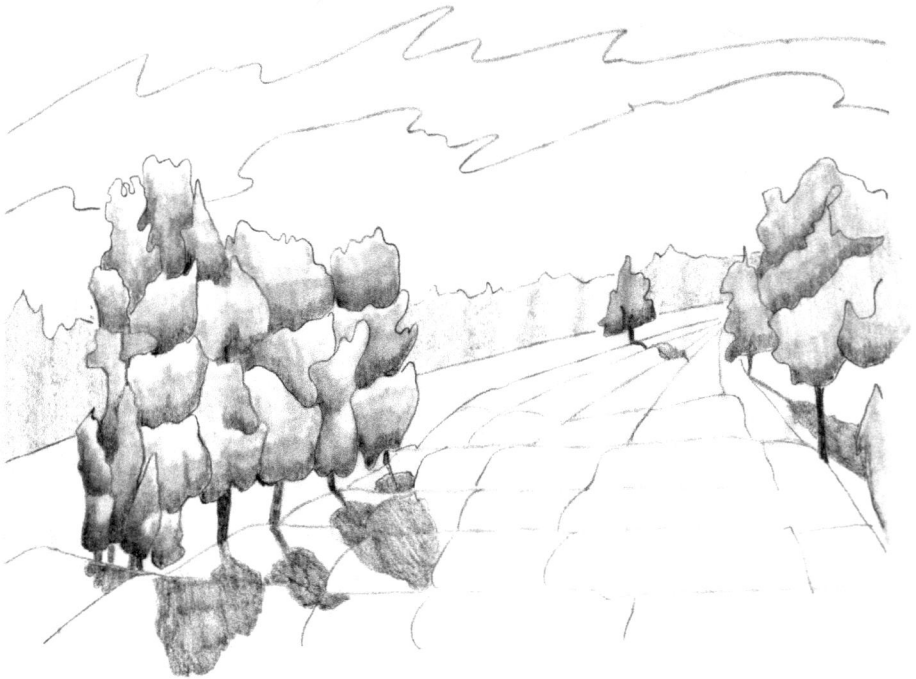

KUNST ERLEBEN

In diesem Kapitel beziehe ich mich auf visuelle Kunstformen: Zeichnen und Malen. Es werden zusätzliche Erklärungen hinzugefügt, um das Erleben von Ausdruckskunst zu verbessern.

Was ist Kunst?

Ist es eine Kommunikation zwischen dem Künstler und der Allgemeinheit? Ist es eine Reflexion über eine Kultur? Ist es eine Verbindung zwischen dem Künstler und der Natur? Oder ist es lediglich eine geäußerte Idee oder Reaktion?

In der nie endenden Debatte über eine Definition von Kunst, gibt es die Vereinbarung, dass sich Kunst, egal in welcher Form, um das Leben handelt und eine Form der Kommunikation ist. Wenn wir das würdigen, verbinden wir uns mit dem Künstler und oft intensiver mit Teilen unseres Selbst.

Warum solltest du in Erwägung ziehen, in einen künstlerischen Prozess involviert zu werden?

Kunst erfahren – egal in welcher Form – gibt eine solide Grundlage für die Fähigkeit zu leben.

Unmittelbar nach einem künstlerischen Ausdruck erleben wir eine Entwicklung von Toleranz, Selbstdisziplin, kritischem Denken und Kreativität. Der Kunstprozess ist empirisch. Kunst ist greifbar, ehrlich und real. Persönlich in jeglichem Aspekt der Kunst involviert zu werden, hat eine tiefe und nachhaltige Wirkung.

Kunst ist überall um uns herum. Kunst befindet sich in Malerei, Musik, Tanz, Mathematik, Wissenschaft, Natur, Leben und Spiel. Alles ist miteinander verbunden, weil alle Ausdrucksformen die imaginäre Kreativität des Arrangierens von Elementen zu einer Komposition umfassen, die sowohl den Künstler als auch den Betrachter beeinflussen, und somit unser Verstehen und die Wertschätzung erweitert.

Es kann für den Künstler ausreichend sein, einfach den Prozess zu erfahren, Kunst herzustellen. Es passiert so viel in diesem künstlerischen Prozess. Die Kunst stimuliert unsere Sinne, die wiederum unsere Perspektive stimulieren.

Kunst macht unser Leben reich.

Eine natürliche menschliche Antwort = Kreativität = Kunst

In jeder Kultur malen Kinder mit Stiften auf Papier oder mit Stöcken im Sand Bilder von ihrer Umgebung. In jeder Kultur tanzen und trommeln die Kinder. Kinder kopieren Laute, spielen zusätzliche Rhythmen dazu und komponieren Geräuschlandschaften. Kinder finden viele Wege, um alles nachzuahmen, was in ihrer Umgebung wichtig ist – die wichtigen Menschen in ihrem Leben, ihre Häuser, Tiere, ihre Umgebung und deren Aussehen. Das, was Kinder spielen, wird oft zu Tanzbewegungen weiterentwickelt, wenn sie mit ihren Erfahrungen experimentieren.

Malen, Trommeln, Summen, Singen und Tanzen können Emotionen übermitteln – Freude, Trauer, Täuschung oder Irritation, Leidenschaft oder Zorn –
wobei verbale Artikulation manchmal schwankt. Die Kreativität, die durch die Teilnahme an Kunst entsteht, vermittelt Emotion und kommuniziert einen künstlerischen Ausdruck, der keiner Analyse oder Rechtfertigung bedarf.

Kunst ist einfach nur! Kunst entsteht, entwickelt sich und verändert oft den Künstler und den Beobachter. Die Kunst repräsentiert nonverbale Formen der menschlichen Kommunikation, genauso wie das Reden unsere verbale Form repräsentiert.

Das Entwickeln von Lernfähigkeiten für das Gehirn als Ganzes (logisch und kreativ) in Erwachsenen und in Kindern hilft dabei, ein Gleichgewicht zwischen verbaler und nonverbaler Kommunikation und zwischen rationalem und symbolischem Denken zu entwickeln und stimuliert temporale oder intuitive Gedanken.

Kunst auszuüben beinhaltet eine erhöhte Wahrnehmung von Graten, Abständen, Beziehungen, Licht und Schatten sowie Perspektiven, Rhythmen und Kontrasten. Sie erfordert es, alle deine Sinne bis zum Äußersten einzusetzen, um größte Szene und die kleinsten Details zu würdigen. Die Fähigkeit, Teile zu einem geschlossenen, ästhetischem Ganzen zusammenzufügen, zu entschlüsseln und zu komponieren, repräsentiert den Ausdruck von Beobachtungen, die durch die individuellen Sinne gefiltert werden, und die schließlich in jeder Form von Kunst zu ursprünglicher Kreativität führen. Jeder Mensch besitzt diese angeborenen Fähigkeiten. Die Ausübung von Kunst und entsprechend diesen Fähigkeiten einen Ausdruck zu verleihen, verbessert sie.

Es ist nicht genug, die Grundlagen – Lesen, Schreiben und Mathe – zu lernen. Die Grenzen des menschlichen Wissens erweitern sich mit einer Geschwindigkeit, mit der man gar nicht mithalten kann. Um persönlichen und beruflichen Erfolg in dieser sich ständig verändernden Welt zu erlangen, müssen die Menschen bessere kreative Fähigkeiten, wie zum Beispiel Problemlösung, unterschiedliche

Formen der Kommunikation, Selbstdisziplin, Toleranz und kritisches Denken, entwickeln.

> *Eines der wichtigsten Geschenke, dass wir unseren Kindern machen können, ist, das Vertrauen in ihre Fähigkeit zu lernen, denken und kreativ zu sein.*

Ich habe mit Organisationen, Institutionen und Unternehmen zusammengearbeitet, um deren Mitarbeitern zu helfen, ihre Kreativität zu entwickeln und zu verbessern. Hierbei habe ich gelernt, dass wir alle die gleichen Eigenschaften suchen: Weisheit, abstraktes Denken, effektive Problemlösung, Erfindungsgabe, Vitalität, Achtsamkeit, Enthusiasmus und Begeisterung für das, was wir tun.

> *Eine Verbesserung der kreativen Elemente in der Lebenskompetenz, die durch Aufmunterung zur künstlerischen Betätigung erzielt wird, ist ebenso vorteilhaft für geschäftliche Angelegenheiten wie für das tägliche Leben und Wohlbefinden.*

Es gibt eine wachsende Forschungsgrundlage und Programme, die sich seit Jahren bewährt haben, die die Kompetenz der Kunst in der Entwicklung von Fähigkeiten und in der Heilkunde untermauern. Wenn Kunst in einen Lernprozess integriert wird, steigert es die Fähigkeit des Gehirns, auf andere Prozesse und Informationen einen intuitiv besseren Zugriff als vorher zu erlangen.

Kunst stimuliert das Gehirn auf neue und unterschiedliche Weise und zeigt neue Wege auf.

Kunst ist die Stimme in deinem Herzen

Du glaubst vielleicht, dass du nicht genug Wissen über Kunst hast. Nun ja, ich sage, dass du es hast.

Du weißt, ob du ein Kunstwerk magst oder nicht, und das ist ausreichend, um zu sagen, ob es dich anspricht oder nicht.

Ich führe die folgende Übung in meinen Kunstseminaren und Kunstklassen durch: Ich halte Kunstwerke in verschiedenen Stilarten und aus verschiedenen historischen Epochen hoch. Die Gruppe hat drei verschiedene Antwortmöglichkeiten: „Es gefällt mir", „Es gefällt mir nicht", und „Na ja". Jedes Kunstwerk bekommt gemischte Bewertungen. Egal, welches Kunstwerk es ist, ich warte immer noch darauf, dass einmal eine Gruppe eine einheitliche Bewertung abgibt. Wir haben alle verschiedene Geschmäcker, wenn es um Essen, Farben, Stilarten, Haarschnitte und Lebensgefährten geht – also warum nicht auch, wenn es um Kunst geht?

Menschen sind Trendsetter. Einige fühlen sich qualifiziert, Kunst zu rügen oder zu loben. Ein geübtes Auge kann sicherlich einige gute Gründe für eine Meinung benennen. Andere sind von Bestätigung und Macht getrieben. Das, was der eine an roher Leidenschaft hervorragend findet, findet der andere an unendlicher Detailverliebtheit. Was den einen fasziniert, findet der andere langweilig. Ein Kunstwerk kann, egal ob abstrakt, impressionistisch oder realistisch, dein Herz berühren, es kann dich motivieren oder sogar wütend machen.

Kunst kann eine Frage des Geschmacks und der Meinung sein.

Besuche einige von unseren öffentlichen Kunstausstellungen. Du kannst Kunstwerke finden, die dich langweilen, dich inspirieren, dich wütend machen oder dich aus verschiedenen Gründen sogar aufregen. Deine Freunde, Familie und Kollegen werden sicherlich alle unterschiedlichen Meinungen haben.

Kunst ist die Stimme deines Herzens. Jede Stimme hallt auf unterschiedliche Art und Weise wider.

Wie können wir es wagen, die Stimme in unserem Inneren anzugreifen? Wie können wir es wagen, unsere innere Stimme anzuzweifeln? Diese Stimme ist zu jeder Zeit die einzige Wahrheit zu unserem Innersten. Wenn man sich Zeit nimmt, um ein Kunstwerk zu studieren und danach Fragen oder Kritik zu äußern, ist es etwas ganz anderes, als das Kunstwerk oder den Künstler anzuprangern. Das Studieren des Kunstwerks könnte den Betrachter mit neuem Verständnis versehen.

Jede Stimme ist wichtig und hat Geltung. Jede Stimme bringt individuelle Erfahrung zum Ausdruck. Jeder Ausdruck repräsentiert eine Stimme, die auf der eigenen Reise ist.

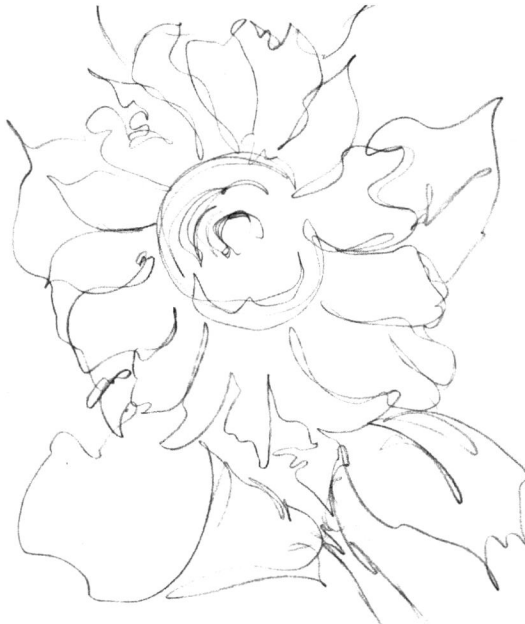

IN KUNST EINSTEIGEN

Ich fing an, künstlerisch tätig zu sein, weil ich spielen wollte. Heute ist es immer noch ein Spiel, aber auch mehr. Es hat mein Leben geöffnet.

Für mich ist es einfacher, mich nackt zu präsentieren, als jemandem meine Bilder, Zeichnungen oder Gedichte zu zeigen. Meine Kunst kommt von der Tiefe meiner inneren Seele, meinen tiefsten Sehnsüchten, verletzlichen Gefühlen und Leidenschaften – alles roh und ehrlich. Jedes Kunstwerk ist ein Teil von mir. Es stellt mich bloß. Jede Macke und innere Schwäche haben eine verheerende Wirkung auf meine Psyche. Vielleicht gehe ich der Entwicklung in Kunst nach, um jedes schwarze Loch zu finden, das versucht, die Freude aus meinem Leben zu saugen, weil sich das Streben manchmal wie ein quälender Wunsch, wie ein Durst, der nie gestillt werden kann, anfühlt. Diese Gefühle sind aber auch verführerisch und berauschend. Für mich ist Kunst ein intimer Tanz mit meinem Leben, der immer intensiver und leidenschaftlicher wird. So sehr Kunst mich ausliefert und tiefe, dunkle und geheime Blockaden jagt, genau so sehr verzaubert sie mich mit einer Liebe und Heilung, die man nicht mit Worten ausdrücken kann.

Kunst ist auch meine „Abhängigkeit". Wenn ich meine Kunst nicht hätte, wäre ich ganz sicher tot, betrunken oder bekifft. Das dachte jedenfalls mein Therapeut und ich denke, dass er recht hat. Offenkundig bin ich nicht tot und ich trinke nicht und ich fröne keinen Partydrogen oder Arzneimitteln. Meine Abhängigkeit ist Kunst.

Kunst ist meine Leidenschaft, mein intimes Verlangen. Kunst ist das Wasser, das meinen Durst stillt. Kunst ist meine stille Heilung. Sie hilft mir, meine ungleichgewichtige Welt ins Gleichgewicht zu bringen. Kunst ist mein Lebensgefährte und mein Held. Sie leitet mich, sodass ich neue Möglichkeiten in meinem Leben erfahren kann. Kunst lehrt mich Barmherzigkeit und unterschiedliche Ansichten. Kunst macht mich offen für Meditation und gibt mir Hoffnung und Frieden.

Als Jugendliche war ich ganz fanatisch darin, mich mit stundenlangem, intensivem, physischem Training allein zu beschäftigen. Das war der Brennstoff für mein Feuer und half mir zu überleben, aber ich verblieb ratlos in Bezug auf jede Art von innerer Entschlossenheit. Zunächst halfen ein Theaterkurs und kreatives Schreiben mir, ein paar kreative Aspekte in meine Unruhe zu pflanzen. Diese waren der Beginn, der mir den Schubs zu weiteren künstlerischen Unternehmungen gab.

Kunst lässt meine inspirativen Säfte fließen. Ich sehe das Leben durch die Kunst auf andere Weise und ich bin begeistert. Meine Sorgen verlieren sich in Kunst und mein Geist ist immer leicht.

Und ich möchte mehr davon haben. Kunst ist immer da, wenn ich bereit bin aufzutauchen. Das Papier oder die Leinwand warten geduldig auf meine Pinselstriche. Sie versuchen nicht mich festzunageln, zu ändern oder mich zu einer Bewertung zu drängen. Die Pinselstriche beschweren sich nicht über die Geschwindigkeit des Schwungs. Die Farben sind nicht kritisch oder verletzt aufgrund meiner Wahl oder meiner Gemütslage. Hunderte Leinwände unterstützen meine Ausgüsse von emotionaler Lebenskraft, ohne zu ermüden. Der Tanzboden trägt mich. Die Trommel bietet mir ihr Donnern an.

Ich habe nicht immer verstanden oder erkannt, dass dies mein Weg ist. Ich stellte lediglich einen aufsteigenden Seelenfrieden und Freude mit dem Spiel fest. Im Laufe der Zeit und nach hunderten von Stunden, in denen ich ganz in meine Malerei vertieft war, änderten und vertieften sich ganz langsam meine Erinnerungen und meine Emotionen. Dem Wachstum schließe ich andere Werkzeuge für mein Wohlbehagen mit ein, wie Atmen, Singen, Gymnastik, Geräuschkulisse, Tanzen, gesundes Essen, positives Denken, gutes Lesen und ganz einfach im Hier und Jetzt zu leben.

Als ich stärker und achtsamer wurde, erlangte ich auch eine engere Harmonie mit meinem Leben. Meine Vergangenheit existiert jetzt nur als ein langweiliges Geheule, erkennbar und kontrollierbar. Das Chaos des Lebens wirft weiterhin illusorische Wendungen auf mich und verwirrt mein Äußeres, aber mein Supportsystem ist fest und stark.

Kunst macht Spaß. Wenn ich inmitten von etwas bin, das sich als Widrigkeit herausstellt, weiß ich jetzt, dass es Zeit zum Malen oder Tanzen ist. Ich kümmere mich weiterhin um meine Geschäfte, aber die Kunst einzuschließen bedeutet eine tiefes Bewusstsein für mein Selbst und dessen Wertschätzung. Es mildert die Unannehmlichkeiten des Tages und bringt mich einfach zurück zu meinem wunderbaren Leben.

Es ist mein Versprechen an mich selbst, immer Kunst in meinen Alltag einzuschließen.

Wenn du dir selbst etwas versprichst, dann sei aufrichtig mit deinen Wünschen. Vergiss nicht, mit dir selbst sanft umzugehen.

Sei dir deiner Erwartungen und Ambivalenzen bewusst, während du deine künstlerischen Aktivitäten erforschst.

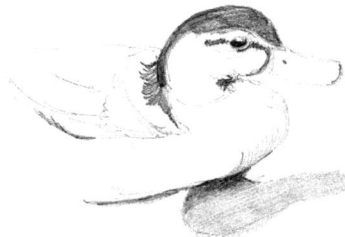

KUNST PROVOZIERT VORTEILHAFTE VERÄNDERUNGEN

Ich bin immer wieder erstaunt über die Veränderungen, die entstehen, wenn eine Person ihre Sprache, Neugierde, Selbstsicherheit und generelle Fertigkeiten durch einen Workshop weiterentwickelt. Sowohl bei Erwachsenen als auch bei Kindern bin ich einer starken emotionalen Veränderung begegnet, die sich von bewertend, reaktionär und gestresst zu einer offenen, freudigen Neugierde entwickelte, sowie die Bereitschaft zeigte, ein Problem von verschiedenen Perspektiven zu betrachten.

Vorteile von persönlichem Engagement in Kunst

- Probleme scheinen zu verschwinden.
- Sorgen und Probleme lassen sich leichter beheben.
- Das Leben wird ruhiger und fokussierter.
- Es entwickelt sich ein größerer Enthusiasmus für das Leben.
- Die Schreibfähigkeit wird verbessert.
- Die Konzentration und die Fähigkeit zu fokussieren verbessern sich.
- Es entwickelt sich ein besseres Verständnis und größere Empathie für uns selbst, für andere und unsere Umgebung.
- Die Lesefertigkeit wird verbessert.
- Vertrauen und Enthusiasmus für das Lernen verbessern sich.
- Höheres Selbstwertgefühl und Glück kommen zum Ausdruck.
- Gesteigerte Hoffnung und gesteigertes Vertrauen in unsere Zukunft entstehen mit einem globalen Blickwinkel.

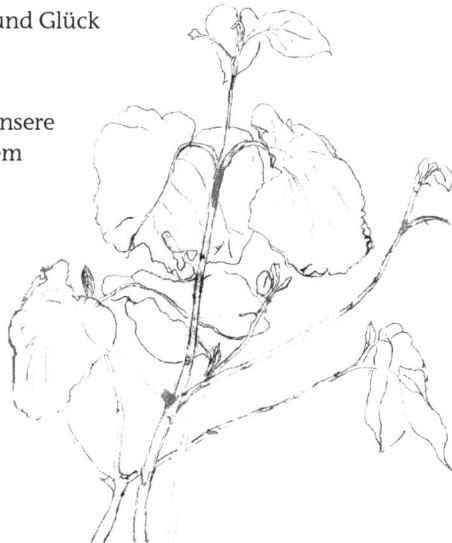

Kunstaktivität stellt eine intime Verbindung mit unserer angeborenen, menschlichen Natur zur Verfügung.

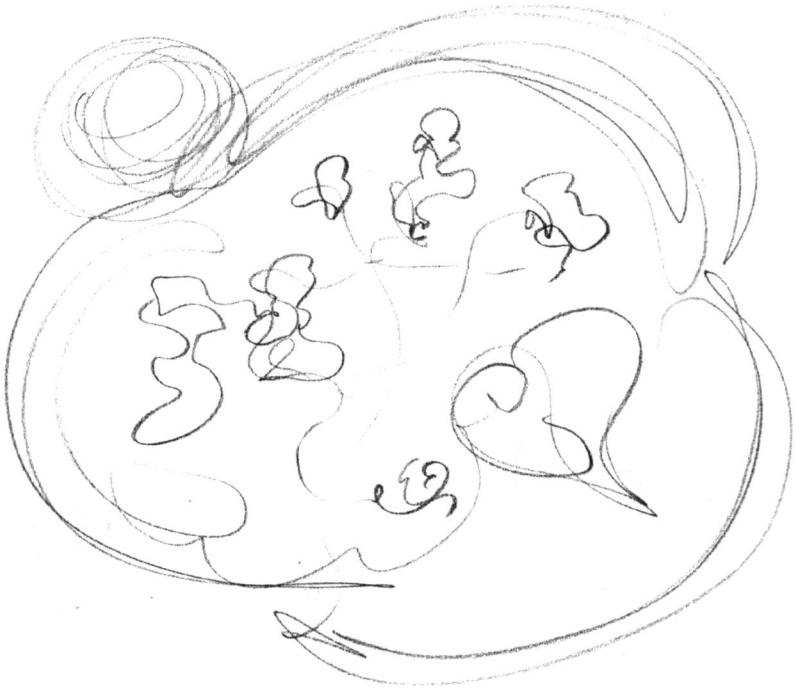

Verletzt in jungen Jahren

Ich habe Menschen aller Altersklassen getroffen, die mehrmals in ihrem Leben verletzt worden sind. Einige haben Kunst einfach komplett aufgegeben, weil sie sich unterdrückt, vernichtet, verletzt und minderwertig fühlten. Wiederum andere waren wie blind für die Tatsache, dass ihr künstlerisches Ich zermalmt worden war, weil sie früh im Leben die Anmerkung akzeptiert hatten, dass jemand anderes mit der „Begabung" für Kunst geboren war.

Wieder andere haben weiterhin den brennenden Wunsch, es zu versuchen – zu malen, zu musizieren, zu schauspielern oder zu schreiben. Sie möchten es probieren, haben aber aufgrund von früheren Horrorgeschichten, die das Vertrauen in das Erlernen und die Entwicklung von künstlerischen Fähigkeiten vermindert haben, Angst. Diejenigen, die Glück haben, finden aufmerksame Lehrer, die sie durch alte Blockaden begleiten und ihnen helfen zu wachsen.

Frage dich selbst, wie du das letzte Mal reagiert hast, als du eine künstlerische Tätigkeit aufgegeben hast. Was hast du gedacht? Hast du deine Handlung dadurch gerechtfertigt, dass du den Prozess herabgewürdigt hast oder die Materialien als billig, die Arbeit als nicht durchdacht oder unwichtig abgetan hast? Schau nochmals hin, um zu sehen, was der Auslöser für deine Absage war. War es ein Kommentar, eine innere Stimme oder der abfällige Blick einer Person?

Wenn du deine kreative Reise antrittst, ist es wichtig, dass du alle traurigen Erinnerungen hinter dir lässt und dich mit starken und gesunden Supportsystemen umgibst. Sensibilität ist sehr individuell, aber jede Person muss gehegt und gepflegt werden.

Gib dir selbst noch eine Chance.

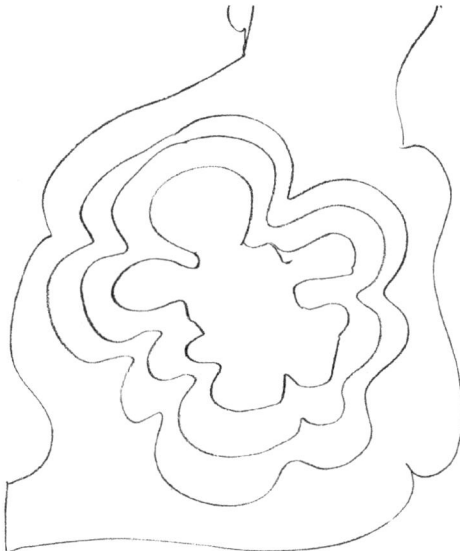

DAS LEBEN ANDERS SEHEN

Da Kunst die Sinne auf unterschiedliche Art und Weise stimuliert, können wir es nicht vermeiden, unser Leben auf eine andere Art zu sehen.

Wie das Malen uns hilft, anders zu sehen, verhelfen uns Geräusche, anders zu lauschen und zuzuhören.

Kunst belebt die Sinne. Piksen, Kitzeln, Stacheln, Lindern – mit Geräuschen, Farbe, Struktur, Geschmack und Geruch.

Während du mit deinen Sinnen erforschst und aufnimmst, erreichst du eine bessere Achtsamkeit für dich selbst und deine Umgebung.

Dein Gehirn wird auf unterschiedliche Art und Weise stimuliert und es öffnen sich dadurch neue Denkstrukturen.

Das alles verleiht neue Energie, verjüngt und ist anregend.

Nochmals, du wirst dich hoffnungsvoll und stärker fühlen. Es wird einfacher gelingen, zusätzliche Supportsysteme für dich selbst aufzusetzen.

Das Leben wird schöner sein, nicht ganz so frustrierend und weniger anstrengend. Du wirst mehr Freude empfinden.

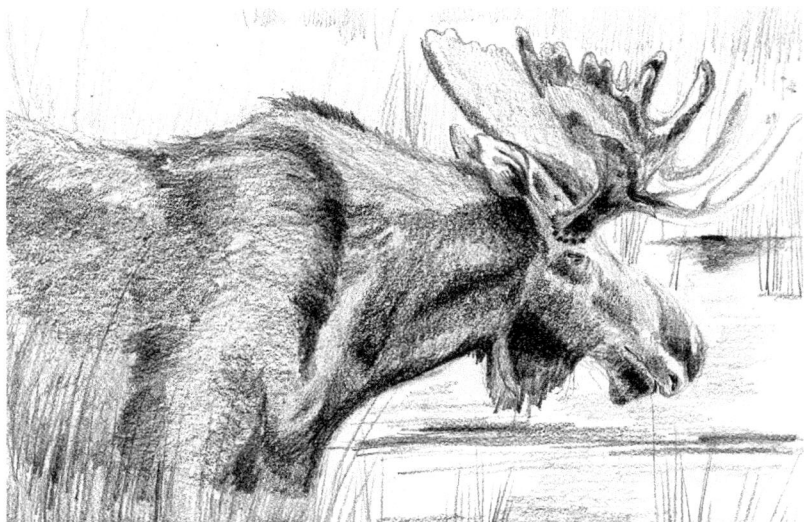

Jeder ist kreativ.

Jeder hat eine angeborene Fähigkeit, diese
Kreativität auf unzählige Arten auszudrücken.

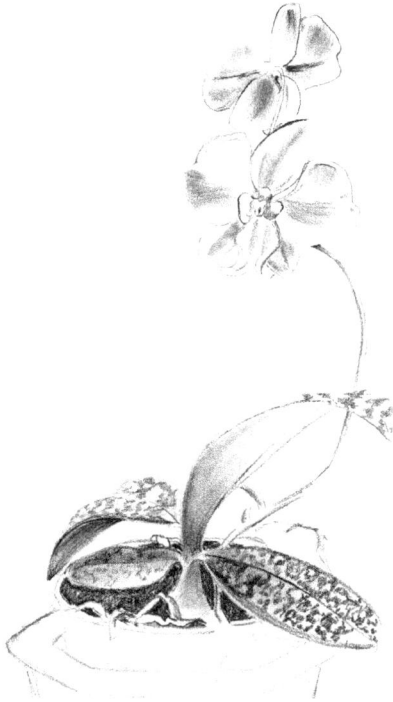

Du bist kreativ und du hast selbstverständlich
die Fähigkeit, künstlerisch zu sein.

Gerade jetzt würde dich deine kreative
Wahrnehmung überraschen, wenn ihr
Aufmunterung und die Möglichkeit
für Ausdruck gegeben würde.

HÄUFIGE MISSVERSTÄNDNISSE ÜBER KUNST

Künstlerisches Talent wird vererbt, ist selten und kann nicht erlernt werden

„Talent" ist eine natürliche Fähigkeit, in der Regel innerhalb eines speziellen Themas. Unsere Wünsche und Hingabe haben einen Einfluss auf unsere Fähigkeit, das zu machen, was wir uns vornehmen. Mit unserer Leidenschaft können wir unsere angeborene Fähigkeit zu „Talent" entwickeln. Viele Lehrer, Eltern und Studenten schätzen künstlerisches Talent nicht, insbesondere nicht in Verbindung mit dem potenziellen Berufsweg. Aber, wer schätzt nicht kreatives, innovatives, belastbares Denken im Alltag?

Ein „talentierter" Künstler schöpft aus seinen Erinnerungen und seiner Fantasie

Viele Künstler recherchieren ihre Themen, sammeln Bilder, nutzen Fotos als Referenz und machen Studienskizzen, um Bilder herzustellen. Ich höre oft ein Japsen, wenn ich Studenten zeige, wie sie das Handwerkszeug wie Suchbilder, graphische Darstellungen und Referenzen nutzen können. „Aber das ist schummeln", wird jemand sagen. Haben wir dieses Gefühl, weil diese Werkzeuge die Aufgabe einfacher machen?

Künstlerische Fähigkeiten sollten nur durch das Experimentieren entdeckt werden

Als ich ein Kunstgeschäft hatte, kamen die Leute oft herein und seufzten vor Neid, wenn sie die ausgestellten Kunstwerke betrachteten und vertrauten mir an, dass sie selber versucht hatten, zu malen und zu zeichnen, aber erfolglos dabei waren. Im Laufe des Dialogs erfuhr ich immer, dass die Materialien minderwertig waren und die Anleitung unvollständig. Mit billigen Materialien zu malen, ist genauso schwer, wie eine Tomate mit einem stumpfen Messer in Scheiben zu schneiden. Fähigkeiten werden durch das Experimentieren entdeckt, aber sie verbessern sich mit Fürsorge, Wissen, Ausdauer und Aufmunterung.

Kunst hat keinen praktischen Nutzen und ist geistlose Spielerei

Kunst ist groß, leidenschaftlich und ein zutiefst persönlicher Ausdruck, der einen großen Teil unserer Kommunikation formt, egal ob künstlerisch oder therapeutisch. Kunst kann das ausdrücken, was Worte nicht zu sagen vermögen. Kunst ist ein Teil des Puzzles, das uns helfen kann, der Welt um uns herum einen Sinn zu geben. Kannst du dir eine Welt ohne Musik, Tanz, Architektur, Design, Farbe und Malerei vorstellen?

Abstraktion ist chaotisch und keine richtige Kunst

Kunst hat viele Intentionen. Kunst kann Grundgefühle durch Schatten, Linien und Farben kommunizieren. Abstrakte Kunst kann dort forschen und experimentieren, wo die Realität es nicht vermag. Abstrakte Kunst kann heilend wirken, sie kann spielerisch und provokativ sein und sie kann generell angenommene Überzeugungen durchdringen. Abstrakte Kunst ist vielleicht nicht immer ansprechend, sie kann von roher Ehrlichkeit geprägt sein und extraordinäre Signifikanz enthüllen. Sie kann alltägliche Sachen vergrößern und die Betrachter dazu zwingen, einen neuen Blickwinkel zu identifizieren, und somit ihre Beobachtungsfähigkeit verbessern und kraftvolle Emotionen hervorrufen. Viele abstrakt malende Künstler können auch realistisch malen, aber bevorzugen es, sich weniger abbildend auszudrücken.

Expressive Kunst greift auf die körperlichen Empfindungen zu, obwohl sie auch von Ideen oder Plänen begleitet oder genutzt werden kann, solche Ideen oder Pläne auszudrücken.

Ohne Grenzen und ohne den Zwang, die Realität widerspiegeln zu müssen, ist abstrakte Kunst insbesondere für neue Künstler zugänglich. Als Künstler kannst du den Prozess nur des Prozesses willen genießen. Viele von meinen Studenten fangen mit abstrakter Kunst an und genießen das Spielen so sehr, dass sie später grundlegende und traditionelle Kunstkurse besuchen.

Nur die Anfänger fürchten das leere Blatt

Diesem starken, weißen Stück Papier, das dich anstarrt, ist es egal, ob du ein Anfänger oder praktizierender Künstler bist. Ich male jetzt seit über dreißig Jahren und jedes neue Stück Papier ist einschüchternd. Je größer die Leinwand, desto größer die Einschüchterung. Meine Künstlerkollegen erfahren ähnliche Ängste. Wo soll man anfangen? Einfach hineinspringen? Was mache ich zuerst? Was ist, wenn? Erwartungen können den kreativen Flow stumpf machen und die anfängliche Angst verschwindet nie ganz. Stattdessen kannst du lernen, die Angst als ein Teil des kreativen Prozesses zu begreifen und lernen, wie sie sich zum Schluss verringert. Es gibt viele Übungen und Anlauftrainings, um diese Anfangsangst zu mildern und abzubauen. Ich verwende die Übung mit verbundenen Linien, die auf Seite 178 erklärt wird.

Künstler sind immer mit ihrer Arbeit zufrieden

Es ist selten, dass ein Kunstwerk den inneren Kritiker des Künstlers komplett zufriedenstellt. Zeichnungen, Malerei, Musik, Schauspiel, Tanzen und Schreiben – erfordern Übung und Geduld. Unsere Wünsche und unser Intellekt sind unserem praktischen Fähigkeitsniveau immer einen Schritt voraus, was uns konstant kritisch und enttäuscht zurücklässt. Fähigkeiten entwickeln sich mit der Zeit und durch Hingabe. Der künstlerische Prozess ist – wie jede Art von Kreativität – ein Prozess der Erforschung und der steigenden Entwicklung von Fähigkeiten und Ideen. Es ist ein Prozess, der sich ständig wandelt und entwickelt.

VORBEREITUNG AUF DEINE KÜNSTLERISCHE REISE

Kunst erfordert die Erforschung und Entwicklung von Fähigkeiten und Ideen. Sei rücksichtsvoll mit dir. Lass deinen inneren Kritiker zurück. Denke daran, dies ist deine künstlerische Reise – nur für dich allein.

Zeichnen kann man lernen

Viele von uns denken, dass sie nicht zeichnen können, weil sie wie ein kleines Kind malen. Der Grund, weshalb viele von uns wie ein sechs- oder achtjähriges Kind zeichnen, liegt darin, dass das generell der Zeitpunkt ist, wo die Entwicklung unserer Zeichenfähigkeiten aufhört.

Zeichnen zu lernen ist eine Frage der Entwicklung und Übung, genau wie Gleichungen lösen, Schuhe binden, Fahrrad- oder Autofahren.

Zeichnen ist eine Fähigkeit, die gelehrt und gelernt werden kann. Es ist einfach, natürlich und macht Spaß.

Wenn du Zeichnen lernst, lernst du Sehen.

Während du lernst zu beobachten und wirklich zu sehen, lernst du gleichzeitig wahrzunehmen. Du wirst deine eigene Welt durch das Zeichnen neu entdecken.

Oft kommen Studenten nach einer Zeichenstunde zu mir und bemerken, dass sie nicht wahrgenommen hatten, dass der Weg nach Hause pink war, oder dass die Wolken nur ganz wenig weiße Farbe haben. Wenn du zeichnest, wirst du mit Sorgfalt beobachten, konzentriert fokussieren und eine wachsende Faszination für Alltägliches gewinnen. Wenn du mit den Aspekten des Zeichnens arbeitest, wirst du sehen, wie Objekte und Farben sich bei der Betrachtung aus unterschiedlichen Perspektiven ändern.

Du wirst nie wieder ein gewöhnliches Objekt auf die gleiche Art und Weise betrachten.

Zeichnen ist eine gute Art, deine künstlerische Reise zu starten, und ist eine fundamentale Fähigkeit, die auch in anderen Kunstformen und in anderen Lebenssituationen verwendet werden kann, weil sie Wahrnehmung, Beobachtung, Konzentration und Koordination verbessert. Zeichnen ist zugänglich und praktisch, da nur wenige Materialien benötigt werden und die Kosten gering sind.

Falls du dich bei dem Gedanken unwohl fühlst, dich in einen Kurs einzuschreiben, vertraue auf deinen Instinkt und erforsche die Ursachen. Finde heraus, ob es unterschiedliche Kurse und Optionen gibt, höre auf die Kommentare von anderen Studenten über ihre Lehrer. Wie jeder Student in einem neuen Kurs, hast du ein Recht darauf und verdienst es, genährt zu werden und ein solides Supportsystem zu haben, um eine starke Grundlage von Wissen und Vertrauen in deine Fähigkeiten zu gewinnen. Nicht jeder Lehrer oder jeder Kurs ist dafür geeignet.

Es ist hilfreich, einige der unzähligen Kunstbücher, die es gibt, durchzublättern und mit verschiedenen Materialien zu üben, aber es wird eventuell nicht deinen individuellen Bedürfnissen und Fragen genügen. Erfahrene Künstler, die gut lehren können, können individuelle Unterstützung und Ressourcen anbieten. Ein Klassenzimmer als Umfeld muntert Studenten auf, miteinander in Kontakt zu treten. Welches Fähigkeitsniveau für dich passend ist, entscheidest du – deine Sensibilität, deine Leidenschaft und Hingabe, deine Lebenserfahrungen und selbstverständlich die Zeit, die du in das Verfeinern deiner Technik investierst.

Aus meiner Erfahrung als Lehrerin würde ich einen Zeichenkurs für Anfänger von zehn bis zwölf Wochen empfehlen (insgesamt fünfundzwanzig bis dreißig Stunden). Diese Dauer und dieser Zeitrahmen werden Anfängern helfen, eine solide Basis zu etablieren, die sie dann auf ihrer Reise ausbauen können, und auch die Entwicklung von Wahrnehmung unterstützen und Gelegenheit geben, neugewonnene Fähigkeiten zu üben. Solche Kurse sind zudem ein fundamentaler Weg für Studenten, um mit anderen Studenten und Ressourcen in Verbindung zu kommen und ein unterstützendes Netzwerk zu bilden.

Aufwärmübungen und Studienzeichnungen sind ein Weg, um vitale Details in Bezug auf dein Thema zu liefern. Diese Vorgehensweise vermittelt dir Informationen für zukünftige Zeichnungen. Alles, was du absorbierst, muss auch auf irgendeine Art und Weise wieder herauskommen. Es ist die Zusammenfügung deiner Fantasie, deiner Interpretation und deines Stils, die deine Zeichnung einzigartig macht, obwohl die Inspiration aus vielen verschiedenen Quellen stammt.

Vorbereitung auf deine Reise mit Ausdruckskunst

Ausdruckskunst kann anders sein als das Üben und Entwickeln einer Kunstform.

Wenn du eine Kunstform übst und entwickelst, lernst du fundamentale Fertigkeiten und Strukturen für diese spezielle Disziplin. Die Übungen fokussieren auf die Entwicklung des Einsatzes der Materialien und der Hand-Auge-Koordination. Zum Beispiel ist der Fokus beim Zeichnen die Entwicklung der Vertrautheit mit den Materialien, mit Linien, Lichtverhältnissen, Position und Komposition, während es bei der Musik Töne, Noten und Rhythmen sind.

Ausdruckskunst kann viel einfacher und reiner sein. Sie kann das Erlernen einer Kunstform sein oder ganz einfach das Hämmern und Schlagen auf eine Trommel, um ein Gefühl oder eine Situation auszudrücken.

Ausdruckskunst bedeutet, mit einem Drang zu reagieren, der keine Worte findet.

Und ja, es ist möglich, grundlegende Kunstdisziplinen mit reinem Ausdruck zu mischen. Wie du das schaffst, ist deine eigene Kreation.

Kunst liefert einen Platz für Risikobereitschaft

Oft können wir unsere Gefühle nicht artikulieren oder gar verstehen. Manchmal sind Worte nicht genug. Wir möchten vielleicht nicht riskieren, diese Gefühle zu erforschen und vielleicht wissen wir nicht einmal, wie wir sie erforschen könnten. Kunst kann ein sicherer und sanfter Weg sein, Gefühle oder Probleme zu verarbeiten. Wir wissen, sobald ein Gefühl anerkannt ist, egal ob verbal oder nonverbal, ist das Gefühl irgendwie verändert und kann unserer Weiterentwicklung dienen, anstatt sie zu verhindern.

In der Kunst zu arbeiten ist eine sichere Vorgehensweise,
um unsere Gefühle zu verändern und zu artikulieren
und gleichzeitig Lebensfähigkeit zu entwickeln.

Es gibt verschiedene Wege, um Kunst zu erforschen. Während du dich in deiner Kunst weiterentwickelst, wählst du vielleicht Struktur und Technik oder du suchst ein tieferes Verständnis für ein bestimmtes Medium oder ein Gleichgewicht zwischen Harmonie und Design. Dein Engagement in Kunst könnte dir helfen, Ruhe und Fluss in deinem Inneren zu finden. Vielleicht magst du deine Wut erforschen und reinigen. Vielleicht möchtest du streiten, schockieren oder durch deine Kunst aufwachen. Vielleich weißt du gar nicht, wo du bist. Wenn du deinen Platz in der Kunst findest, kann sie dir helfen, deinen Weg zu finden.

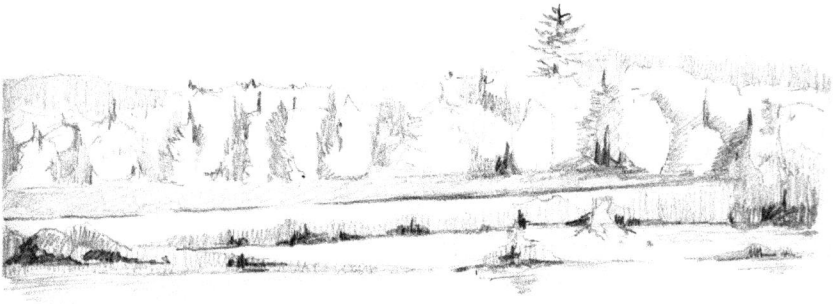

Was ist für Kunst notwendig?

Das Engagement in einer künstlerischen Betätigung erfordert Risikobereitschaft und Leidenschaft. Und dieses Risiko verdient Ausrüstung und Materialien aus guter Qualität und Hingabe. Dein Prozess hat Überlegung verdient. Zelebriere deinen Ausdruck in der Kunst. Auch das ist es wert.

Finde den Prozess, die Werkzeuge und die Bereiche,
die für dich passen. Das wird deine kreative Leidenschaft
stimulieren bis zum Fieberhaften.
Oh ja, du wirst heiß darauf sein!

Aber wie kann jemand auf einem wunderbaren Fest der Inspiration herumspringen, mit Werkzeugen, die hacken, verwerfen oder zögern?

Wenn deine Werkzeuge und Materialien ungeeignet sind und dir Kummer bereiten, wie können sie dann weiterhin deine kreativen Säfte nähren? Woher wirst du die Energie bekommen, mit deinen künstlerischen Bemühungen mitzuhalten?

Werkzeug und Material aus bester Qualität bringen die beste Kunst hervor und werden deine Fähigkeit, dich auszudrücken, immer weiterentwickeln. Die Kunsterfahrung wird ekstatisch. Gutes Werkzeug und Material sind berauschend. Mein Geist schwelgt in reichen, dicken, saftigen, vibrierenden Farben. Mysteriöse und fesselnde Strukturen locken mich, ihre Geheimnisse zu ergründen. Wenn ich Pinsel benutze, die mit mir tanzen, während ich male, erwachen meine Sinne, erregen mich und füllen mich mit Energie. Genieße die sinnliche und oft unvorhersehbare Bewegung der Farbe selbst. Sei offen für Experimente. Qualitätswerkzeug ist ein Privileg und ein Geschenk, das genossen werden und in dem man schwelgen soll.

Entdecke deine „Komfortzone" für visuelle Kunst

Wusstest du, dass jeder von uns seine optimale Arbeitsoberfläche hat, wo wir unsere besten Arbeiten vollführen? Dort sind unsere Pinselstriche gerade, lassen sich dort anbringen, wo wir es möchten und in der von uns gewollten Form.

Die Größe der Zone könnte von 15 cm zu 15 cm bis zu 30 cm zu 30 cm sein, wenn wir sitzen und viel größer, wenn wir stehen.

Hast du jemals bemerkt, dass der Versuch zu schreiben angespannt wird, wenn wir nahe an der Papierkante ankommen, während wir einen Brief schreiben, und dass die Schrift dann schräg oder schludrig wird? Der Arbeitsbereich eines Jeden ist unterschiedlich. Er kann genau in der Mitte vor deinem Körper sein oder ein bisschen nach rechts oder links, nach oben oder unten, ein bisschen nach da oder dort. Vielleicht arbeitest du am besten auf einer ebenen Oberfläche oder aber auf einer schräggestellten Staffelei.

Wenn du auf größeren Oberflächen arbeitest, bemerkst du vielleicht, dass die Qualität deiner Arbeit sich ändert, wenn du dich außerhalb deiner Komfortzone befindest. Dann musst du deine Position ein bisschen ändern, um deine Arbeit besser bewältigen zu können. Dein optimaler Bereich wird sich angenehm anfühlen und die geplanten Striche werden mit Leichtigkeit kommen.

Entdecke deinen optimalen Arbeitsbereich, indem du mit unterschiedlichen Standorten experimentierst. Versuche zu stehen oder zu sitzen, an einem Tisch zu arbeiten, auf dem Boden, an einem Leuchttisch oder mit einer Staffelei. Wenn du deine Komfortzone gefunden hast, kannst du deine Arbeit justieren, sodass sie sich immer in deiner Zone befindet.

Es wird sich gut anfühlen.

Was soll ich malen?

*Male das, was in deinem Herzen ist. Reagiere, entgegne,
erzähle und habe Empathie mit dir selbst. Erlaube dir,
deine Beziehung zu dir selbst und deiner Umgebung
zu verschmelzen und im Medium zu entstehen.*

Was erregt dich? Was quält dich?

Du kannst in dem strukturellen Part des Lernens über Kunst festsitzen und dann vergessen, was in deinem Herzen ist – der ätherische Teil. Was bringt deine Seele zum Singen? Was bringt deine Seele zum Weinen? Was fordert dich heraus? Welche Mysterien möchtest du aufdecken?

Vor ein paar Tagen im Studio sagte ein Student, der meine Malerei studierte: „Du hast keine Angst, egal was, auszuprobieren." Die Malerei mit Wasserfarben war voll von starken Pinselstrichen, fetten, reichen Farben, Kreidestrichen, Spritzern, Läufen, abstrakten Formen, Blumen und Spaß – und warum nicht? Was wird passieren, wenn du zum Experimentieren übergehst? Entdecken? Erforschen? Lass uns sehen – du wirst möglicherweise ein Stück Papier verschwenden? Du wirst vielleicht Unordnung machen? Einen Fehler machen? Doof aussehen? Du wirst vielleicht Spaß haben? Leidenschaft? Etwas Neues riskieren?

Wieso haben wir alle so viel Angst, Fehler zu machen, zu experimentieren, zu entdecken? Wurden wir als junge Forscher bestraft, gerügt, abgelehnt? Oder wurden wir darauf getrimmt, zu glauben, dass Fehler machen schlecht, verkehrt, schrecklich, dumm – oder noch schlimmer – dauerhaft ist? Fühlten wir uns abgelehnt, als wir aus der Reihe tanzten? Oder ungewöhnliche Farben nutzten? Waren wir verschwenderisch?

*Es liegt in der menschlichen Natur zu experimentieren,
zu entdecken, Grenzen auszuloten und dabei zu wachsen.*

Es kann erschreckende und wundervolle Resultate haben, Grenzen und Begrenzungen zu verschieben. Manchmal. Wenn du trübe Farben auf dein Papier malst, ein Loch durch eine Malerei schrubbst, weil du neue Techniken und unterschiedliche Farben ausprobierst, in Musik Chaos entwickelst, weil du einen neuen Rhythmus entwickelst, eine Skulptur zerbrichst, um eine neue Form zu kreieren, gar eine Arbeit auf den Kopf stellst – einige würden das mutige Innovation nennen!

Spannungen in Kunst sind fesselnd!

Und was ist, wenn die Erforschung nicht die gewünschten Resultate bringt? Ja dann, nur zu, probiere eine andere Richtung und siehe, was passiert.

Es passiert in der Wissenschaft, es passiert im Geschäftsleben und es passiert gewiss auch in allen Formen von Kunst: Innovation entsteht, weil der andere Weg genommen wurde.

Reagiere auf das Leben mit deiner Kunst

Es gibt viel zu sehen. Schatten haben ihre eigene Farbe und Landschaften und Felsen funkeln in pink und azurblau und Wolken haben fast kein Weiß. Welche Farben hausen im Dunklen des Schwarzen?

Atme das, was du siehst, in deine Kunst. Fühle die Geräusche, die Farben und die widerhallenden Bewegungen.

Betrachte die Aussicht vor dir. Was fühlst du? Wie ist der Rhythmus? Was lockt dich an? Wie ist das Verhältnis zwischen Objekten, Farben und Licht, allesamt Teile eines Puzzles? Zu beschreiben, was du siehst, hängt von der Schärfe oder Sanftheit deiner Sehkraft ab und kann die Basis für Abstraktion sein, die nur in Tönen, Form und vielleicht Farbe beschrieben wird. Es wird erwartet, dass Künstler zwischen Abstraktion und Realismus wählen. Auch wenn wir wählen, ist es nicht uneingeschränkt.

Manchmal genieße ich es, abstrakt zu malen, zu anderen Zeiten gebe ich Acht, dass ich Objekte auf erkennbare Weise präsentiere. Das hängt einfach davon ab, was ich machen möchte. Gefühle, Emotionen und Antworten dirigieren die Striche meines Pinsels, genauso wie die Wahl und Platzierung der Farbe.

Bevor ich mit dem Malen beginne, prüfe ich Form, Licht, Linien, Beziehungen und Komposition. Das mache ich, indem ich lese, die Kunstwerke anderer Künstler studiere, um mich herum schaue, spazieren gehe, meditiere und viele Vorskizzen erstelle. Manchmal fokussiere ich mich auf bestimmte Objekte, die zukünftige Projekte betreffen. Es befreit mich, wenn ich mir Zeit nehme zu beobachten, zu studieren und mit Skizzen zu spielen, und es hilft mir, Vertrauen in das nächste Projekt zu gewinnen, oder es zu wagen, Risiken bei der Erkundung verschiedener Aspekte meiner Arbeit einzugehen.

Ob ich an all das denke, wenn ich male? Nein, Ich habe das Denken vorher erledigt. Wenn ich male, bin ich genau dort auf dem Feld mit den Bäumen und Vögeln.

Wenn ich expressiv male, versuche ich auf meine körperlichen Empfindungen zu achten und aus meinem Kopf heraus zu agieren. Meine Körperbewegungen und meine Atmung geben Hinweise darauf, ob eine Pause oder Weitermachen angesagt sind.

Meine Kunsterfahrungen laufen parallel zu meinen Lebenserfahrungen. Wenn ich neue Türen in meinem künstlerischen Leben öffne, öffnen sich neue Türen in meinem Alltagsleben. Während ich meine Beobachtungsfähigkeit durch meine Zeichnungen verstärke, erweitere ich meinen Intellekt. Durch die Erfahrungen mit neuen Perspektiven, indem ich die Details um mich herum wahrnehme, sehe ich das Leben aus einer erweiterten Perspektive. Ich springe hinein und lande sicher mit neuem Verständnis für mich selbst und meine Welt.

Lernen, Ausführen, Versuchen und Experimentieren — all das ist erfrischend, mutig, interessant und macht Spaß.

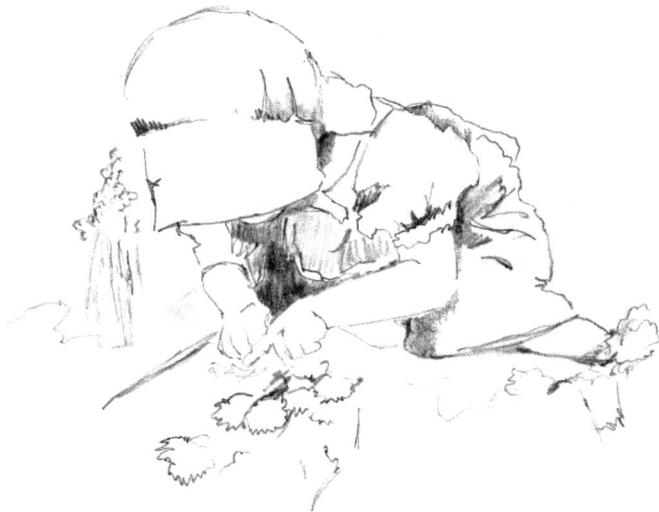

Du magst meine Arbeit nicht! Aua! Ich mag meine Arbeit nicht!

Es ist eine Sache, dein Werk beiseite zu stellen, um es anzuschauen, zu kritisieren, zu beschreiben und darüber zu sinnieren oder darauf zu reagieren. Es ist etwas ganz anderes, zu bewerten, durchzustreichen, es zu zerreißen oder ganz plötzlich das Werk in die Ecke zu schmeißen.

Wenn ich höre, dass jemand sein Werk weggeschmissen oder es in rasender Wut zerkratzt, durchgestrichen oder zerrissen hat, berührt es mich sehr.

Künstler sind nur selten mit ihren fertigen Werken zufrieden.

Wenn du dir Zeit nimmst, dein Werk zu studieren, kann es dir helfen, deine Position während des Arbeitens zu verstehen. Es ist eine Momentaufnahme darüber, wer du warst in dem Moment, was du fühltest, wie du auf deine Umgebung reagiertest oder nicht reagiertest, und eine Bestandsaufnahme deiner inneren Welt. Wenn du es nochmals betrachtest, wirst du wahrscheinlich feststellen, dass es nicht nur deine technischen Fertigkeiten enthüllt, sondern vielleicht auch wie weit du dich entwickelst hast.

Das Wichtigste ist, dass du dein Werk in einer unterstützenden Umgebung analysierst. Generell tendieren wir dazu, zu kritisch mit unseren Fähigkeiten umzugehen. Es ist wichtig, dass du dein Werk in einer unterstützenden Umgebung enthüllst, wo dich nützliche Kommentare und Vorschläge weiterbringen können. Wenn wir allein sind, finden wir, wie jeder von uns weiß, in einer Sekunde viele Gründe, warum wir unser Werk in kleine Stücke zerreißen wollen.

> ### Jeder angehende und professionelle Künstler benötigt Kommentare, die helfen, die Basis der Fähigkeiten und des Wissens auszubauen.

Kunst kann ein einsames Unterfangen sein. Wir benötigen Aufmunterung von unseren Mitkünstlern und Fachkollegen. Wir müssen verstehen, dass persönlicher Geschmack persönlich ist. Er ist kein Maß der Spitzenleistung. Wenn wir unsere Arbeit mit anderen teilen, insbesondere mit anderen Künstlern, können wir den Wert und die Stärke der Arbeit erkennen.

Das braucht Mut.

Machst du dir Sorgen, dass dein neues künstlerisches Unterfangen kritisiert werden wird? Machst du dir Sorgen darüber, was andere in deiner Arbeit sehen könnten? Oder ob deine Arbeit einen Wert für andere haben wird?

Ich denke, dass Bewertungen Geschmackssache sind. Du kannst deine eigenen Parameter und deine eigenen Standards setzen und der Richter deiner Arbeit sein. Was du in deinem künstlerischen Ausdruck erschaffst, bestimmst du, und das, was du erschaffst, ist schließlich für dich.

Expressives Erwidern

In der Ausdruckskunst kann die Arbeit auf der Oberfläche ohne introspektive Analyse beschrieben werden. Der Künstler kann die Arten von Linien, die Schnelligkeit oder Länge der Pinselstriche, die Farbintensität, die Räume, die dichten oder leichten Strukturen beschreiben. Wenn du diese Übung mit einer anderen Person machst, könntest du deinen Partner bitten, die Arbeit mit einer anderen Kunstform zu erwidern, wie zum Beispiel mit Gedichten oder Bewegungen, Gesten, Geräuschen oder einer anderen Malerei oder Zeichnung. Das ist eine andere Art, die Arbeit zu verstehen, erleben und anzuerkennen. Ich empfinde diese Methode als ein sehr tiefgründiges und aufrichtiges Geschenk für sowohl Geber als Empfänger. Wenn wir das machen, beteiligen wir uns wahrhaftig vollkommen in der Rückmeldung und Bestätigung zueinander.

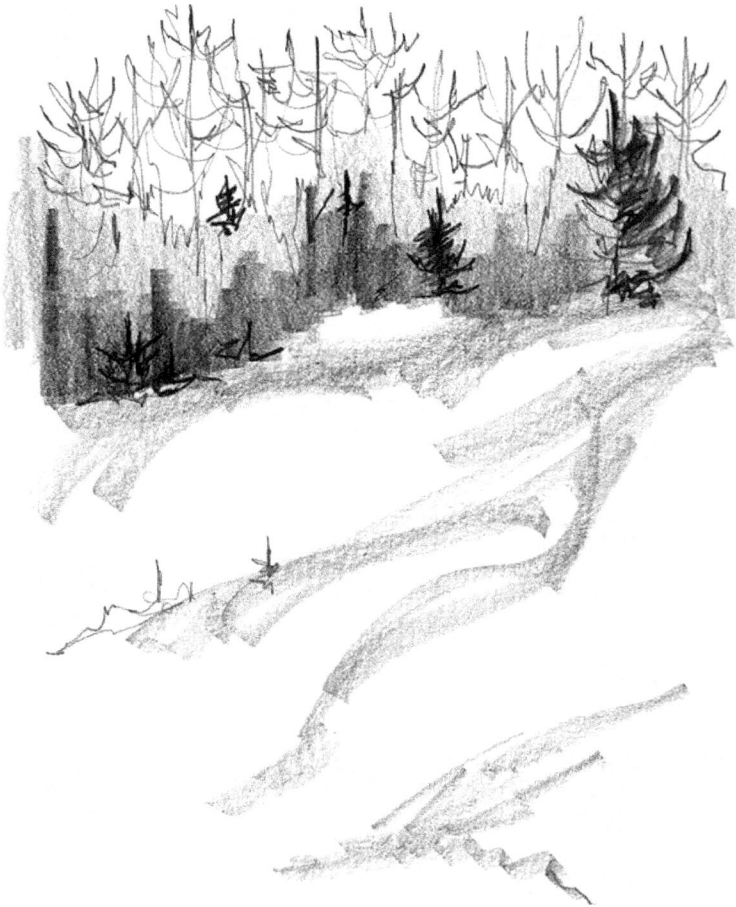

DIE ENTWICKLUNG VON PERSÖNLICHER VISION UND EINZIGARTIGEM STIL

Folge deiner Intuition! Sie ist fast immer richtig!

Was ist deine Leidenschaft?

Was erregt deine Aufmerksamkeit?

Was begeistert dich?

Was macht dich wütend?

Was macht dich glücklich?

Verfolge deine Träume. Lebe diese Träume. Verleihe deiner Einzigartigkeit Ausdruck. Vergnüge dich mit verschiedenen Übungen. Entdecke die vielen Möglichkeiten und Optionen des Lebens. Egal, was du künstlerisch machen möchtest – greife danach.

Vertraue dir selbst, deinen Entscheidungen und deiner Intuition.

Betrachte verschiedene Optionen und wie sie sich anfühlen. Du wirst das ruhige Gefühl inneren Wissens spüren und du wirst spüren, dass deine Entscheidung richtig ist. Und diese Simultanität wird dich auf deinem Weg begleiten.

Nimm dir Zeit für diese Reise.

Verbringe Zeit allein, um deine Gedanken zu pflegen und deinen Weg in der Kunst zu entwickeln. Gehe von Zeit zu Zeit aus, um mit Kollegen zusammenzuarbeiten, hole dir Anregungen in Ausstellungen und Museen.

Das Wachsen deines Stils und deiner persönlichen Vision ist eine permanente Reise. Forciere sie nicht – aber schiebe sie eventuell an. Sei sanft zu dir, folge deinem Herzen, höre auf dich und dein Stil wird sich herausbilden und sich weiterentwickeln.

Studiere die Meister und analysiere deren Techniken. Lies Schriften der Kunsthistorie und denke darüber nach. Sei dir bewusst, auf wen und was du reagierst. Die Meister waren in ihrem ganzen Leben Schüler.

Im Leben und in der Kunst gibt es immer eine neue Straßenecke zu umrunden, immer etwas Neues auszuprobieren.

Male!

Manchmal müssen wir malen um des Malens willen. Malen ist eine andere Art herauszufinden, wer du bist. Male, als ob du das Werk wegwerfen wirst. Male, als ob du das Werk nie vorzeigen wirst. Male saftig, kratzig, wild und mit Hingabe. Male die ganze Zeit weiter. Übe das Malen, bis du den Fluss der Farbe spürst.

Male, als ob du vom Mars kommst und nie zuvor Farbe gesehen hast. Male mit deinen Fingern und Zehen!

Beherrsche den Kritiker in deinem Gehirn.

Hirngeschwätz handelt von Zeitverschwendung, Geldverschwendung, Sachen, die doof aussehen und nicht richtig sind, und so weiter und so weiter. Wir haben alle diesen inneren Kritiker schon einmal gehört. Niemand ist damit geboren, obwohl es den Anschein hat, dass er ein Teil unserer angeborenen Menschlichkeit ist, dass unser Gehirn die Selbstverachtung als Standardeinstellung hat. Mit der Entwicklung des inneren Kritikers wurde die kreative Freiheit langsam erstickt. Wenn du den inneren Kritiker und seine schändlichen Kommentare hörst, sage einfach „Danke" und mache mit deinen Bemühungen weiter. Lass die Kritik vorbeiziehen und schreite voran. Am Ende wird das Geschwätz weniger werden.

Tue so, als ob du wieder klein bist, bevor du große Worte über richtig und falsch hörtest. Bevor du wusstest, was ein vermeintlich gut gemachtes Meisterwerk ausmacht. Und male weiter.

Was gibt es in deinem Leben, womit kennst du dich aus? Welche Geschichte möchtest du erzählen? Wandle deine Geschichte in deine Kunst um.

Kunst ist die Stimme des Herzens. Kunst ist der Schrei der Seele.

Du kannst durch Kunst kommunizieren, manchmal in abstrakter Form, wenn Fotorealismus, familiäre Strukturen und Definitionen deine beabsichtigte Artikulation eventuell schockieren würden. Wie siehst du das Thema? Was zieht dich an? Wie würdest du es mit Worten beschreiben? Vertraue dir selbst. Folge immer zuerst deiner Intuition.

Es ist unwichtig, welche Kunstform du wählst.
Wähle, was du anregend findest.

Wenn du es nicht weißt, dann experimentiere herum. Du wirst vielleicht mehrere Kunstformen finden, die dich nähren und denen du deine Energie geben kannst. Dann wähle ein Medium, Werkzeuge und Farben, die dich ansprechen.

Von Zeit zu Zeit kannst du dir selbst die folgenden Fragen stellen:

Wie kann ich meine Erfahrung ausdehnen?

Wann ist es Zeit, die Arbeit zu dekonstruieren?

Und zu rekonstruieren? Wann ist es Zeit, eine kleine Pause zu machen?

Wann ist es Zeit, auf meine Grundlagen und Fähigkeiten zu vertrauen?

Was ist der Zweck der angefangenen Arbeit?

Wessen Meinung zählt?

Habe ich einen unterstützenden Mentor, dem ich mich in meinem Prozess und meiner Verletzlichkeit anvertrauen kann?

Kann ich ein Mentor sein? Wenn ja, wie würde ich vorgehen?

Ah, vom Herzen malen.

Jede Idee hat Validität. Egal, was passiert, behalte deine Ideen im Auge. Dokumentiere und skizziere, sodass die Ideen auf dich warten, wenn du bereit bist, sie auszuprobieren. Ignoriere deine innere kritische Stimme und jegliche Kritik von außen. Ignoriere jede Kritik von unglaublichen Ideen. Behalte deine Experimente für dich, wenn irgendwo Skepsis lauert.

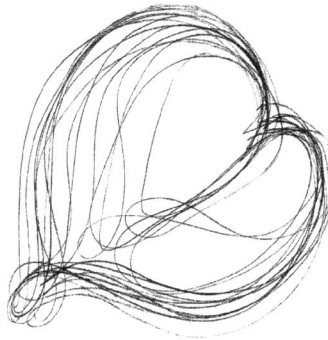

Traue dich, dich ins Ungewisse zu wagen. Es fühlt sich gefährlich an, Risiken einzugehen und sich auf unbekanntes Territorium zu begeben, aber was für furchtbare Dinge werden schon passieren? Denke an alle die anderen vor dir, die nie aufhörten zu versuchen, das, woran sie glaubten, weiterzuverfolgen.

DAS UNBEKANNTE

In der Kunst sind wir uns oft nicht im Klaren über die nächsten Schritte direkt vor uns. Wir wissen nicht, wohin uns der Weg führt, bis wir angekommen sind. Was wir aber erkennen, ist die sofortige Erfahrung.

Genieße den Moment. Genieße die greifbare Sensualität des Malens, des Bauens, des Bildhauens, des Ausbreitens, des Schiebens und des Ziehens.

Sei nicht damit zufrieden, wie jeder andere zu malen, oder es gar zu versuchen. Übe nach einem Workshop oder einer Unterrichtsstunde das Eingliedern von neuen Fertigkeiten in deine eigenen Ideen und dein eigenes System und du wirst dann ganz schnell diese neuen Fertigkeiten personifizieren.

Vertraue deiner instinktiven Wahl von Medium, Farben, Strichen, Werkzeugen und Methoden. Sei dir deiner eigenen Ausdrucksweise in der Kunst bewusst und lass sie dominieren.

Technik ist wichtig, aber sie muss der Ausdrucksweise folgen. Deine Ausdrucksweise ist deine Überzeugung in der Kunstkommunikation.

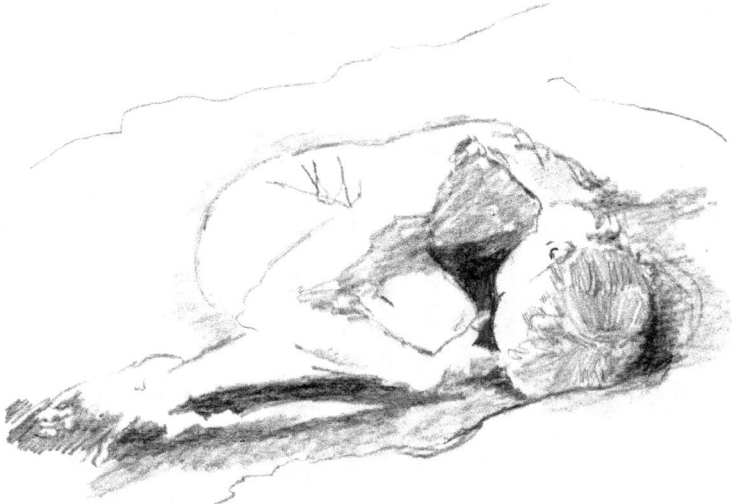

EINE EINLADUNG ZUM ZEICHNEN

Es gibt viele Arten, Kunst zu studieren und zu erforschen. Du kannst sorgfältig und gründlich studieren, dich intensiv und heftig damit auseinandersetzen oder von Zeit zu Zeit ein paar Einzelheiten herauspicken. Du kannst entscheiden, verschiedene künstlerische Wege zu gehen. Jedes Mal, wenn du etwas studierst, wirst du deine Auffassungsgabe und das Level deiner Fertigkeiten in jeder Kunstform gleichzeitig steigern. Alle deine Bemühungen werden voneinander profitieren.

Materialien

Bevor wir anfangen über verschiedene Übungen zu sprechen, lass uns zuerst über die Materialien sprechen. Für das Zeichnen bevorzuge ich weiche Bleistifte wie zum Beispiel B oder 2B und 4B für gutes Schwarz. Sie sind nicht teuer und in den meisten Geschäften für Kunstbedarf erhältlich. Je nachdem, wie fest du drückst, werden diese Bleistifte mit einer Linie reagieren, die weich, hell, verwischt, dunkel und/oder schwer ist. Conté ist hartgepresste Kreide, die für größere Zeichnungen genutzt werden kann. Kohle ist weich und sanft und sehr geschmeidig. Deine Auswahl an Stiften, Conté oder Kohle wird davon abhängen, was du malen möchtest und welchen Effekt du erzielen willst. Erforsche und experimentiere mit jedem Einzelnen.

Zeichenübungen

Ich lernte die Übung der verbundenen Linien kennen, als ich mit dem Zeichnen anfing. Diese Übung entwickelt deine Fähigkeiten, deinem Körper und deiner inneren Stimme in Bezug auf Anfang und Ende, Pausen und sogar Richtung und Druck deines Stiftes auf dem Papier zuzuhören. Der Anfang ist die Markierung auf ein weißes Blatt oder eine leere Leinwand auf der Staffelei. Die Form, Struktur und der Ausdruck der Linie entleerten das Chaos in deinem Leben. Die Linie ist die flüchtige, nonverbale Welt in unserem Inneren. Es ist eine Form von Ausdruck, die früher versteckt war. Die verbundene Linie ist die Möglichkeit für unseren Körper zu zeichnen und mit uns zu kommunizieren. Manchmal bringt er Ideen und Lösungen. Zu anderen Zeiten werden Erinnerungen oder Gruselgeschichten angesprochen. Manchmal ist er einfach nur eine Linie.

Egal, was die Übung der verbundenen Linien macht, es scheint, dass sie mich für die Kreativität vorbereitet.

KREATIVES ÜBEN

Zeichnen mit Körper, Herz und Verstand

ÜBUNG EINS – DIE ÜBUNG DER VERBUNDENEN LINIEN

Diese Übung ist eine Aufwärmung für das Zeichnen. Führe sie mit geschlossenen oder halbgeschlossenen Augen durch. Anstatt, dein Gehirn die Zeichnung steuern zu lassen, lass deinen Arm, deine Hand und deinen Körper die Linie leiten, ohne aufzuhören (der Stift darf das Papier nicht verlassen), um Formen zu gestalten.

Lass deinen Körper im Moment leben und schaue, wo er die Linie hinführt.

Der Prozess

1. Lege einige Blätter weißes, festes Papier vor dich, zusammen mit einem gespitzten Bleistift. Verwende Blätter in Din A4 oder größer oder einen gebundenen Skizzenblock in gleicher Größe.

2. Schalte beruhigende Musik ein und atme ruhig und still für fünf bis zehn Minuten. Fokussiere auf das Verlangsamen deines Atems und deiner Gedanken.

3. Wenn du dich bereit fühlst, öffne langsam deine Augen und lass deinen Körper den Stift fassen.

4. Ziehe Linien, ohne den Stift vom Papier zu lösen.

5. Höre auf, wenn dein Körper signalisiert, dass er fertig ist.

6. Wenn du möchtest, drehe das Papier um und schreibe deine Gefühle und Gedanken über diesen Prozess auf.

Nimm dir so viel Zeit, wie du willst.

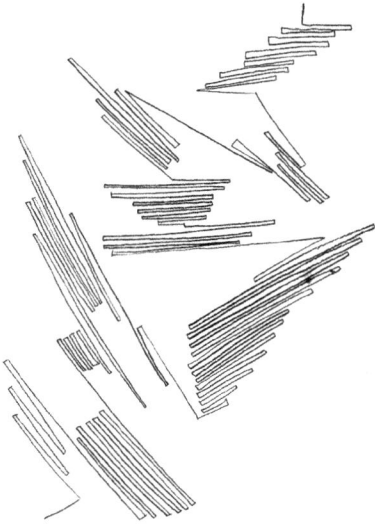

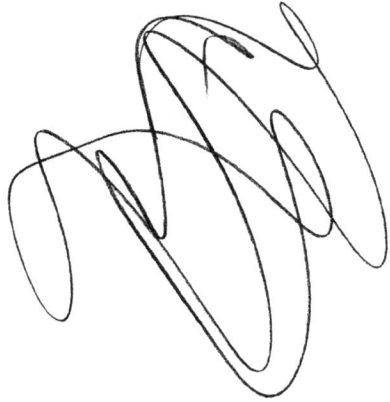

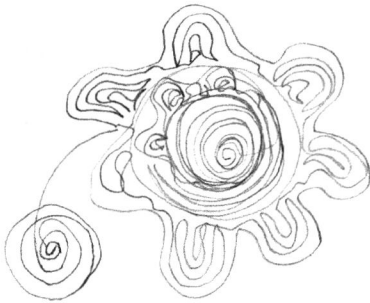

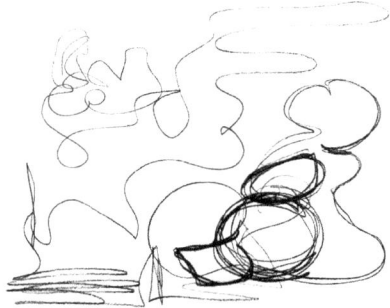

Beispiele von Zeichnungen mit verbundenen Linien.

ÜBUNG ZWEI – ECHTES KONTURZEICHNEN
(auch als blindes Konturzeichnen bekannt)

Diese Übung ist eine Möglichkeit, dein Objekt vom Weiten direkt zu berühren und zu studieren. In dieser Übung werden das Berühren und das Sehen kombiniert. Dadurch erweitern sich deine Sinne und dein Wissen. Du wirst sehen und etwas über Dinge lernen, was dich überraschen wird. Die Zeit ist nicht existent. Deine Welt und dein Leben, wie du es siehst, werden den Anschein haben, sich zu verändern.

Ich genieße diese Übung als eine Aufwärmung für „modifiziertes Konturzeichnen" und um in den richtigen Gehirnmodus für *räumliches Denken* zu kommen.

Das Folgen der Konturen deines Objekts (ohne auf deine Zeichnung zu schauen) ist mehr als skizzieren. Du wirst sehen, dass die Linien, die du zeichnest, der Form deines Objekts folgen werden; runde, weiche Formen, spitze Formen, Punkte, tiefe Mulden. Während du dein Objekt anschaust, trau dich, die Konturformen mit den Augen ein- und auszuzoomen. Bleibe engagiert in der Idee, dass dein Stift diese Bewegungen aufspürt und es wird dir so vorkommen, als würde sich dein Umfeld ebenso ein- und auszoomen.

Diese Übung lässt dich dein Studienobjekt auf eine intime Weise kennenlernen. Es handelt nicht davon, ein Bild für jemand anderes zu zeichnen. Mach dir keine Sorgen darüber, wie die Kontur der Zeichnung aussieht. Es geht nicht darum, ein fertiges Kunstwerk zu kreieren. Es geht darum, deine eigene Sensibilität zu erhöhen. Wenn wir auf diese Art und Weise studieren, schlage ich meinen Studenten immer vor, das Wort „echte Kontur" auf ihre Zeichnungen zu schreiben, um uns zu helfen, unsere weltliche Kritik zu entschärfen.

Der Prozess
(Lies die Anweisungen ganz durch, bevor du mit der Übung beginnst.)

1. Setz dich so nah an dein Studienobjekt wie möglich, mit Blättern von weißem Papier und einer Größe von mindestens Din A4 oder einem gebundenen Skizzenblock der gleichen Größe und einem weichen Bleistift (Bo der 2B). Dein Studienobjekt kann eine Hand, eine Kanne, ein Stuhl sein – egal was.

2. Fokussiere deinen Blick auf einen bestimmten Punkt auf deinem Studienobjekt. Stell dir vor, dass dein Bleistift diesen Punkt schon berührt.

3. Bringe deinen Stift auf das Papier. So wie du das Objekt mit deinen Augen liebkost, so sollst du langsam den Konturen, Spalten, Unebenheiten und Ecken folgen, lass deinen Stift über das reisen. Sei vollkommen fixiert auf die Idee, dass du das Objekt tatsächlich berührst. Halte deinen Blick ausschließlich auf das Objekt fixiert, während du deinen Stift über das Papier bewegst, und lass den Stift das beschreiben, was du siehst.

4. Entspanne dich, atme tief und langsam und sei dir bewusst, dass du gerade jetzt nur diese eine Aufgabe hast.

5. So wie dein Blick langsam um das Objekt geht, wird dein Stift diese sanften, langsamen Bewegungen auf dem Papier wiedergeben. Stift und Auge bewegen sich synchron. Der Stift wird Markierungen auf dem Papier machen, dein Blick bewegt sich langsam über und um das Objekt herum.

6. Schau während dieser Übung nicht auf das Papier.

7. Wenn du die ganze Oberfläche deines Objekts mit deinem Stift „berührt" hast, schau deine Zeichnung an. Bemerke die Genauigkeit der Gefühle und Strukturen des Objekts, auch wenn diese Linien keine fotorealistische Repräsentation des Objekts sind.

Verstehe und übe das Konturzeichnen, bevor du zur nächsten Übung weitergehst.

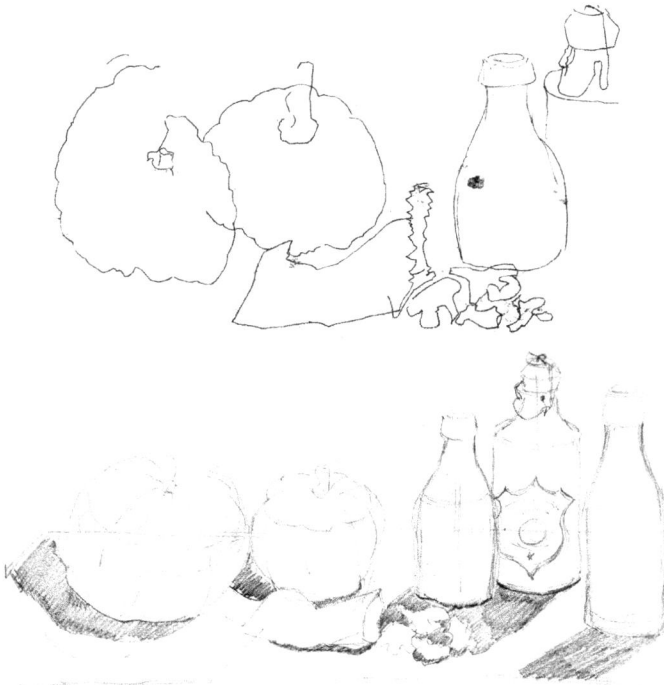

Ein Beispiel für eine echte Konturzeichnung (oben) und eine modifizierte Konturzeichnung (unten) von der gleichen Komposition.

ÜBUNG DREI – MODIFIZIERTE KONTURZEICHNUNG

Diese Zeichenart nutzt die gleichen Prinzipien wie die echte Konturzeichnung, da du das Zeichnen auf Papier mit sehr viel fokussiertem Blick kombinierst. Diese Übung entwickelt deine Wahrnehmungsfertigkeiten weiter und wird dir ein realistischeres Bild des Objekts geben, das du zeichnest. Mach in dieser Übung hin und wieder eine Pause, begutachte deine Zeichnung und prüfe, ob du noch auf der Seite bist, und versuche, Proportionen so genau wie möglich darzustellen. Versuche, 80 % der Zeit deinen Blick auf das Objekt und die anderen 20 % auf die Zeichnung zu richten, sodass die Zeit, in der du beobachtest, vier Mal so lang ist wie die Zeit, in der du zeichnest.

Der Prozess

1. Sitz so nah an deinem Studienobjekt wie möglich und halte einen weichen Bleistift (B oder 2B) und Papier bereit.

2. Fokussiere deinen Blick auf einem bestimmten Punkt deines Studienobjekts.

3. Stell dir vor, dass dein Stift tatsächlich den Punkt deines Studienobjekts berührt. Wenn du sicher bist, dass du deinen Stift mit deinem Objekt verbunden hast, dann lass den Stift reisen und das Objekt liebkosen, indem er langsam den Konturen, Spalten, Unebenheiten und Ecken folgt.

4. Mach ab und zu eine Pause und vergleiche deine Zeichnung wieder mit dem Objekt. Mache kleine Anpassungen, um die Proportionen so genau wie möglich darzustellen.

5. Sei völlig in der Idee engagiert, dass du das Objekt wirklich berührst.

Entspanne dich, atme tief und langsam und sei dir bewusst, dass du gerade jetzt nur diese eine Aufgabe hast. So wie dein Blick langsam um das Objekt geht, wird dein Stift die Form des Objekts wiedergeben. Stift und Auge bewegen sich synchron. Schau von Zeit zu Zeit auf die Linien auf deinem Papier, überprüfe die Proportionen und mache kleine Korrekturen. Wenn du das modifizierte Konturzeichnen länger geübt hast, werden die Korrekturen einfacher, entspannter und weniger werden.

Jedes Mal, wenn du aufhörst, dein Objekt zu betrachten, halte deinen Stift an. Das bedarf einiges an Übung.

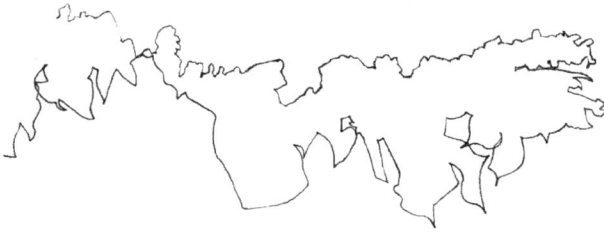

Echte Konturen des Flieders an meinem Fenster.

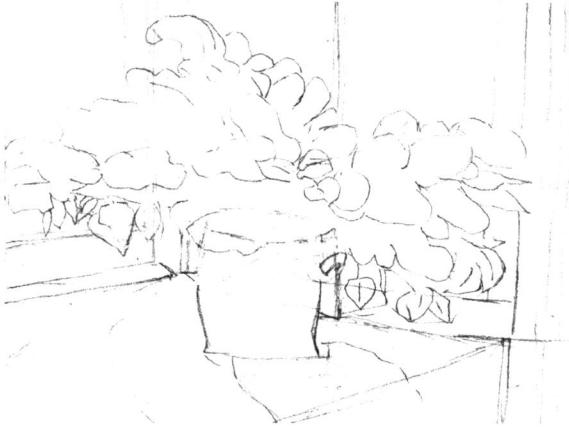

Modifizierte Konturen des Flieders an meinem Fenster.

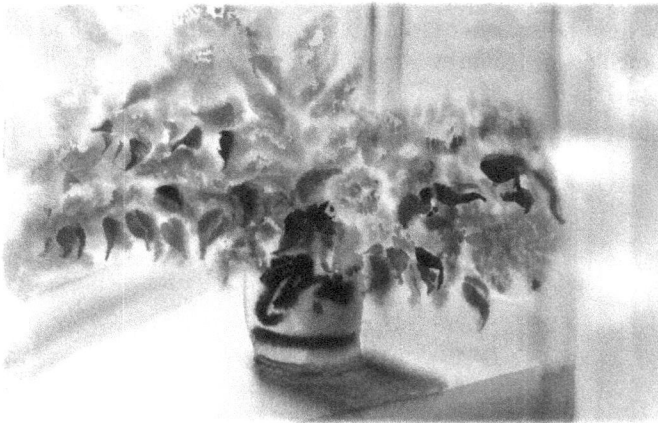

Mit Wasserfarben vervollständigtes Bild des Flieders an meinem Fenster.

ÜBUNG VIER – QUERKONTURZEICHNEN

Querkonturzeichen ist abgefahren! Wenn die Zeichnung fertig ist, sieht sie aus wie eine topografische Karte deines Objekts. Diese Übung braucht viel Zeit. Sie wird jedoch deine Zeichen- und Malfertigkeiten revolutionieren.

In einer Querkonturzeichnung kartographierst du die verschiedenen Konturen deines Objekts sowie jede kleine Änderung. Später, wenn du Schattierungen studierst, wirst du herausfinden, dass die Schatten und das Licht eines Objekts den Querkonturlinien folgen, und wenn du Malen und Zeichnen studierst, wirst du herausfinden, dass die Umsetzung beim Malen und Zeichnen ebenfalls den Querkonturlinien folgt.

Querkonturlinien sind miteinander verbunden, so wie Energie sich auf allen Niveaus verbindet. Studiere die Arbeiten der kanadischen Künstlerin Emily Carr. Sie hat diese Verbindung zwischen Querkonturlinien und Energie und die Wirkung, die diese Elemente aufeinander haben, sehr gut verstanden.

Der Prozess

1. Beginne mit einer modifizierten Konturzeichnung deines Objekts.

2. Überlege in den Skizzen auf den folgenden Seiten, wie die elliptische Form um das ganze Objekt herum gebildet ist. Folge den Konturen deines Objekts, lasse die Linien der Form deines Objekts folgen, rund und weich, zackige Spitzen und tiefe Gruben. Wenn es dir hilft, kannst du die elliptische Form ganz fein vor und hinter das Objekt skizzieren.

3. Versuche, dich aus den Konturformen herein und heraus zu bewegen, während du die Konturformen deines Objekts beobachtest.

4. Wenn du deine Konturlinien wiedergibst, dann sei dir der Linie bewusst und zeichne mit Überlegung und Sorgfalt. Jede Linie kommuniziert einen Gedanken, eine Art von Richtung und Form. Nachlässige Linien verwirren die Aussage mit ihren ungenauen Strichen in unterschiedliche Richtungen.

Gib dir selbst genug Zeit, um diese Übung zu finalisieren. Es lohnt sich und macht Spaß.

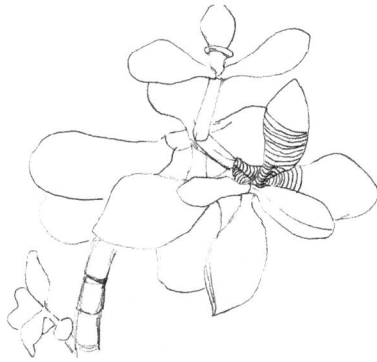

Eine modifizierte Konturzeichnung eines Geldbaums mit wenigen Querkonturlinien.

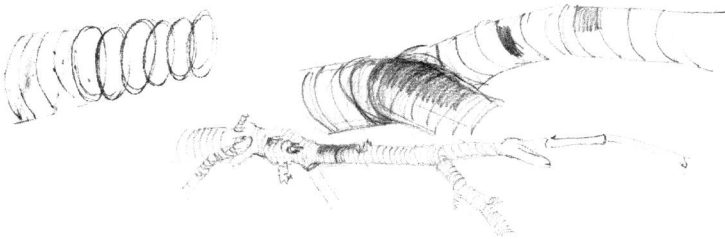

Versuche auf einem Probeblatt Ellipsen zu machen, um die Querkonturen besser zu verstehen. Dann lass die versteckten Ellipsen für den Rest der Querkonturen fallen.

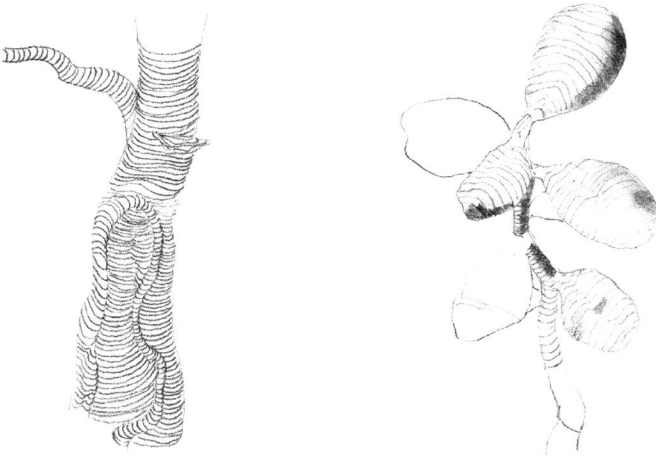

Querkonturlinien können konkav oder konvex sein, was bedeutet, dass die Linien in jede Richtung gebogen sein können, zum Teil aufgrund der Perspektive und manchmal der persönlichen Wahl.

ÜBUNG FÜNF - RESPONSIVES ODER BEWEGTES ZEICHNEN

Responsives Zeichnen ist eine ausdrucksstarke Übersetzung der Vitalität des Objekts. Diese Art des Zeichnens öffnet deine Verbindung mit deinem Studienobjekt und der Welt um dich herum und wird dir helfen, präziser und schärfer zu sehen. Alle deine Sinne und vorhergehende Erfahrungen sind in der kumulativen Erfahrung des totalen Sehens involviert. Responsives Zeichnen erweitert dieses Wissen.

Responsive Zeichnungen sollen schnelle Zeichnungen sein. Hier bedeutet das Wort „schnell" jedoch nicht überstürzt. Es bedeutet, dass du responsiv, kontinuierlich und impulsiv zeichnest, ohne zu bewerten.

Auf diese Art kannst du dich soweit verlangsamen, dass du den Druck des Lebens auf Pause stellen kannst. Auf diese Art stimmst du dich ein auf das Objekt vor dir. Die Zeichnung wird eine energetische Übermittlung der Bewegung und Gesten, die du siehst und fühlst. Du zeichnest, was das Objekt macht, nicht wie es aussieht.

Der Prozess

1. Nimm eine sitzende oder stehende Position ein.

2. Verwende einen weichen Bleistift (2B, 3B oder weicher) oder einen schwarzen Marker mit mittelharter Spitze oder Conté und große Papierbögen (bevorzugt mindestens Din A3 – meine bevorzugte Größe ist 45 x 60 cm, etwa Din A2), bewege deine Hand die ganze Zeit, schlage Bewegungen vor und ahme Bewegungen nach.

3. Bewege deinen ganzen Körper im Stehen, das gibt der Resonanz Akzente (obwohl das kein Muss ist).

4. Fühle die Bewegung, die du in deinem Körper beobachtest: Fühle dich ermattet, munter, fahrig, machtvoll, scheu … starke Striche, Striche, wie tanzende Schmetterlinge, kantige, schmerzvolle Striche. Welche Art von Strichen ist es?

Was fühlst du? Wie antwortest du?

Ich habe responsives Zeichnen als Aufwärmübung für das Malen und das Studieren von Zeichnungen genutzt. Ich habe es aus Spaß genutzt und um mein Wissen aufzubauen. Mach dir keine Sorgen bezüglich des Papierbedarfs oder der Darstellungen. Verwende viel Papier. Verbinde dich mit der ganzen Einheit von Energie und Bewegung. Hab Spaß.

Mach eine Pause, entspanne, nimm einen tiefen Atemzug und nimm dir Zeit, dir selbst das Privileg dieser Reise zu erlauben.

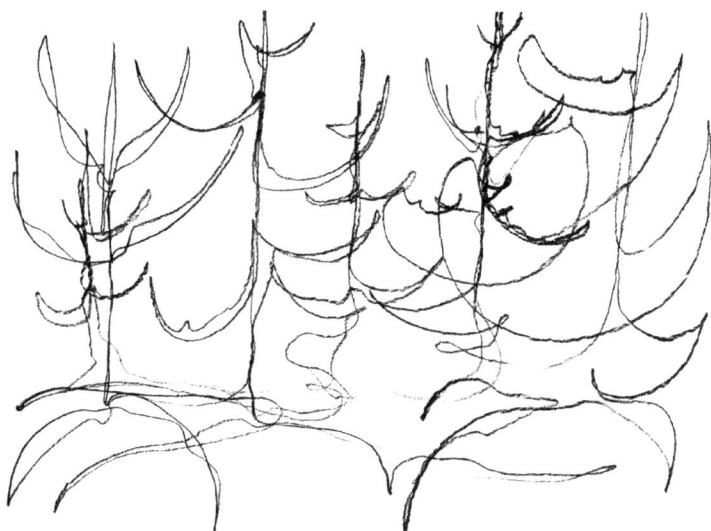

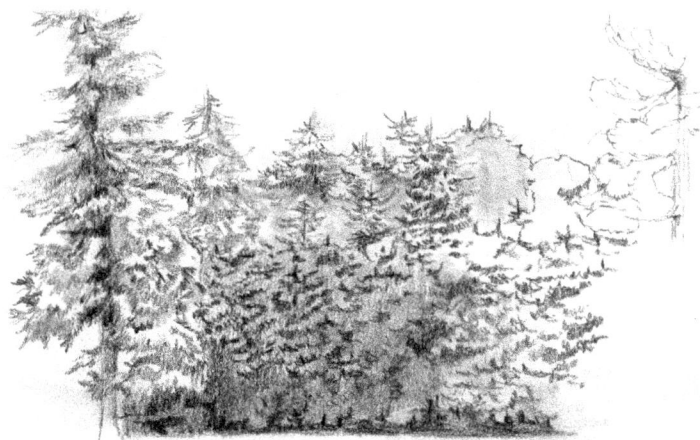

*Oben ein Beispiel für responsives Zeichnen
und eine detaillierte Studienzeichnung unten.*

KREATIVES ÜBEN

Empfindung einfangen

Sollten die folgenden Vorschläge für dich neu sein, wirst du diese eventuell als merkwürdig empfinden. Versuche es trotzdem.

Der Prozess

1. Sorge dafür, dass du Stifte, Buntstifte und Marker in vielen Farben zur Hand hast, zusammen mit Papierbögen (falls du Temperafarben hast, nimm auch diese zur Hand).

2. Sitz ruhig und reflektiere über die Liste unten; deine Antworten zu einer (oder mehreren) Fragen, können bei dir als ein Sinnesgefühl oder in abstrakter Form entstehen.

3. Fange mit irgendeiner Farbe und Form an.

4. Erlaube deinen Gefühlen, die nächste Form oder Farbe zu erzwingen.

   Wie würde eine traurige Linie aussehen?
   Versuche einmal eine wütende Linie,
   eine dicke Linie,
   eine einsame Linie,
   eine doofe Linie zu zeichnen.
   Ändern sich auch die Farben?

   Schreibe oder zeichne deine Gefühle *gerade jetzt* oder *als Erinnerung eines Geschehens.*

   Schreibe oder zeichne, wie du das *Leben* siehst. Schreibe oder zeichne wie eine *Banane* schmeckt.

   Schreibe oder zeichne, wie du hörst, *was um dich herum ist.*

   Schreibe oder zeichne, wie es sich anfühlt, wenn du *Seide* berührst.

Später kannst du versuchen, in deinem Journal zu beschreiben, woher diese sinnlichen Gefühle oder Empfindungen kamen. Sind sie aus Gedanken, deinem Herzen, Reaktionen, Erinnerungen, Programmieren, Geschichten entstanden – oder von wo?

Wenn du magst, kannst du die kursiv geschriebenen Wörter mit deinen eigenen Wörtern austauschen und die Übung wiederholen.

Für mich sind Spiritualität und Kreativität Teile eines Zyklus. Wenn ich kreativ bin, trete ich in den spirituellen Teil meiner Existenz ein.

Wenn ich meine Spiritualität ausübe, verbinde ich mich mit der Schöpfung und erhalte die Energie, die meine Kreativität anspornt.

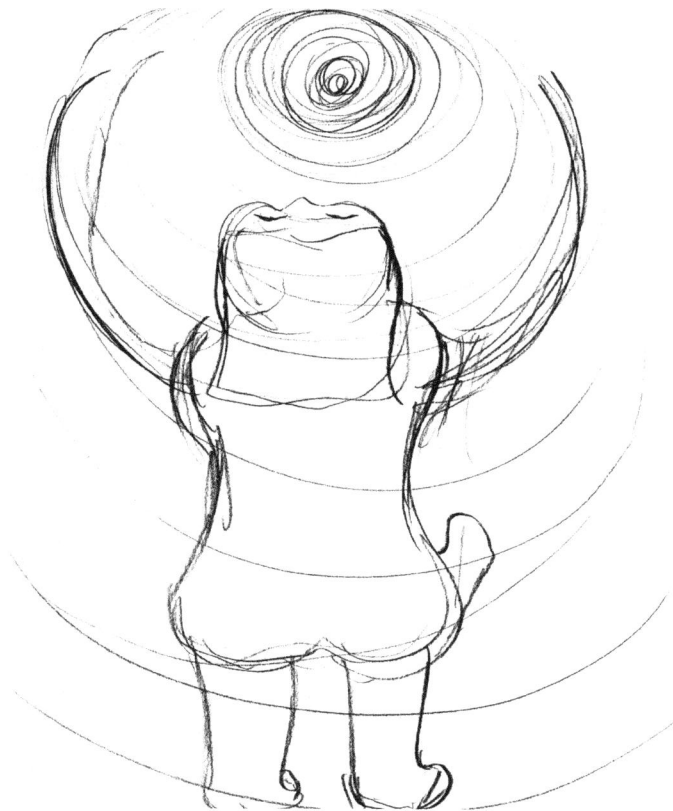

KUNST ZUSAMMEN ERLEBEN

Wenn Menschen gemeinsam Kunst ausüben, geschehen wundersame Sachen.

Eine Gruppe kann aus einer Familie, einer Klasse, Mitarbeitern oder einer Versammlung von Freunden oder Fremden bestehen. Entsprechend dem Fortschritt der Kunstaufgabe erleben die Teilnehmer einander auf eine neue Art. Sie sind weniger in Gedanken und körperlich präsenter. Nonverbale Kommunikation wird auf vielen Ebenen ausgetauscht. Der Kunstprozess erlaubt es uns, unsere Sorgen umzuwandeln und soziale Bewertung hinter uns zu lassen, was uns die Möglichkeit gibt, auf einem eher basalen und persönlichen Niveau miteinander in eine Beziehung zu treten. Wir sehen einander auf eine andere Art und Weise, weil das Teilen durch Kunst sich sicherer anfühlt.

Das Zusammenarbeiten in der Kunst baut Vertrauen auf. Kunst kreiert eine sichere Umgebung, die oft keine verbale Kommunikation erfordert. Somit scheint Kunstausübung eine bestimmte Fürsorge und Harmonie zu erzeugen sowie die Freude, die eine solche Zufriedenheit mit sich bringt.

Im gemeinsamen Kunstprozess diskutieren wir und teilen Informationen, wir ermuntern einander und geben eine helfende Hand, wir treffen Entscheidungen, wir teilen Triumphe und Furcht. Unsere sinnliche Welt wird gekitzelt und stimuliert. Unsere Wahrnehmung wird mit dem kreativen Prozess erweitert, der die Konzentration eines jeden Projekts begleitet. Zusammen erfahren wir die Freuden dieses kreativen Prozesses, der Anspannungen loslässt, wenn wir uns mit Pinselbewegungen und Farben beschäftigen und die Aktivität genießen.

Wenn wir zusammenarbeiten, stimulieren wir einander stärker, als wenn wir allein arbeiten. Ideen führen zu neuen Ideen. Manchmal erfahren wir durch die Erfahrung von anderen neue Erfahrungen und entdecken diejenigen neu, die wir zurückgelassen haben. Die Gruppe erzeugt eine Energiedynamik, die einzigartig für das Zusammenarbeiten ist.

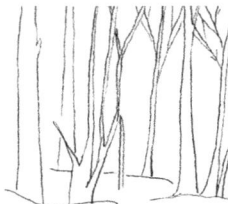

Es liegt in unserer Natur, Sachen mit den Händen zu machen. Moderne Technologien haben unsere Hände von der sinnlichen Freude des Schreibens mit der Hand, Kunsthandwerk, Kochen, Gärtnern und anderen wundervollen, fühlbaren Aktivitäten desensibilisiert.

Wir sitzen vor dem Computer, kaufen Fertiggerichte, stellen Leute ein, um den Garten zu pflegen und Unkraut zu jäten, und schauen Fernsehen, anstatt uns mit der Welt um uns herum zu beschäftigen.

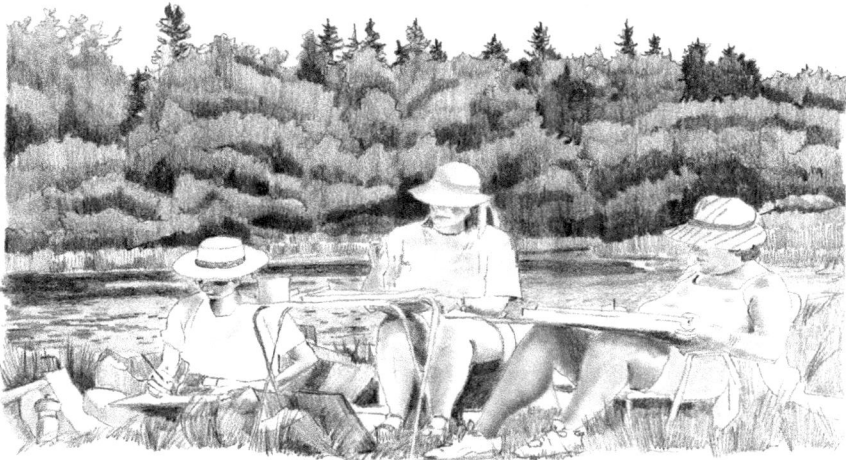

IM AUGENBLICK LEBEN

Das Zeichnen und das Malen sind zwei Arten, in deinem Leben ganz präsent zu sein. Insbesondere wenn du draußen zeichnest oder malst. Wenn du dich auf deine Umgebung konzentrierst, wirst du in dem Moment gleichzeitig intensiv darauf aufmerksam. Diese intensive Achtsamkeit fließt in den Rest deiner Erfahrungen ein, dadurch dass sie deine Achtsamkeit für umgebene Details erhöhen – Licht, Gerüche, Geräusche und Farben. Am Ende des Tages, wenn wir uns austauschen, erzählen meine Studenten im Detail über die Fahrt nach Hause, den Kaffee am Morgen … und wie viel mehr sie um sich herum sehen.

Kunst auszuüben öffnet deine Augen und lässt
dich mehr in deinem Leben sehen.

Wenn ich auf meine Skizzen zurückschaue, werde ich zurück an diesen Ort und all seinen Details versetzt. Ich kann mich an die Temperatur, Gespräche, Gerüche und andere Reize erinnern. Es ist anders als ein schnelles Foto. Die Zeit, die man mit Skizzieren verbringt, ist intensiv und hat die Zeit für diesen Zeitrahmen verlangsamt. Details brennen sich in der Erinnerung im Gehirn fest.

Es ist Zeit, deine Flügel auszubreiten

Manchmal weißt du, was du suchst.

Manchmal weißt du nicht, was du suchst.

Zeichne oder male, was sich angenehm und bekannt anfühlt.

Zeichne oder male, was sich unangenehm und unbekannt anfühlt.

Am Anfang nach einer künstlerischen Hungerphase ist es typisch, unsere Farben mit zusätzlicher Furie und Blumigkeit zu mischen, indem wir heiße Farben nutzen, wiederholt kritzeln und alles einbeziehen – dabei stopfen wir wiederholt den ganzen Spaß in ein Bild. Das ist vollkommen in Ordnung. Genieße das Schlemmen!

Sei vernünftig und unvernünftig zur gleichen Zeit.

Tanze, bewege dich, singe, trommle, laufe deinen Weg.

Mache dir keine Sorgen, wenn du etwas vergisst oder etwas machst, was nicht beabsichtigt war. Für einen Forscher in der Kunst gibt es keine Fehler.

Kunst repräsentiert das Leben.

Das Leben ist widersprüchlich.

So auch die Kunst.

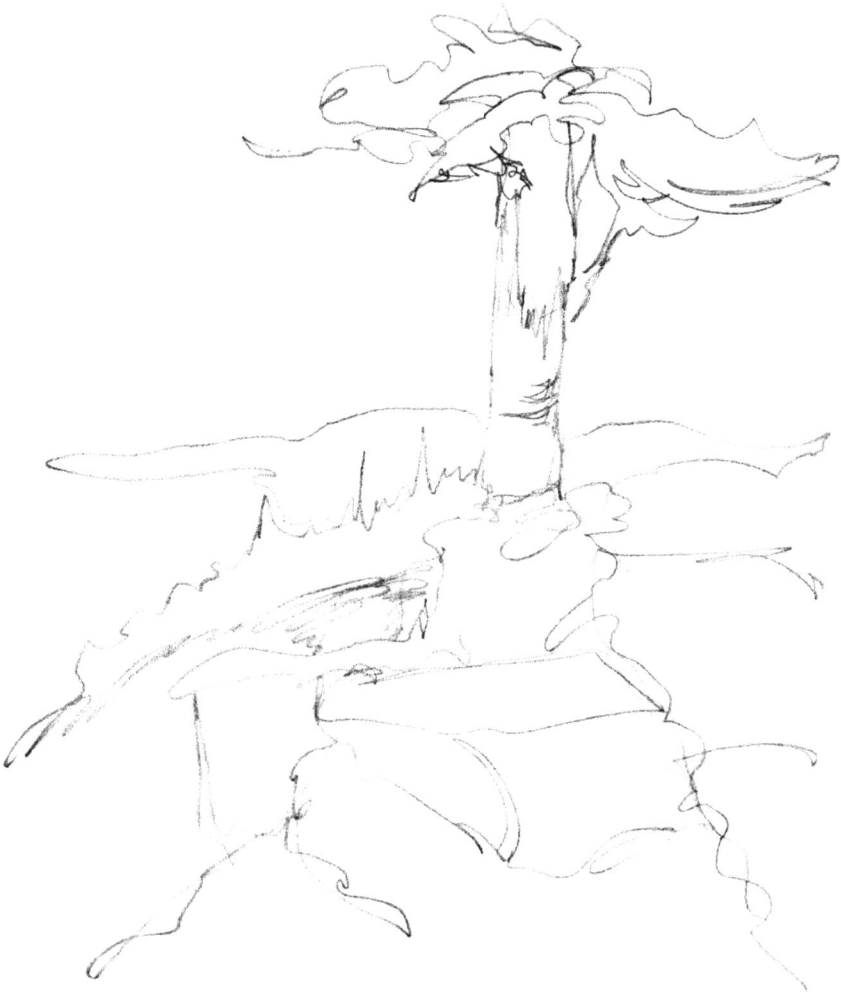

7

DEN TOD UND DAS LEBEN UMARMEN

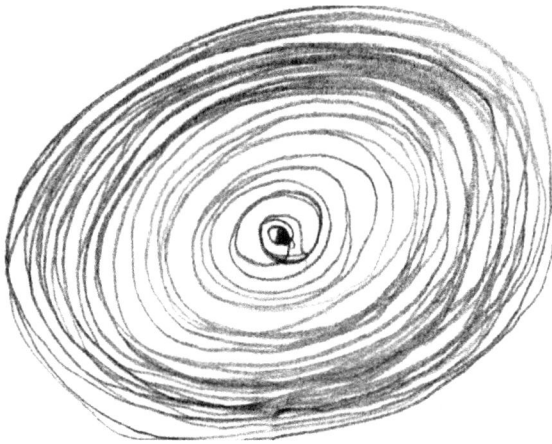

Nimm dir einen Tag Zeit,
nichts zu tun und du wirst sehen,
dass du alles getan hast.

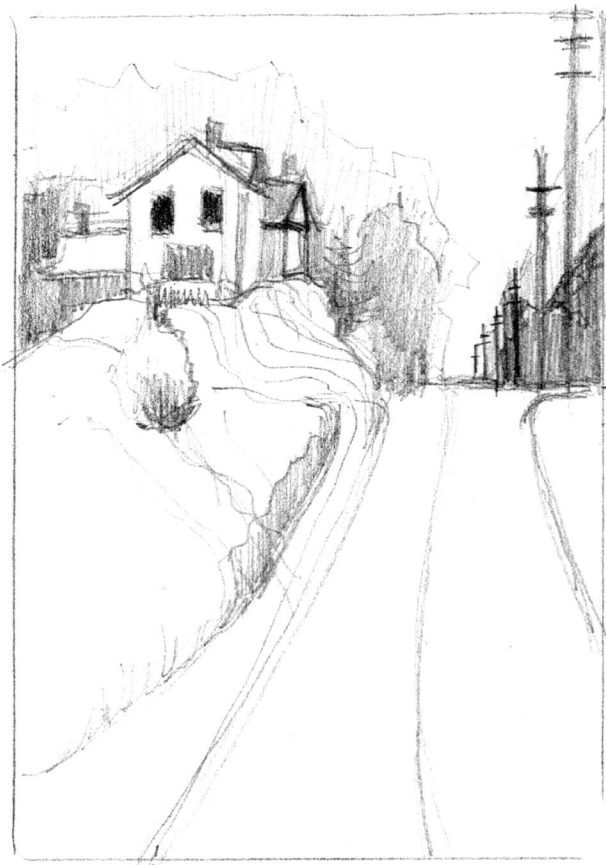

DEN TOD UMARMEN

Mit jedem Atemzug, mit jedem Moment,
nähern wir uns unserem Tod.

Zunächst kannst du dir selbst gratulieren, dass du dieses Kapitel liest. Es erfordert Mut, die Bereitschaft zu haben, Dinge zu erforschen, die normalerweise vermieden werden. Es hat lange gedauert, dieses Kapitel zu schreiben. Ich werde Ideen vorstellen, von denen ich hoffe, dass sie dich inspirieren werden. Ich werde dir viele Fragen stellen.

Wenn du gerne mehr über die faktische Todeserfahrung lesen möchtest, bei der du mit jemandem zusammen bist und ihm oder ihr hilfst, angemessen zu sterben, dann lies *Dying Well* von Ira Byock, M.D.[5] Er teilt persönliche Reisen seiner Patienten und seiner seit 1978 gesammelten, breiten Erfahrung mit Hospizarbeit und palliativer Pflege.

Die Realität unseres Todes täglich mit jedem Atemzug zu umarmen, markiert die Gegenwart und die Lebenserfahrung.

Wenn du das hier liest, dann halte ein paar Fragen fest: „Was würde ich zurücklassen, wenn ich heute sterben würde?" „Hat es einen Wert?" „Wie kann ich intensiver mit der Zeit leben, die ich noch habe?" „Womit kann ich andere glücklich machen?"

Dein Leben wirklich zu leben heißt, die Gewissheit zu akzeptieren, die wir alle haben, wenn wir geboren sind: Am Ende werden wir sterben. Technisch ist das die Wahrheit, obwohl wir selten an unseren Tod oder an das Verlieren von jemandem, der uns nahesteht, denken.

Wieso ist der Herbst so kostbar?

Wieso fallen wir wegen Blumen in Ohnmacht? Wir begrüßen ihren kurzen Besuch und ihre flüchtige Anwesenheit bei uns.

Wieso möchten wir, dass unsere Liebsten für ewig bleiben sollen? Hoffen wir auf unsere eigene Unsterblichkeit?

Unsere westliche Kultur geht normalerweise nicht sehr gut mit dem menschlichen Tod und dem angemessenen Sterben um. Die Älteren werden als eine Belastung angesehen und werden für ihre Weisheit, Erfahrung oder ihren Nutzen nicht verehrt. Sie werden in separaten Gebäuden weggesperrt, sodass wir nicht so oft über sie, das Älterwerden oder Sterben nachdenken müssen.

Wir fokussieren auf eine hoffnungsreiche Zukunft und konzentrieren uns auf Gesundheit und Wohlbefinden. Die Medien verleiten uns dazu, Kosmetika zu

---

5   Ira Byock,M.D., *Dying Well* (New York: Riverhead Books, 1997).

nutzen, um jünger auszusehen. Älterwerden ist nicht länger notwendig oder angesagt. Wir wissen, wie wir uns richtig ernähren, Sport machen, Kalorien zählen und die Fettaufnahme überwachen sollen. Die Mediziner stehen bereit und sind in der Lage dazu, mit den meisten Herausforderungen des Lebens umzugehen. Wir machen Witze über das „T-Wort" um dessen Griff an uns zu minimieren und lachen, um uns von der Furcht zu isolieren. Meine Freunde aus Israel erzählten mir von ihrem beliebtesten Spruch: „Ich werde dich töten". Sie sagen das immer wieder zueinander, einfach als Ausruf, aus Spaß, als etwas Zerstörendes und/oder Bejahendes. Für sie ist es eine Art, sich selber zu desensibilisieren gegen all das Töten und Sterben, das sie tagtäglich erleben.

Wir können so versunken sein in unsere Geschäftigkeit, Errungenschaften und Arbeit, dass wir mit Leichtigkeit das Thema Tod begraben. Wir können Filme anschauen, Videospiele spielen und vorgekochte Speisen kaufen. Wir sind eine Bluetooth-Gesellschaft, verlinkt durch Elektronik. Wir sind als Gesellschaft isoliert und separiert voneinander. Unsere Kommunikation findet weniger von Angesicht zu Angesicht statt und eher via Tastatur und Bildschirm.

Wir setzen Leben gleich mit Handeln und Sammeln, nicht mit Sein. Sachen zu erwerben – Status, ein Haus, eine Arbeit – hat Priorität. Still in der Natur zu sitzen oder Wege und Flüsse zu erforschen, ist ungewöhnlich. Zweck und Wert sind irgendwo versteckt. Zufällige Liebenswürdigkeiten werden bemerkt, wenn ich mich wundere, warum sie nicht alltäglich sind.

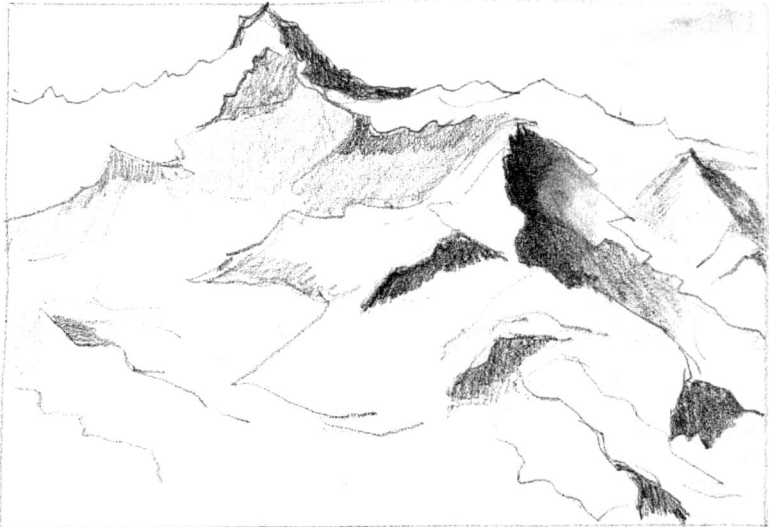

ANGST VOR DEM TOD

Angst vor dem Unbekannten

Menschen, die an einer unheilbaren Erkrankung sterben, haben meistens zwei primäre Ängste: dass sie Schmerzen beim Sterben haben und dass sie allein sterben. In unserer Gesellschaft können wir mit medizinischer Hilfe schmerzfreies Sterben und Hospizbetreuung ermöglichen. Wenn diese Ängste eliminiert sind, ist es erstaunlich, wie zahlreiche Möglichkeiten zu Tage kommen, um Beziehungen zu vertiefen. Die Erfahrung des Einzelnen und seine oder ihre Beziehung kann sich zu einem Punkt der Glückseligkeit und Frieden vertiefen.

In meiner Familie weinte mein Vater für ungefähr 15 Minuten, als er vom Tod seines Vaters in Deutschland hörte. Es war erschreckend zu sehen, dass die Säule unserer Familie weinend zusammenbrach. Es war eigenartig. Das Thema war tabu. Neugierige Fragen wurden zum Schweigen gebracht. Wir gingen einfach weiter und je schneller wir wieder zu der alltäglichen Routine zurückfanden, desto besser. Begräbnisstätten waren faszinierend und makaber. Der Tod meiner Großeltern und verschiedener Tanten und Onkel wurde bekanntgegeben. Manchmal wurde eine Reise geplant, um am Begräbnis teilzunehmen.

Als Kind und als Jugendliche hatte ich so viel Angst vor dem Tod, dass die Gedanken daran mich klamm, übel und zitternd zurückließen. Niemand redete darüber, niemand beantwortete meine Fragen. Ich konnte die Fragen lediglich irgendwo in meinem Gehirn lagern. Das Problem dabei war, dass das Thema meines bevorstehenden Todes unorganisiert in meinem Gehirn lauerte, was mir sehr viele Schwierigkeiten machte. Diese unterschwelligen Gedanken und Emotionen hatten Einfluss auf meine Handlungen.

Ich wollte über den Tod sprechen. Sogar in der Sonntagsschule wollte niemand über das Sterben, sondern nur über Erlösung reden. Das war nicht ausreichend Antwort für mich. Seither habe ich gelernt, dass Spiritualität ein persönlicher und individueller Gast ist. Unsere Vorstellung von und Erfahrung mit Leben und Tod ist einzigartig für jeden von uns.

Ich hoffe, dass die folgenden Fragen dich zu Gesprächen mit dir selbst, deiner Familie und deinen Liebsten inspirieren werden. In dem gesamten Prozess wird es dir auch helfen, mehr im Augenblick zu leben und dein Leben und jeden neuen Morgen als etwas Wunderbares und als eine Gelegenheit zu behandeln. Es wird dir helfen, gut zu leben und ein gutes Gefühl von deinem Leben zu haben.

Die Fragen können helfen, dich zu inspirieren und deine Liebsten um dich herum gelassener werden zu lassen, egal ob beim Leben, Sterben, Tod oder auf ihrer eigenen Lebens- und Sterbensreise.

- Warum sagen einige todkranke Menschen, dass sie wahrhaftiger leben, seit sie über ihre Erkrankung Bescheid wissen?
- Wenn jemand eine Wunderheilung erlebt hat oder dem Tod knapp entgangen ist, warum nehmen die Person ihr Leben auf einer mehr sinnvollen Art und Weise und mit mehr Fülle wahr?
- Muss uns das Leben weggenommen werden, damit wir es schätzen?
- Müssen wir alle auf diese Möglichkeit warten oder können wir von den Menschen um uns herum lernen?
- Können wir realisieren, dass wir nur eine kurze Zeit auf dieser Welt haben?
- Können wir den Mut finden, dem Tod in die Augen zu schauen, sodass wir unser Leben so intensiv wie möglich leben und die Zeit sinnvoll gestalten?

Unser eigener Tod und das eigene Sterben sind keine speziellen Themen, die wir gerne diskutieren. Auf Abstand sind wir als westliche Zivilisation fasziniert und vom ganzen Thema gefangen. Denke an die Bücher, die gelesen werden, die Filme, die produziert werden, die mediale Präsenz von Todesstrafen, Abtreibung und dem Recht auf ein Sterben in Würde. Was könnten diese Meinungen über Werte und Moral in Bezug auf den Tod zeigen? Gibt es einen Weg, um das Thema zur Kenntnis zu nehmen, ohne es zu personalisieren? Ist das eine Art, die Realität zu leugnen, wenn man es auf Abstand diskutiert, wenn jemand anderes gestorben ist?

Einer der schwierigsten Teile in Bezug auf den Tod ist der Verlust und die Trauer, die wir empfinden. Tod und Verlust sind nicht das Gleiche.

Der Teil, in dem wir Trauerarbeit leisten, ist der Teil, in dem wir die Menschen, die von uns gegangen sind, und die verlorenen Träume vermissen. Wir erfahren eine neue finanzielle Realität, Einsamkeit und andere Begleiterscheinungen des Verlusts. Wir können unsere eigene Sterblichkeit analysieren oder auch nicht.

Dieses Kapitel handelt aber eigentlich vom *Leben*. Ein bewusstes Leben ist eine gute Idee, es zu implementieren, ist etwas ganz anderes.

Wie bewusst lebst du? Wie sinnvoll? Wie viel gibst du anderen? Wer lehrt uns zu sterben? Wer lehrt uns zu leben? Wer lehrt uns *gut* zu sterben? Wer lehrt uns *gut* zu leben?

Jeden Tag sind wir mit dem Prozess beschäftigt, wie das Ende unseres Lebens sein wird, egal ob wir es uns bewusstmachen oder nicht.

Frage dch selbst: „Wie lebe ich im Hier und Jetzt?"

Das Leben bedeutet, alle Gefühle zu erfahren, so wie ich es in diesem Buch beschreibe. Die unangenehmen Gefühle machen keinen Spaß, aber sie sind genauso wichtig und wertvoll für unser menschliches Überleben und Wachstum wie die angenehmen.

Stephen Jenkinson stellt einige großartige Fragen auf seiner DVD und in seinem Buch, *Griefwalker*. Siehe die Quellen hinten im Buch. Ich habe die Fragen in diesem Kapitel geringfügig abgeändert, damit sie für unsere Zwecke passen und ich biete dir an, diese so anzupassen, dass sie für dich passen.

SCHICKSAL DER SEELE

Wenn nicht dieser Weg,
welcher Weg?

Wenn nicht diese Bäume,
welcher Wald?

Kristallspitzen rahmen
einen gefrorenen Palast
Geheimnisse hetzen unter eisige Decken,
zum Ende oder
zum Anfang?

Wenn nicht diese Wasserfälle,
welche dann?

Ungewisse, schwindelerregende Wege
pausieren in entzückender Anmut.
Erforschungen wanken an Kreuzungen
im Verlangen eines bestimmten Fiebers.
Nebel hängt in der Luft,
bis das Sonnenlicht Verdampfung befiehlt.

Ist es alles wichtig?

Wenn nicht diese Antwort,
welche dann?
Wenn nicht ich,
wer dann?

KREATIVES ÜBEN

Schreibe etwas zu diesen Impulsen in dein Journal

Wovor hast du Angst? Vor dem Tod?

Vor dem Prozess des Sterbens?

Wenn du bestimmen könntest, wie würdest du gerne sterben?

Was würdest du gerne sagen? Zu wem?

Musst du Änderungen vornehmen?

Versöhnungen?

Suche dir eine Frage aus. Könntest du ein Gedicht darüber schreiben?

Wie würde die Frage in Farbenbannern aussehen?

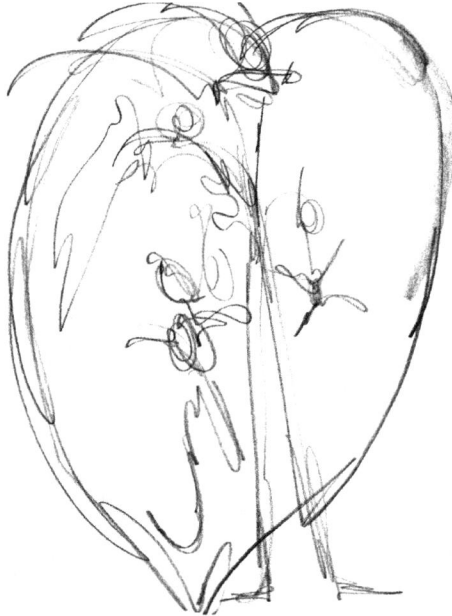

KREATIVES ÜBEN

Schreibe etwas zu diesen Impulsen in dein Journal

Stell dir mit allen Sinnen vor, dass du nur noch einen Monat oder zwei Monate zu leben hast.

Wie würdest du die Zeit verbringen?

Wie fühlt sich das an?

Wer ist bei dir?

Was siehst du?

Was ist deine Überzeugung über Liebe? Über die Seele?

Was bedeutet dir dein Schicksal?

Was denkst du darüber, zu leben und zu sterben, und von wo kamen diese Gedanken? Von deiner Familie? deiner Kultur? Der Gesellschaft?

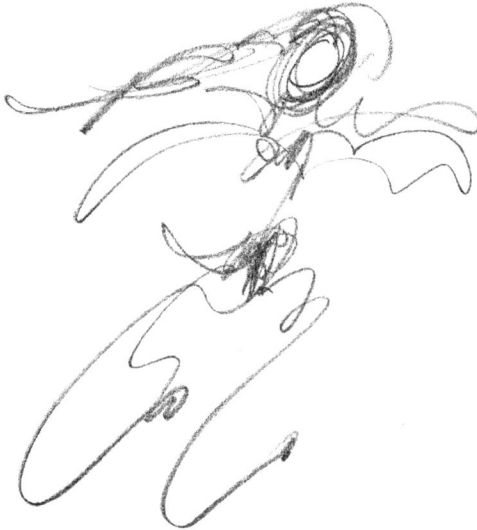

KREATIVES ÜBEN

Die Geschichte deines Lebens

Die folgende Übung ist erstaunlich. Sie wurde mir von Ruth Howard vom Jumblies Theatre vorgestellt. Ich benutze sie regelmäßig in den Workshops, die ich durchführe.

Sorge dafür, dass du die Übung in Ruhe machen kannst. Für diese Übung benötigst du ein großes Blatt Papier, mindestens 42 x 60 cm (Din A2). Ölpastellstifte passen gut zu dieser Übung und sind recht sparsam. Sorge dafür, dass du verschiedene Farben zur Hand hast.

Du wirst dazu aufgefordert werden, über bestimmte Sachen in deinem Leben nachzudenken und es zu dokumentieren. Du kannst als Antwort Symbole oder ein kleines Bild zeichnen. Überlege, welche Linienform und Farbe am besten das repräsentiert, was du dokumentieren willst. Nimm dir Zeit. Man kann diese Übung nicht falsch machen. Ich habe diese Übung über Jahre begleitet und jede Lebensgeschichte ist einzigartig.

In deiner Lebensgeschichte wirst du deine Mentoren, Inspirationen und Stärken entdecken.

Atme zuerst ein bisschen langsamer, dann fülle das Papier zunächst mit einem leichten blassen Pastellton, auch Mustern, wenn du möchtest. Danach wirst du die Bilder auf diese Schicht malen.

- Setze einen Punkt auf das Papier, der deine Geburt repräsentiert, deinen Geburtsort und den Zeitpunkt. Hierfür kannst du ein Symbol oder Worte nutzen. Dann schreibe deinen Namen oder Kosenamen daneben.

- Füge die Begabungen, mit denen du geboren wurdest, als Wörter oder Bilder hinzu.

- Füge die Flüche, mit denen du geboren wurdest, hinzu (Flüche können Schwachstellen in dir, in deiner Familie oder deiner Umgebung sein).

- Nimm einige tiefe Atemzüge.

- Zeichne eine Straße oder einen Pfad, um deine Reise anzudeuten.

- Markiere drei bis fünf signifikante Begebenheiten, die dir auf diesem Pfad einfallen.

- Wie alt warst du, als die jeweilige Begebenheit passierte?

- Was waren die Hindernisse, falls es einige gab?

- Was hat dir geholfen durchzukommen? Wie fühlte sich die Erfahrung an?

- Was waren deine sicheren Häfen? Was beschützte dich?

- Erstelle eine Liste mit Vorbildern oder Mentoren, die dir unterwegs halfen (es können unterschiedliche Vorbilder und Mentoren für jede Begebenheit sein); gab es irgendwelche speziellen Menschen?
- Welches waren die magischen Worte? Schlaflieder? Worte, Angebote? Gab es Wörter, die beruhigten? Vielleicht ein Lied oder ein Gedicht?
- Was wären starke Worte für diese Begebenheiten? Charakterisierende Wörter wie Entschlossenheit, Gnade, Leidenschaft, Kreativität, Verlässlichkeit, Scharfsinn, Vertrauen, Durchhaltevermögen, Flexibilität, Vergebung, Großzügigkeit, Sanftmut, Dankbarkeit, Würde, Demut, Gerechtigkeit, Loyalität, Geduld, Verantwortung, Feinfühligkeit, Toleranz, Ehrlichkeit, Weisheit?
- Und deine Zukunft: Hast du eine Ahnung, was dein nächstes Abenteuer sein wird?
- Hast du eine Frage oder Vorhersage für die Zukunft? Bist du neugierig auf irgendwas? Wunderst du dich über etwas?
- Gibt es irgendwelche Verbindungen zu den Visionen?
- Bevor du eine Pause machst, atme ein paar Mal tief und langsam und überlege, ob du noch etwas ergänzen möchtest.

Weitere Überlegungen:
- Welche Teile fühlen sich gut an?
- Welche Teile fühlen sich schlecht an?
- Was erregt deine Neugierde?
- Was hat dich überrascht?

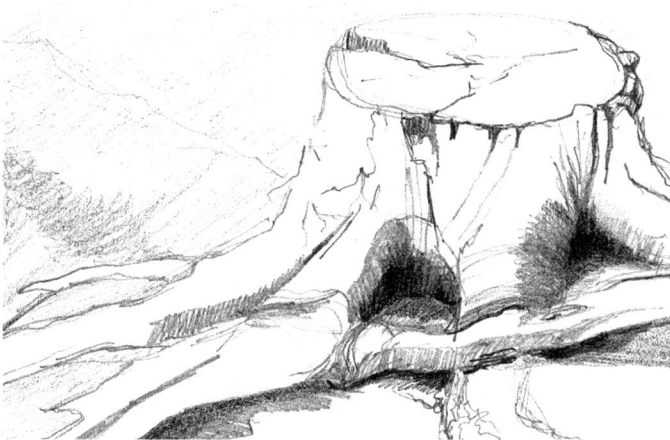

WISSEN,
DASS DU STERBEN WIRST

Würde es einen Unterschied für dich machen, wenn du erfahren würdest, dass du an einer tödlichen Erkrankung leidest, an einer eventuell tödlichen Erkrankung, an einer degenerativen Erkrankung oder an einer kränkelnden Gesundheit? Es kann eine fruchtbare Übung sein, unsere eigene Mortalität zu analysieren, ob wir es mögen oder nicht.

Menschen, die dort gewesen sind, sind die Ressourcen für das Folgende.

Falls du weißt, dass du dich langsam dem Tod näherst, kannst du diese Zeit als eine Möglichkeit sehen, einige der untenstehenden Fragen zu überdenken. Dein Fokus ist auf deinen Körper und den Krankheitsprozess gerichtet.

- Was beeinflusst deine Ansichten?
- Was beeinflusst deine Meinung über das Sterben?
- Wie verändert die Angst vor Schmerzen und Symptomen deine Art zu denken?
- Wie ist es, mit dem Gedanken schlafen zu gehen und nicht mehr aufzuwachen?
- Wie ist es mit der Anwesenheit deiner Liebsten, wenn du stirbst? Oder möchtest du ungestört sein?
- Was wird mit denen passieren, die du zurücklässt?
- Willst du Gott bitten?
- Was bedeutet die Zeitspanne für dich?
- Was bedeutet es für dich, dass du weißt, dass du im Sterben liegst?
- Möchtest du es wissen?
- Welch Positives kann hieraus entstehen?
- Wenn du über das Sterben nachdenkst, könnte es dir dann helfen zu leben?

Die Realität des Todes kann mich jeden Moment stoppen. Ganz plötzlich ist nichts mehr wichtig. Jedoch sind meine Zeit und meine Beziehungen sehr wertvoll. Wir sind hier für einen flüchtigen Moment in Zeit und Raum und ich frage mich selbst, was ich hieraus machen möchte. Die Zeit vergehen lassen? Sachen sammeln? Mit etwas arbeiten, was ich verabscheue oder gar hasse?

Für mich sind es der Reichtum, die „Rechtmäßigkeit" und der Wert meines Zieles und meiner Mission, die mir Erfüllung und meinem Dasein einen Sinn geben.

Ein Leben, das meine Leidenschaften auslebt, hat einen Sinn. Das Arbeiten in einem Hospiz mit Leid und Verlust hat mir die Gabe gegeben, präsenter zu sein. Ich schätze jeden Moment.

Der Tod ist eine dauerhafte Lebenserfahrung. Du bist schwanger und dann nicht mehr.

Ein Abschluss bringt einen Anfang hervor.

Du hast ein Baby, ein Kleinkind, ein Vorschulkind und dann nicht mehr.

Leben bringt Bewegung hervor.

Wie kannst du natürliche Alltagserfahrungen aufnehmen und verarbeiten, die einen Anfang haben, und sich dann zu etwas Unerwartetem, Ungerechtem und/oder Ungewolltem ändern?

Bewegung bringt Änderung hervor.

Änderungen bringen Chaos mit sich.

Jeder Tag ist ein Abenteuer ins Unbekannte – jeder einzelne Moment. Keiner von uns weiß wirklich, wann wir unseren Tod treffen werden. Jeder Tag, jeder Moment ist alles, was wir haben, und so gut wie möglich zu leben, ist das Einzige, was wir tun können.

Chaos findet zu einer natürlichen Harmonie.

Die natürliche Ordnung kann helfen, das Gleichgewicht zu finden.

Harmonie erweitert sich zu Frieden, Tod und reiner Liebe.

Pragmatisch sein

Als Erwachsener in der westlichen Welt ist es wichtig, dass du ein Testament erstellt hast, falls du Vermögenswerte oder Angehörige hast. Warum? Weil es dein Leben ist und du für dieses Leben und für alles, was es in diesem Leben gibt, die ganze Zeit verantwortlich bist und nicht nur, wenn du älter wirst. Ich habe es gehasst, mein Testament zu schreiben. Der Prozess stellte mich der unschönen Realität gegenüber, dass die Lebenszeit begrenzt ist. Nun ja, mein Testament ist geschrieben und meine Kinder und meine Familie werden es deswegen einfacher haben. Wenn ein Testament nicht gemacht oder aktualisiert wird, kann es zu großen Konflikten und Kummer in einer Familie führen.

Hast du eine Vollmacht unterschrieben und somit einen eindeutigen Leitfaden deiner Wünsche, falls du erwerbsunfähig wirst? Warum? Weil es dann notwendig ist, dass du dir ernsthaft Gedanken darüber machst, wie du dein Leben erleben möchtest, falls du keine Kontrolle mehr darüber hast.

Es gibt dir auch die Gelegenheit, jemanden zu finden, der deine Wünsche respektieren wird, falls das Undenkbare eintritt.

Bist du Organspender? Wenn ja, zu welchen Bedingungen? Wirst du Lebensspender sein, falls du an lebenserhaltenden Geräten hängst und im Sterben liegst? Hast du dich registrieren lassen und hast du deine Familie und deine Freunde deine Wünsche wissen lassen?

Möchtest du verbrannt werden? Wenn ja, hast du die notwendigen Vorkehrungen getroffen? Oder möchtest du lieber begraben werden? Hast du deine „letzte Ruhestätte" ausgesucht?

Das Obenstehende handelt davon, im Hier und Jetzt zu leben. Wenn du dich um alle diese Angelegenheiten gekümmert hast, wirst du sehen, dass das Leben davon handelt, sich um Details zu kümmern, jede Erfahrung zu genießen und alles vorbeiziehen zu lassen, wenn es erledigt ist, sodass du zum nächsten und nächsten, und nächsten ... gehen kannst, bis zu und einschließlich deinem Tod.

Fast Ganz

Eines Tages kam ich zu dir, fast ganz –
ein Juwel war in meiner Seele versteckt.

Schmetterlingsküsse begannen
einen alten, verwundeten, verkrusteten Kern zu schmelzen.

Immer und immer wieder,
Märchen der glättenden, lindernden Erinnerungen.

Verführerische Ekstase schiebt Plauderei in ein Bedürfnis hinein,
das den Anschein hatte, bedeutsam zu sein.

Eines Tages kam ich zu dir, fast ganz –
ein Juwel war in meiner Seele versteckt.

Stürmender ja-nein-Wahnsinn
ließ alte Wunden rau erscheinen,

investierte Quälerei, in ursprünglichen Zellen gesammelt,
vom Gesetz geschüttelt,

ordinäres Ziehen an der Schande,
unnachgiebiger Hunger, den Schmerz ignorierend.

Eines Tages kam ich zu dir, fast ganz –
ein Juwel war in meiner Seele versteckt.

Wegreißen, die Wahrheit suchend,
das zu Hause mit hohen Kosten verlassen,

ich schrie zum Himmel,
um ein so komplett verlorenes Glück zu trösten.

Die Zeit antwortete mit neuer Sicht,
Liebe schien ihr eigenes Licht zu bringen.

Eines Tages kam ich zu dir, fast ganz –
ein Juwel war in meiner Seele versteckt.

Glitzer berauschte die Trümmer,
eine Brillantfacette wurde von meinem Auge gefangen.

Liebe, die sich niemand hätte erträumen können,
in einem einzigen Seufzer.

Weiches Nichts flüsterte durch meine Haare,
der Wind prickelte süß auf meiner nackten Haut.

Ein Juwel ist nicht mehr in meiner Seele versteckt –
an diesem Tag komme ich zu dir, fast ganz.

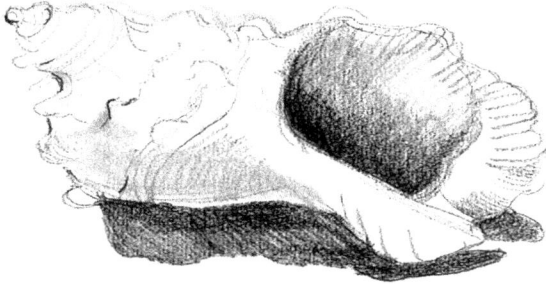

TRAUER UMARMEN

Der einzige Weg aus der Trauer ist durch die Trauer.

Nach meiner Erfahrung kann unsere westliche Gesellschaft in der Regel nicht sonderlich gut mit Trauer umgehen. Unsere Medien lassen uns glauben, dass wir uns mit Konsum besser fühlen und damit leben müssen. Wir werden darauf trainiert, alle negativen und unangenehmen Gefühle kontrollieren zu müssen. Positives Denken wird so sehr gefördert, dass es das volle Spektrum der menschlichen Gefühle negieren kann. Es hat den Anschein, dass es eine Stärke ist, sich schnell besser zu fühlen. Wirkliche Gefühle zu durchleben, scheint merkwürdig zu sein, und die Menschen um uns herum wissen nicht, damit umzugehen.

Ich wurde dazu erzogen, stoisch zu sein; unangenehme Gefühle wie Trauer und Depression zu zeigen, war eine Schwäche. Als junge Erwachsene fühlte ich mich verwirrt, instabil und nicht imstande, das Leben zu managen. Das hatte einen großen Einfluss auf die Art, wie ich mein Leben lebte, und die Entscheidungen, die ich traf. Meine Gefühle waren so wirr, dass sie oft in meinem Bauch schäumten und Angst und Schlaflosigkeit verursachten.

In der Regel ist jeder Verlust ein Schock und Trauerarbeit oder Therapie fängt nach mindestens drei Monaten an. Lass dich selbst oder andere in der Zeit davor einfach im Trauerprozess verweilen. Sei empathisch mit dir und anderen.

Ich hoffe, dass dieses Kapitel dir einige Einblicke geben kann, wie du Trauer bewältigen kannst, egal ob es deine eigene oder die von anderen ist. Es gibt Selbsthilfegruppen, die Trauerprozesse unterstützen. Meistens sind Gruppen eine großartige Hilfe im Heilungsprozess. Sprich mit dem Leiter und finde heraus, ob die Gruppe zu dir passt.

Trauer ist ein Prozess, der seine Zeit dauert. Du wirst sie nie vergessen, aber du lernst, damit umzugehen, sodass du ein fröhliches, erfülltes Leben haben kannst.

Trauer ist ein natürlicher Ausdruck der Liebe für die Person, die nicht mehr ist.

Das Leben verändert sich für immer, wenn wir eine geliebte Person verloren haben.

Trauer und Verlust normalisieren

Die Fähigkeit, Trauer, tiefes Leid und Schmerz zu erfahren, entsteht aus der Erfahrung, einen Verlust erlitten zu haben.

Welche Arten des Verlusts? Alle Arten von Verlust: Trennung, Umzug, Tod, Verlust der Gesundheit, Verlust eines Körperteils, einer mentalen und/oder physischen Fähigkeit, Karriere- und/oder Jobverlust, Verlust eines Haustiers, eines Jobs, eines Teams, eines Traumes. Verlust einer Herausforderung oder gar einer Erwartung, neue finanzielle Realitäten, Einsamkeit und anderer Aspekter können den Verlust begleitet haben. Wir können unsere Verluste nicht vergleichen. Verlust hat keinen Maßstab, keine Skala. Wir erleben Trauer sehr unterschiedlich.

Trauer und Traurigkeit gehören zu den unangenehmen Gefühlen, von denen wir uns in unserer Gesellschaft fast selbst davon überzeugt haben, dass wir sie nicht empfinden oder in ihnen verweilen wollen. Das führt zu begrabenen und unorganisierten, unglücklichen Gefühle, die nirgendwo hingehen können, sondern später auf irgendeine unerwartete oder seltsame Art auftauchen, in der wir sie nicht als die ursprünglichen Gefühle wiedererkennen können.

Trauer kann sich auf so viele Arten manifestieren. In den Workshops, die ich mache, haben Teilnehmer erzählt, dass sie Albträume, Schlaflosigkeit, Erschöpfung, Nervosität, Wut, Tränen, Gefühllosigkeit, überwältigende Gefühle, gemischte Gefühle, Hunger, Appetitlosigkeit, nicht fokussiert sein, verwirrtes Denken, Kopfweh, Vergesslichkeit und vieles mehr erlebt haben. Es kann eine Tendenz zum Erbrechen geben. Vielleicht haben wir so viele von unseren Gefühlen eingesperrt, dass wir uns platt, hohl und abgestumpf fühlen. Diese Gefühle kommen und gehen mit unterschiedlicher Intensität und Frequenz.

In meinen Trauer- und Verlust-Workshops, stellen wir fest, dass, je mehr wir unseren Gefühlen einen nicht redigierten und ungekürzten Ausdruck verleihen, desto einfacher wird es für die unangenehmen Gefühle durch uns zu fließen und zu verschwinden, um Raum für andere, angenehmere Gefühle zu schaffen.

Wir fühlen uns dann wieder menschlich und lebendig.

Wie ich es in diesem Buch beschrieben habe, bedeutet leben, *alle* Gefühle zu erfahren. Die schwermütigen Gefühle machen nicht so viel Spaß, sie sind aber genauso wichtig und wertvoll für unser menschliches Überleben und menschliches Wachstum.

Das Nachfolgende ist ein kurzer Umriss von einem Handout, das ich den Teilnehmern in den Trauer- und Verlust-Programmen gebe, die ich abhalte.

- **Hör zu.**
- **Lass die Trauer ihren eigenen Pfad haben.**
- **Sei du selbst. Sei ehrlich.**
- **Pass gut auf dich auf.**

Höre immer und immer wieder auf die Trauer: die ganze(n) Geschichte(n) der Trauer, die Kümmernisse, die Sorgen, die Schuldgefühle, die Verwirrtheit, die Wut, das Traurigsein und die Ängste. Sei geduldig. Versuche nicht, irgendetwas zu richten. Nur zuhören – bewerte nicht und gib keine Ratschläge.

Das Beste, was wir für uns selbst und andere machen können, ist die Gefühle und den Schmerz voll anzuerkennen. Laut Carl Rogers, einem bekannten

Psychologen des zwanzigsten Jahrhunderts, ist es der Anfang von echter Heilung, wenn eine Person sich akzeptiert und verstanden fühlt. Rogers' Forschung hat gezeigt, dass es eine seltene Erfahrung ist, sich akzeptiert und verstanden zu fühlen, wenn man Furcht, Wut, Trauer, Nervosität oder Eifersucht empfindet. Dabei ist es die echte Akzeptanz und das Sichverstandenfühlen, was heilt. Wenn wir die Tiefe emotionalen Schmerzes aufrichtig hören und die Fähigkeit des Individuums respektieren, seine eigene Antwort zu finden, machen wir das größte Geschenk. Das gibt der Person die Möglichkeit der Befähigung, eine eigene Widerstandsfähigkeit aufzubauen und das eigene einzigartige Potenzial zu entdecken und zu nutzen.

Vertraue auf die Fähigkeit deines Gegenübers zu heilen. Drängle nicht.

Respektiere die Notwendigkeit zu reden oder still zu sein.

Wir haben alle das Recht, über unsere Sorgen zu reden. Darüber zu reden wird uns helfen, wieder gesund zu werden. Suche andere, die dir erlauben, so viel und so oft du willst, über deine Sorgen zu reden.

Wenn du jetzt gerade nicht Zuhörender für eine andere Person sein kannst, dann lasse es die Person behutsam wissen, aber ermuntere und unterstütze die Person darin, jemanden zu finden, der zuhören kann.

Trauer wird nie verschwinden, aber wir können lernen, damit zu leben.

Lass die Trauer ihre eigene Bahn einschlagen. Jeder geht anders mit Trauer um. Trauer hat unterschiedliche Intensitäten und verschiedene Symptome und entsteht zu unterschiedlichen Zeiten. Niemand kann das für jemanden vorhersagen.

Falls du deine Trauer wegschiebst, ignorierst, hetzt, negierst, leugnest, verstaust und/oder etwas simulierst, wird die Trauer in dir eitern. Wenn Trauer keine Möglichkeit hat, sich zu bewegen, wird sie plötzlich auf eine andere, unvorhersehbare und ungünstige Weise auftauchen, bis sie anerkannt und bearbeitet wird.

Sei eins mit deiner Trauer. Falls eine Person versucht, ihre Trauer anzuhalten, dann ermuntere die Person, die Trauer zu fühlen. Trauernde Menschen ergreifen nicht immer die Initiative. Lass sie wissen, dass du helfen kannst.

Viele haben mir gesagt, dass das schlimmste beim Trauern ist, dass man sich darüber Sorgen macht, ob es einem jemals besser gehen wird, oder dass man nicht aufhören kann zu weinen.

Wenn man der Trauer erlaubt, ihre eigene Bahn einzuschlagen – so unangenehm, seltsam, unkomfortabel und belastend es auch ist – wird sie von allein vorbeigehen. Meine Erfahrung hat mir gezeigt, dass sich die Intensität der Trauer verändert. Die unangenehmen Gefühle dauern nicht so lange an und werden generell mit der Zeit weniger intensiv (obwohl es meistens nicht vorhersehbar ist).

Manchmal machen wir uns darüber Sorgen, dass eine Person, die uns nahesteht, merkwürdige Sachen macht, um mit ihrer Trauer fertig zu werden – zum Beispiel in einem Schrank sitzen oder mit Fotos im Bett schlafen, oder sie entwickelt zwanghafte und besessene Angewohnheiten. Solange diese Handlungen niemanden verletzen, solltest du nicht eingreifen. Ich habe als Trauerratgeberin die Erfahrung gemacht, dass diese Angewohnheiten meistens wieder verschwinden, wenn die Gefühle der Trauer anerkannt werden und anfangen sich zu bessern. Falls die Angewohnheit jemanden verletzt, dann ist es besser, professionelle Beratung in Anspruch zu nehmen.

Wir leben unser ganzes Leben mit Veränderung und Verlust.

Was wir machen können, ist zu lernen, wie wir unsere Trauer, unsere Veränderungen und Verluste bewältigen können. Wir können lernen, mit dem zu leben, was wir haben.

Es kann Stärke und Freude darin liegen, ein Moment nach dem anderen.

Sei du selbst. Sei ehrlich. Lass es auch andere wissen, wenn du aufgeregt bist. Sei neugierig. Sei natürlich, höre mit deinem Herzen, mit ungeteilter Aufmerksamkeit, mit deinen Augen und Ohren. Gib keine Antworten, wenn du keine hast.

Du hast das Recht, deine eigene einzigartige Trauer zu erleben. Niemand wird auf genau die gleiche Art und Weise trauern wie du. Wenn du dich an andere wendest, um Hilfe zu bekommen, dann erlaube ihnen nicht, dir zu sagen, was du fühlen sollst oder nicht.

Du hast das Recht, eine Vielzahl von Emotionen zu fühlen: Verwirrtheit, Desorientierung, Furcht, Schuld, Wut und Erleichterung sind nur einige wenige der Emotionen, die dir vielleicht auf deiner Trauerreise begegnen. Andere werden vielleicht versuchen, dir zu sagen, dass es zum Beispiel verkehrt ist, wütend zu sein.

Umgib dich mit Menschen, die deine Gefühle bedingungslos akzeptieren.

Du hast das Recht, Trauerattacken zu erleben. Manchmal kann dich aus dem Nichts eine machtvolle Woge der Trauer unter sich begraben. Das kann erschreckend und verstörend wirken, es ist jedoch normal.

Ich kenne jemanden, der acht Jahre nach dem Verlust einer geliebten Person zusammenbrach. Diese Person weinte drei ganze Tage und hörte dann auf. Jede Trauerreise ist unterschiedlich.

Pass gut auf dich auf. Berücksichtige deinen eigenen Prozess und deine eigenen Grenzen.

Du hast das Recht, dir selbst gegenüber tolerant zu sein in Bezug auf deine physischen und emotionalen Grenzen. Die Gefühle von Verlust und Trauer sind ermüdend. Respektiere, was dir dein Körper und dein Geist vorgeben. Mäßige dein Tempo. Wenn du tiefgründige Emotionen bearbeitest, ist die Selbstfürsorge sogar noch wichtiger als sonst. Sorge dafür, dass du genügend Pausen machst. Ernähre dich gesund. Vertraue deinem Körper. Lass dich von niemandem zu etwas drängen, wozu du dich nicht bereit fühlst.

Verabrede dich mit anderen, während du deine Trauerarbeit durchführst. Scheue nicht, Spaß zu haben. Lachen ist eine gute Medizin.

Trauerbewältigung

Jeder geht anders mit Trauer um. Selbsthilfe variiert von einem Wellnesstag und einen Freund anzurufen über lesen, Filme schauen, einkaufen, Frustessen, sich betrinken, bis mit dem Haustier spielen und so weiter.

Es gibt viele Arten, wie man die Trauer bewältigen und sich selbst für eine Weile davon ablenken kann. Manchmal müssen wir bewusst Pausen von den Schmerzen und dem Leiden einlegen. Fast jede Ablenkung kann in Maßen harmlos sein. Falls die Ablenkung dich daran hindert, mit deinem Leben und deinen Beziehungen klarzukommen, dann kann sie schädlich sein und sollte überdacht werden.

Du hast das Recht, Rituale zu nutzen. Sich künstlerisch zu betätigen kann ein Ritual sein, ebenso wie ein Lagerfeuer. Das Beerdigungsritual bedeutet mehr als nur den Tod eines geliebten Menschen zu bestätigen. Das Ritual hilft dir, die Unterstützung von fürsorglichen Menschen zu bekommen. Und, was noch wichtiger ist, die Beerdigung ist eine Möglichkeit für dich zu trauern. Einige Menschen finden es gut, eine Feier des Lebens oder eine Gedenkfeier zu planen. Sollten andere dir sagen, dass solche Rituale blöd oder unnötig sind, dann höre nicht auf sie.

Du hast das Recht, deine Spiritualität zu umarmen. Wenn Glauben ein Teil deines Lebens ist, dann drücke ihn auf eine für dich passende Weise aus. Erlaube dir selbst, mit Menschen zusammenzusein, die deinen Glauben verstehen und dich darin unterstützen. Finde jemanden, mit dem du reden kannst, der deine Gefühle des Schmerzes und der Verzweiflung nicht kritisiert oder bewertet.

Du hast das Recht, nach Sinn zu suchen. Vielleicht fragst du dich: „Wieso ist er oder sie gegangen?", „Warum auf diese Art und Weise?", „Warum jetzt?". Es mag Antworten auf einige deiner Fragen geben, aber auf andere vielleicht nicht. Sei auf der Hut vor den Standardantworten, die einige Menschen dir geben werden. Wohlgemeinte Kommentare wie „Ich weiß, wie du dich fühlst", oder „Bedenke, was du alles hast, wofür du dankbar sein kannst", sind nicht nützlich. Du musst sie nicht akzeptieren, da sie vielleicht das negieren, was du fühlst. Das hört sich sehr hart an, denn die meisten Menschen in unserer westlichen Welt können nicht sehr gut mit schwierigen, sensiblen Situationen umgehen.

Du hast das Recht, deine Erinnerungen wie einen Schatz zu hüten.
Erinnerungen gehören zu den besten Vermächtnissen, die nach dem Tod eines geliebten Menschen existieren. Du wirst dich für immer erinnern können. Anstatt deine Erinnerungen zu ignorieren, suche andere, mit denen du sie teilen kannst.

Du hast das Recht, auf deine Trauer zuzugehen und geheilt zu werden.
Du kannst deine Trauer nicht schnell beilegen. Denk daran, Trauer ist ein Prozess, nicht eine Begebenheit. Sei geduldig und tolerant mit dir selbst. Weder du selbst noch die Menschen um dich herum dürfen vergessen, dass der Verlust eines geliebten Menschen dein Leben nachhaltig verändert.

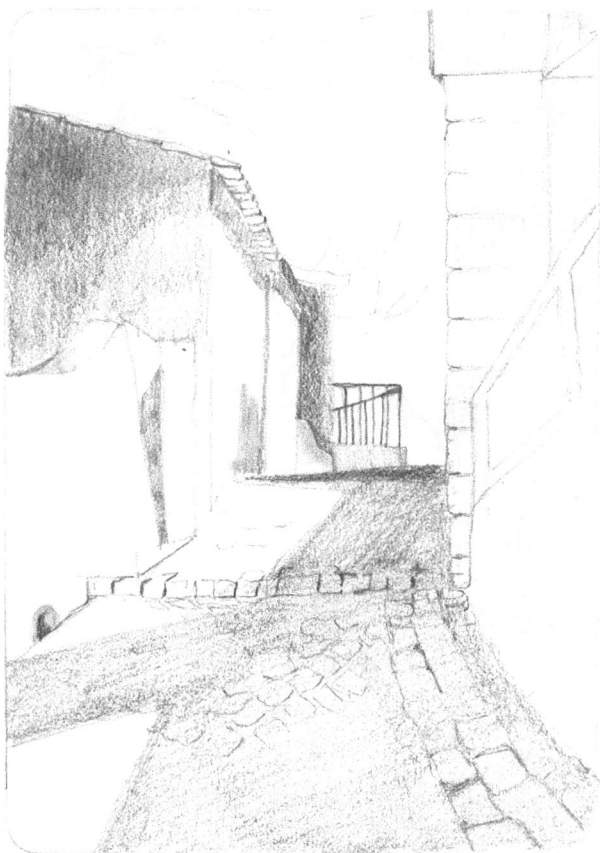

KREATIVES ÜBEN

- Lege einige alte Zeitschriften, einen Klebestift, Filzstifte, eine Schere und einen großen Bristol-Papierbogen oder festes Papier in der Größe von 42 x 60 cm (Din A2) bereit.
- Erstelle eine Collage deiner Erfahrungen mit deinem Verlust. Die guten Erfahrungen, witzige Erinnerungen und unangenehme Erfahrungen, gar schmerzhafte Erinnerungen.
- Welche Aktivitäten habt ihr am liebsten zusammen gemacht?
- Was habt ihr am liebsten gegessen, welche Farben, Klamotten habt ihr am liebsten gehabt?
- Kannst du dich an einen speziellen Ort, einen Urlaub oder eine Feier erinnern?
- Beschreibe Charakterzüge. Witzige Angewohnheiten. Hobbys.
- Was macht dich wütend?
- Wenn du fertig bist und wenn es sich gut anfühlt, dann zeige einem engen Freund deine Collage.
- Versuche, das Erlernte in dein Journal zu schreiben.

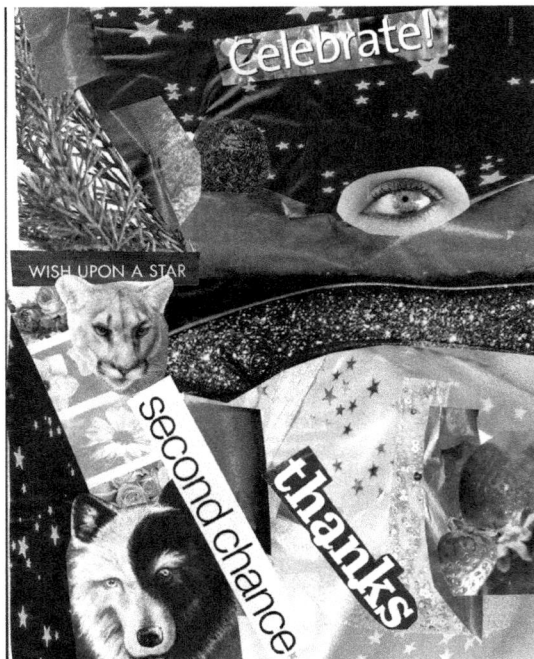

WIE TRAUERN KINDER?

Kinder trauern auf die gleiche Art und Weise, aber auch anders als Erwachsene. Wie Erwachsene erfahren Kinder die Trauer physisch, emotional, kognitiv, spirituell und in Bezug auf ihr Verhalten. Wie für Erwachsene ist Trauer auch für Kinder eine Achterbahnfahrt. Da Kinder sich aber noch weiterentwickeln, werden sie die Trauer vielleicht erneut erleben, wenn ihr Verständnis für Verlust größer wird.

Kinder leben mehr im Augenblick als es die meisten Erwachsenen tun. Sie glauben, dass ihr Unbehagen und ihre Schmerzen ewig andauern werden. Sie haben nicht die Erfahrung wie Erwachsene, und so kann ihr Ausdruck von Trauer sehr intensiv und episodenhaft sein. Da sie sich nicht gut ausdrücken können – wenn überhaupt – fühlen sie sich schrecklich, verwirrt und es ist unbehaglich, das mit jemandem zu teilen. Meistens denken sie, dass etwas mit ihnen nicht stimmt. Die Symptome der Trauer können sich unter anderem in aggressivem Verhalten, Ausrasten, Schlafstörungen oder durch Änderungen der Noten und dem Verhalten in der Schule zeigen.

Ausdruckskunst-Therapie ist ein effektives Medium, das viele Trauerprobleme durch Kunst, Musik, Bewegung, Tanz und Schauspielerei adressieren kann. Ausdruckskunst-Therapie gibt Kindern einen geschützten Raum, um sich auszudrücken, wenn sie ihre Stimme nicht finden oder keinen anderen Weg, um ihren Verlust und ihre Schmerzen zu zeigen. Kunst ist ein Instrument, um Gefühle auszudrücken und diese aus sich selbst heraus zu äußern. Wenn das geschafft ist, kann der Ausübende den Kunstprozess objektiver betrachten.

Jedes Kind, das alt genug ist zu lieben, ist alt genug zu trauern.

Was ist mit Teenagern?

Für viele Teenager, die Trauer erfahren, kommt diese zu einem Zeitpunkt, an dem sie sich unbesiegbar fühlen, stark und bereit, die Welt zu erobern. Ein signifikanter Verlust kann diesen Mythos zerschmettern und sie in einen Zustand von Panik und Zweifel stürzen, was sie dann dazu veranlasst, ihre Überzeugungen, Pläne und Zukunftshoffnungen in Frage zu stellen. Da dieser Zeitraum von Natur aus voll von Emotionen ist, ist eine Reaktion auf einen Verlust noch intensiver. Teenager werden unterschiedlich reagieren.

Sie können launisch, aggressiv, anhänglich sein, gewillt, erhöhte Risiken einzugehen oder unwillig sein, überhaupt Risiken einzugehen, oft ist es ein Mix aller vorhergenannten Symptome. Teenager werden sich oft schuldig für ihr Verhalten fühlen oder wütend sein, dass sie überlebt haben.

Als Elternteil willst du vielleicht den Schmerz „heilen" oder wegnehmen. Es ist wichtig, dass du dem Jugendlichen erlaubst, sich durch seine Schmerzen zu arbeiten. Sei bereit zu unterstützen, wenn er dich braucht.

Grundprinzipien, die Kindern beim Trauern helfen

- Denk daran, dass die Reaktionen und Antworten von den Erwachsenen einen großen Einfluss auf Kinder und Jugendliche haben.
- Bleib in Kontakt.
- Hör zu. Erlaube den Kindern, dir ihre Erfahrungen mit Trauer zmitzuteilen; sie sind alle einzigartig und haben ihre persönliche Reise.
- Lehre die Kinder, dir sagen zu können, wie sie sich fühlen.
- Nimm nicht an, dass alle Kinder im gleichen Alter auf die gleiche Art und Weise reagieren.
- Lüge nicht und erzähle keine Halbwahrheiten. Sei ehrlich und gib ihnen so viel, wie sie in ihrem jeweiligen Alter verstehen können.
- Sei authentisch in deiner eigenen Trauer und deinen eigenen Gefühlen. Dadurch kannst du sie lehren, dass wir auch als Erwachsene Schmerzen haben – dass Schmerz und Leid ein natürlicher Teil des menschlichen Lebens sind.
- Warte nicht auf einen großen Moment, um „es allen zu sagen". Wann ist jemals der richtige Moment?
- Ermuntere Kinder dazu, Fragen zu stellen.
- Verstehe, dass Kinder nicht immer mit Trauer auf einen Verlust antworten, und es vielleicht daran liegt, dass sie den ganzen Schmerz nicht auf einmal aufnehmen können.
- Erlaube es Kindern, an Ritualen teilzunehmen.

Obwohl wir versuchen, unsere Kinder vor Tod und Verlust zu beschützen, erfahren sie eine Reihe von Verlusten in ihrer Kindheit. Diese Verluste können Trennung und Scheidung, der Tod von Personen oder Haustieren sein, oder andere Verluste, wie Gesundheitsverlust oder in eine neue Schule zu kommen.

Wenn Kinder diese Verluste erleben, werden sie trauern. Diese Trauer muss unterstützt und nicht ignoriert werden. Wenn wir Kinder unterstützen, helfen wir ihnen nicht nur, den unmittelbaren Verlust zu verarbeiten, sondern geben ihnen auch die Befähigung, unvermeidliche und zukünftige Verluste zu bearbeiten.

Wie verstehen Kinder den Tod?

Es ist sehr schwierig für jüngere Kinder, das Konzept des Todes zu verstehen. Sie kämpfen mit Ideen wie Unvermeidlichkeit, Universalität, Nicht-Funktionalität und die Unabänderlichkeit des Todes. Sie kämpfen noch damit zu verstehen, was sie glauben, was nach dem Tod passiert. Sie sind immer noch in der Entwicklungsphase, nicht nur kognitiv und spirituell, sondern auch emotional und sozial. Jüngere Kinder sehen den Tod in der Regel durch die eigene Perspektive: „Was bedeutet dieser Tod für mich?"

Später werden sie empathischer. Gleichzeitig können sie Gefühle besser verstehen und aufrechterhalten. Jüngere Kinder haben eine kurze Gefühlsspanne. Sie können starke Gefühle nur kurz aufrechterhalten.

Wie soll ich Verlust und Tod mit einem Kind besprechen?

Zunächst gilt es, immer ehrlich und aufrichtig zu sein. Die Geschichten, die wir haben, um Kindern zu trösten, verwirren sie oft. Lass die Fragen der Kinder das Gespräch leiten. „Was möchten sie wissen?", „Was können sie verstehen?", „Was müssen sie wissen?". Wie immer, ist es das Beste, den Tod außerhalb einer Krise zu besprechen. Nutze die Gelegenheit einer Fernsehsendung oder Geschichten, um Gespräche über Verlust und Lebenszyklen zu beginnen. Frage in der lokalen Bibliothek und in Hospizzentren nach, um an Ausbildungsmaterial zu kommen, das passend für Kinder in verschiedenen Altersstufen ist. Einige dieser Bücher oder Videos werden helfen, dem Kind Wissen über Verluste zu geben, andere sind sehr nützlich für Kinder, die Trauer erfahren.

Soll ein Kind jemanden im Krankenhaus besuchen? Soll es mit zu einer Beerdigung gehen?

Sobald Kinder so lange sitzen können, wie ein Besuch dauert, sollten sie die Entscheidung selbst treffen. Damit diese Entscheidung sinnvoll getroffen werden kann, benötigen Kinder Information und Optionen. Erkläre, was sie möglicherweise zu sehen bekommen. Gib ihnen Wahlmöglichkeiten. Sie können zum Besuch mitgehen, sie können anrufen, etwas aufnehmen oder eine Karte basteln. Sie können zur Beerdigung mitgehen oder mit zum Friedhof. Vergewissere dich, dass jemand da ist, der das Kind unterstützen kann. Und gib dem Kind später die Möglichkeit, seine Erfahrungen zu besprechen.

Was braucht ein trauerndes Kind?

Das Kind benötigt sehr viel Unterstützung und Verständnis. Wenn der Verlust eine nahestehenden Person wie ein Elternteil oder Familienangehöriger ist, können andere Familienmitglieder zu beschäftigt mit ihrer eigenen Trauer sein, um das Kind zu unterstützen. Ratgeber, Gruppen, Trauercamps oder der solide Support von Familie und Freunden können nützlich sein. Ein lokales Hospiz kann eine gute Ansprechmöglichkeit sein, um Informationen über verfügbare Materialien zu erhalten.

Warnzeichen für Komplikationen

Manchmal kämpfen Jugendliche und Kinder (oder auch Erwachsene) mehr als normal mit Trauer. Alle nachfolgenden Zeichen enthalten Elemente der gesunden Trauer, obwohl Probleme in Verbindung mit der Intensität und der vergangenen Zeit seit dem Verlust entstehen können, bis zu einem Grad, an dem Heilung nicht mehr präsent ist, und die Situation zu einer Bedrohung für das Wohlbefinden wird.

Überlege, in den folgenden Fällen professionelle Hilfe aufzusuchen:

- Minimaler oder gar kein emotionaler Ausdruck in Bezug auf den Verlust
- Verlängerte Unfähigkeit zu verstehen, dass der Verlust passiert ist, zu leben, als wäre der Verlust gar nicht passiert, Anhänglichkeit zu einem Objekt, das den Verlust substituiert.
- Extreme Wut- und Schuldreaktionen, die über einen längeren Zeitraum anhalten, ohne einen Punkt der Heilung oder Trauer zu erreichen.
- Eine signifikante Veränderung des Gesundheitszustands
- Verlängerte Depression, Anspannung, Erregtheit, Schlaflosigkeit und Minderwertigkeitsgefühle

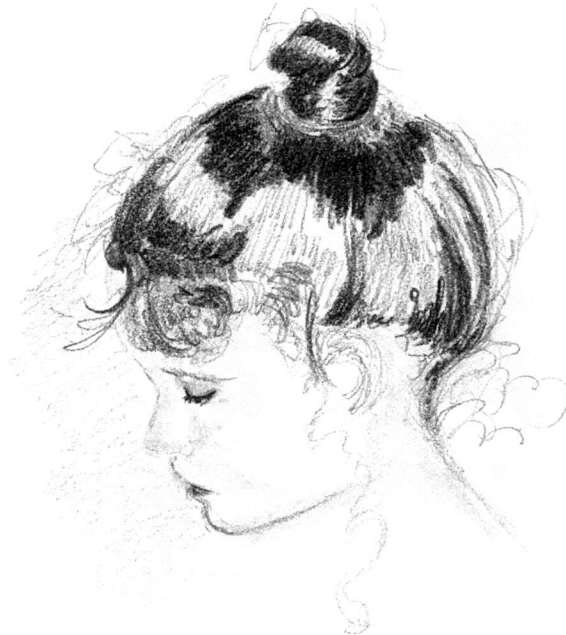

Geborstenes Linoleum

Kaltes, nasses Holz,
Pflaumen- und Apfelkompott
blubbern faul auf dem gusseisernen Herd.
Spitzenvorhänge rahmen eiserne Fenster ein.
In der Ferne tuckert sein Traktor
nach Hause entlang der gepflasterten Straße
und bringt die Kühe heim.
Sie werden meine Haustiere.

Wenn ich meinen Atem anhalte,
kann ich vielleicht die Zeit anhalten,
ihn halten,
mich halten,
die Ruhe halten.

Die Kühe stromern umher,
die Schweine quieken Grüße an seine Dorfsippe.
Seine Stimme, weich, rau ein bisschen
holprig und nachdenklich, schlürft warme Milch.
Wir berühren uns, vergleichen unsere Hände
und lachen,
sein Daumen ist doppelt so groß wie meiner.
Unser Rhythmus ist so einfach,
seine Augen zwinkern.
Rote Johannisbeeren bersten so süß
mit leichtem rauem Humor
und nehmen mich mit zurück in seinen Garten.

Ich möchte es aufbewahren,
wiederherstellen,
halten.
Wenn ich nicht atme,
kann ich vielleicht die Zeit halten,
ihn halten,
mich selbst halten,
die Ruhe halten.

Ich fühle mich verloren,
und doch fühle ich mich nicht verloren.
Vielleicht ist er, wer ich bin.

Alle die Worte, die wir nicht austauschten,
werden jetzt ausgetauscht.

KREATIVES ÜBEN

Schreibe deine Gefühle in dein Tagebuch

Diese kreativen Übungen sind für junge Personen entworfen, aber du könntest sie auch machen. Der Zweck der Übungen ist es, einiges an Selbsterfahrung und Selbsterkenntnis zu Tage zu bringen und Gefühle zu äußern.

- Schreibe jeden Tag in dein Journal, wie du dich fühlst.
- Schreibe über mindestens drei Gefühlen jeden Tag oder mache eine Zeichnung davon. Es gibt gute und nicht so gute Gefühle. Versuche, deine unterschiedlichen Gefühle miteinzubeziehen und beschreibe in Stichpunkten die Situation, die die Ursache des Gefühls war, oder zeichne ein Bild.

Das ist eine Achtsamkeitsübung. Es gibt kein Richtig oder Falsch in dieser Übung.

Wer bin ich?

Schreibe über oder zeichne ein Bild über DREI dieser Impulse:

- Personen, die ich mag oder liebe.
- Menschen, die mir wichtig sind.
- Worüber ich mir Sorgen mache.
- Etwas, von dem ich hoffe, dass es passieren wird.
- Worte, die mich beschreiben.
- Worte, die mich wütend machen.
- Worte, die mich frustrieren.
- Worte, die mich traurig machen.
- Worte, die ich gut finde.
- Wobei ich mich einsam fühle.
- Etwas, das ich gerne machen würde.
- Etwas, das ich gut kann.
- Etwas, das mir hilft, mich sicher oder beschützt zu fühlen.
- Etwas, das mir wichtig ist.

KREATIVES ÜBEN

Was übrigbleibt?

Nimm dir Zeit und beantworte die Fragen in deiner eigenen Reihenfolge. Diese Übung passt am besten, nachdem einige Zeit vergangen ist und bereits einige Trauerarbeit durchgeführt worden ist.

Nimm ein Notizbuch und widme es dem Aufschreiben von all dem, was du hast, all dem, was du bekommen hast und all dem, was du hinterlassen hast.

Gehe auf Schatzsuche in deinem Leben.

- Wie wurden deine Bedürfnisse erfüllt? Wie werden sie jetzt erfüllt?
- Welche Ressourcen hast du?
- Was sind deine Stärken?
- Was hast du von deinen Verlusten und von dem, was du erlitten hast, gelernt?
- Wie haben deine Verluste dich geformt?
- Was sind deine Talente? Was kannst du sehr gut?
- Kannst du noch hören? Kannst du noch sehen?
- Hast du noch deine Geruchs- und Geschmackssinne?
- Kannst du gehen? Kannst du laufen?
- Wenn du nicht gehen kannst, hast du dann einen Rollstuhl, sodass du herumkommen kannst?
- Was sehen andere Menschen, das du hast?
- Wofür bewundern sie dich?
- Was magst du an dir selbst?
- Wofür hat man dir Komplimente gemacht (auch, wenn du nicht daran glaubst)?
- Was hast du erreicht?

Dein Ziel ist es, diese Liste länger zu machen, als die Liste deiner Verluste.

Notiere in deinem Journal weiterhin immer alle Dinge, die du hast und für die du dankbar bist.

8

DEINE REISE
ABBILDEN

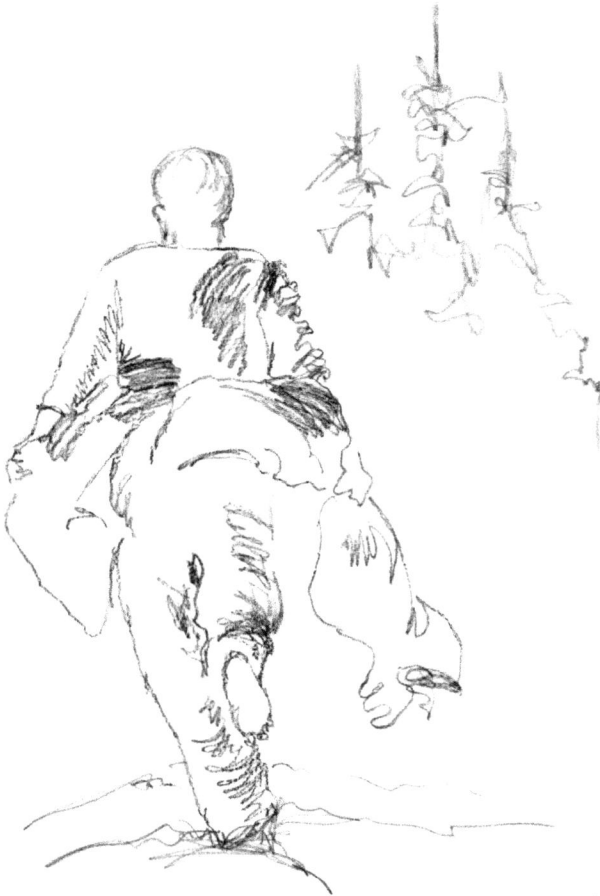

Wann wirst du den Respekt
bekommen, den du verdienst?

Dann, wenn du ihn dir selbst
zuteilwerden lässt.

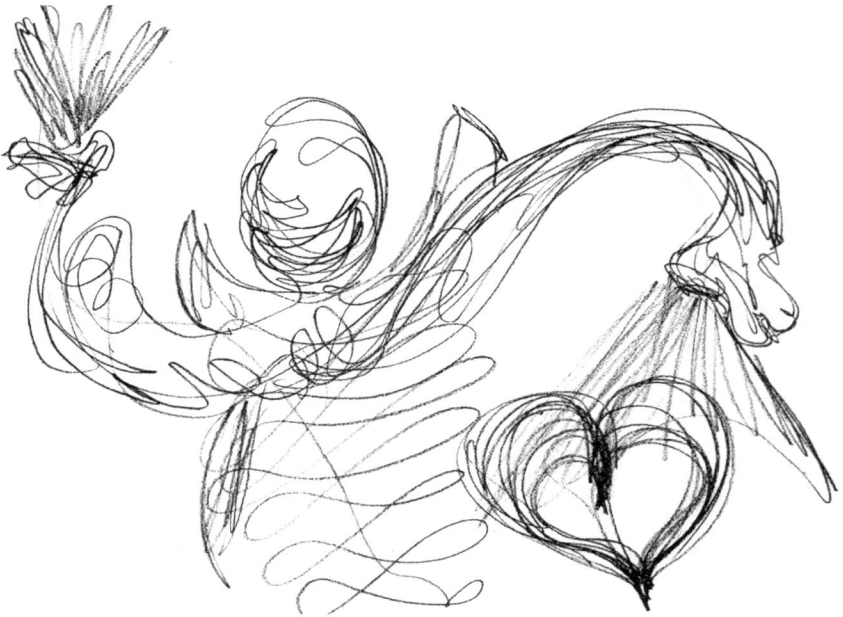

WERDEN, WER DU BIST

Du hast das Buch gelesen. Was nun?

Mir ist aufgefallen, dass Leute inspiriert werden und Veränderungen vornehmen, die einige Zeit anhalten; obwohl dann alte Gewohnheiten wieder vorherrschen, während das Leben sich entfaltet. Vielleicht sind die Gewohnheiten Schutz und Sicherheit. Vielleicht ist es zu schwierig oder neue Gewohnheiten sind nicht stark genug und brauchen mehr Unterstützung, oder die Veränderungen sind nicht wahrhaftig.

Dieses Kapitel fasst das Buch zusammen und bietet Wege für fortlaufenden Support.

Sei offen

Sei offen gegenüber der Entfaltung deiner Träume. Sei verschiedenen Sichtweisen gegenüber offen. Sei offen dafür, Wissen und Hilfe von unerwarteten Orten zu erhalten. Benutze die Übung, die am besten zu dir passt.

- Konzentriere dich auf deine Atmung. Sei dankbar für jeden Atemzug.
- Mach langsam.
- Geh es in deinem eigenen Tempo an.
- Höre zuerst auf dich selbst, dann auf alles andere.
- Übe.
- Bleibe neugierig.
- Übe.
- Bewege deinen Körper.
- Achte auf dich selbst; finde heraus, was das für dich beinhaltet.
- Finde die Wahrheit über dich selbst heraus.
- Übe.
- Umarme die Liebe. Erhelle dein Leben mit Liebe. Liebe wirft das hellste Licht auf die Wahrheit. Liebe die Menschen um dich herum, rede über Liebe, denke über Liebe nach, lies über Liebe, ermutige Liebe und finde die Liebe, indem du nett und herzlich bist. Lass deine Liebe in Handlungen der Liebenswürdigkeit und Zärtlichkeit entstehen für jeden und alles, was um dich herum ist.
- Übe.

Achte auf das, was du tust, das für dich am nützlichsten ist.

DAS LEBEN BALANCIEREN UND LIEBEN

Das Leben geschieht von selbst. Wir haben Chancen und können einige Möglichkeiten schaffen. Wir können Entscheidungen treffen. Wir haben eine Einstellung.

Wie bleiben wir ausgeglichen?

Um weiterhin ausgeglichen bleiben zu können, müssen wir eine Achtsamkeit beibehalten gegenüber dem, was wir sind, und dem, was um uns herum ist; wir müssen anwesend bleiben. Es ist wichtig, diszipliniert zu bleiben und die Selbstfürsorge zu priorisieren. Meine Erfahrung hat gezeigt, dass das äußerst wichtig ist.

Manchmal verirrt sich diese Achtsamkeit, wenn uns eine ernste Situation, extremer Stress und emotionale Unruhe vereinnahmt. Wie erlangen wir unsere Balance wieder, wenn wir unser Gleichgewicht verloren haben?

Es ist äußerst wichtig, Unterstützungsstrategien für uns selbst auszuarbeiten, auf die wir zurückgreifen oder an die wir uns klammern können, wenn wir verwirrt sind. Es geht uns viel besser, wenn wir unsere Widerstandsfähigkeit tagtäglich ausbauen, Aufmunterung erhalten und unsere Erfolgserlebnisse regelmäßig genießen.

- Erstelle mehrere Unterstützungssysteme für dich selbst, insbesondere, wenn du dich stark fühlst, sodass sie da sind, wenn du dich anders fühlst.
- Sei dir bewusst, dass du besonders bist und dass du ein großartiges Leben verdienst.
- Sei dir bewusst, dass das Leben ein großes Geschenk ist.
- Sei dir bewusst, dass du neue Gewohnheiten und neue Denkmuster erwerben kannst.
- Mach langsam, sodass du auf dein Herz hören kannst. Dann fange wieder damit an, ihm zu folgen.
- Beginne jeden Tag mit Neugierde.
- Übe für den Rest deines Lebens.

All das erweckt die Leidenschaft in deinem Leben wieder.

Was ernährt einen Berg?

Was ernährt einen Berg?

Alte Geduld in einem feinen Mantel aus
verblassten Liebschaften.
Gespaltene Wunden ändern und bewegen sich,
während ihre Geschichte rattert.

Was ernährt einen Berg?

Alpine Gärten, vom Wind verweht,
erwecken einen Pfad, Bäume, die zu stur sind,
um ihren Halt aufzugeben, Büsche, Moos,
alle fühlen, dass sie das Recht haben.

Was ernährt einen Berg?

Hufgeklapper, wild fortrennen, und spielen,
gedankenlos brechen Felsen.
Löcher sind in Wut begraben,
Kot hat keine Impulse oder Gedanken.

Was ernährt einen Berg?

Stürme donnern und verschwinden dann,
eine ruhige Stille, von Geheimnissen geplagt.
Eine vernebelte Perspektive in schwindelerregenden Höhen,
der Wind japst.

Was ernährt einen Berg?

Unerbittlich schmilzt die Sonne die Fragen, Tränen eilen unter die Oberfläche,
trübe Wasser stehlen die Seele, die keiner kennt.

Was ernährt einen Berg?

Gletschereis sticht die Oberfläche,
ein Herz brennt am Kern.
Beschwert unter dunklem Geröll
ein erschöpfter Seufzer flüstert sehnsüchtig.

Was ernährt einen Berg?

INNERES UND ÄUSSERES GLÜCK STÄRKEN

Innere Freude

Ich sehe die Welt von innen nach außen.

Den inneren Kern erbauen

Im Laufe des Buches habe ich verschiedene Wege aufgezeigt, sich selbst zu stärken und zu verstehen.

Meine Erinnerungen und Ansichtsweisen sind die Linsen, durch die ich die Welt um mich herum betrachte. Wie ich über mich selbst denke, bestimmt, wie ich reagiere und wie ich Entscheidungen treffe; es bestimmt mein Verhalten. Das was ich glaube, formt meine Ansichten und wie ich interpretiere, was ich lese und höre.

Indem ich meine Ansichtsweise ändere und mein Herz öffne, sehe ich Menschen und das Leben um mich herum auf eine neue Art und Weise.

Wie sehen einige tägliche Übungen aus? Ich würde vorschlagen, dass du die Übungen wählst, die dir am meisten geholfen haben und sie tagtäglich umsetzt.

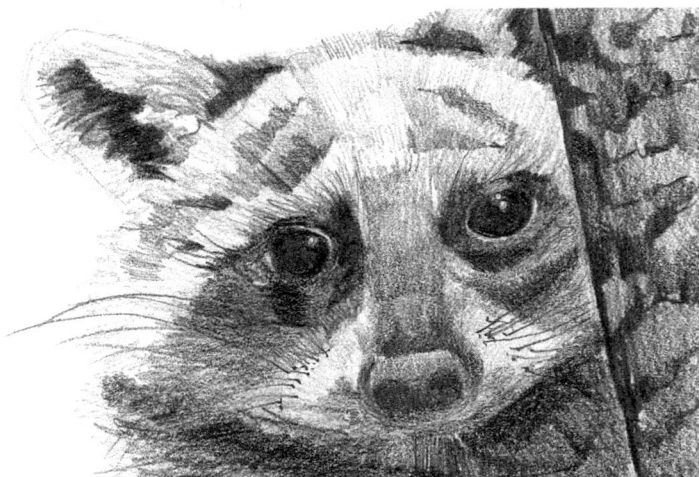

TÄGLICHES ÜBEN

Kleine Schritte

Gesundheit ist ein Zustand des vollständigen physischen, mentalen und sozialen Wohlbefindens, nicht nur das Fehlen von Krankheit. Ich sehe meine mentale Gesundheit und meine ganzheitliche Gesundheit nicht als selbstverständlich an. Ich unterstütze mich selbst mit diszipliniertem, täglichem Üben und achte auf eine holistische Art und Weise auf mich selbst. Ich habe durch Erfahrungen gelernt, dass ich aufblühe und mich großartig fühle, wenn ich auf eine holistische Weise lebe! Ich muss mich um die emotionalen, mentalen, physischen und spirituellen Aspekte meines Selbst kümmern. Ich kann es einen Tag versäumen, aber falls ich meine Selbstfürsorge über einen längeren Zeitraum vernachlässige, kann ich in einige sehr unangenehme Zustände geraten.

Sei dir bewusst, dass die Zustände des Wohlbefindens in ihrer Qualität und Intensität schwanken.

Ich bin gesund; ich habe ein einfaches, wunderschönes Zuhause in einer der schönsten Gegenden der Welt. Ich bin glücklich. Logischerweise, laut meiner Liste für Segen und Dankbarkeit, sollte ich jeden Tag vor Freude singen und tanzen – oder an den meisten Tage zumindest. Und doch fühlte ich nicht diese ekstatische Freude. Wie könnte ich sie also verwirklichen?

Ich hatte viele traumatischen Erlebnisse zu Beginn meines Lebens. Trauma, Verlust, Stress, Trauer, Drama, Sorge, Furcht und Depression nahmen viel Platz in meinen Erinnerungen ein. Ich nenne das den „Traumagrund". Meine Standarderlebnisse kamen an diesen dominanten Ort. Obwohl ich anfing, vieles über dieses Trauma zu verstehen, führten mich meine Auslöser meistens über die ausgetretenen Nervenbahnen dorthin.

Wenn der Traumagrund Platz in deinem Gehirn einnimmt, blockiert er Verspieltheit und Freude. Wie du gelesen hast, ist jede Blockade ein Hemmstoff. Der Traumagrund kann die guten Gefühle teilweise oder ganz blockieren, auf verschiedene Wege und in verschiedenen Situationen, und in unterschiedlichen Graden. Das ist ein Ort der Achtsamkeit, an dem du Unterstützung gebrauchen könntest. Wer eine Blockade hat, hat Schwierigkeiten, alle Aspekte über sich selbst klar zu sehen.

Der Körper erlebt Aufregung und Furcht auf eine sehr ähnliche Art und Weise. Wenn das Gehirn einen größeren Traumagrund hat, werden Furcht und die Körperreaktionen darauf das Standardgefühl für Aufregung sein.

Der Körper erlebt auch Zärtlichkeit, tiefe Liebe und Trauer auf eine ähnliche Art und Weise. Wenn das Gehirn einen größeren Traumagrund hat, wenn du tiefe Liebe fühlst, kann es dir so vorkommen, als ob du traurig bist.

Wenn man sich dieser Gleichheiten nicht bewusst ist, können die Körpergefühle sehr verwirrend sein. Zum Beispiel, wenn etwas Gutes geschieht, reagiert der

Körper, als ob die Situation Angstreaktionen bringen würde.

Wenn der Standardzustand deines Gehirns ein Trauma ist, dann werden all diese Gefühle – ob gut oder schlecht – zuerst zum Traumagrund kommen, und du wirst auf das Gute in deinem Leben genauso reagieren, wie du auf das Unangenehme reagieren würdest: mit Schlaflosigkeit, zu viel oder zu wenig essen, Spannung, Depression, zu viel oder zu wenig arbeiten und so weiter.

Das Ziel ist es, der Freude einen Ort zu geben – einen Grund – und den freudigen Grund dann zu vergrößern und zu verstärken.

Wie konnte ich in meinem Gehirn den Freudengrund größer als den Traumagrund machen?

Ein weiser Berater lies mich positive Geschichten und Erlebnisse erzählen. Er schlug vor, dass ich diese Geschichten in meinen Gedanken immer und immer wiederholen und sie mit anderen teilen sollte. Ich könnte auch Gedächtnisstützen aufbauen, um mich an diese wunderschönen Zeiten zu erinnern. Diese Übung half mir, die glücklichen Erinnerungen in meinem Gehirn zu vergrößern.

Als ich diese Übung anwendete, dachte ich: Wie könnte ich das Gefühl der Dankbarkeit vertiefen und vergrößern?

Vor ein paar Jahren listete ich nach dem Aufwachen und vor dem Einschlafen die Dinge auf, für die ich dankbar war. Mir fiel oft auf, dass ich abgelenkt wurde und nicht sehr weit kam; oder ich vergaß es.

Ich stellte in meinem Zimmer Gedächtnisstützen auf, um mich daran zu erinnern. Zum Beispiel ist eine der ersten Sachen, die ich sehe, wenn ich meine Augen öffne, eine leere Schüssel. Die tibetanischen Mönche bringen eine leere Schüssel zu ihrer morgendlichen Meditation mit und vertrauen darauf, dass ihre Schüssel am Ende des Tages mit all dem gefüllt sein wird, das sie benötigen. Egal, wie der Tag verläuft, es wird immer etwas in die Schüssel gelegt.

Ich fing an, ab und zu Freude zu empfinden, obwohl ich mich eigentlich immer noch schwach fühlte. Obwohl ich wusste, wie außerordentlich gesegnet von Glück ich war, versteckte sich diese lebendige Freude noch immer vor mir.

Um weiterhin Dinge aufzulisten, für die ich dankbar war, begann ich, ein kleines Dankbarkeits-Tagebuch zu führen. Es ist ein winziges Tagebuch. Mein Glaube ist, dass die Wahrscheinlichkeit höher ist, dass ich es mache, wenn es winzig ist.

Also füllte ich jeden Morgen nach dem Aufwachen eine der winzigen Seiten in Stichworten mit Dingen, für die ich dankbar war. Zum Beispiel:

• Aufwachen	• Meine Kinder	• Ein Telefon
• Mein Körper	• Meine Haustiere	• Gute Träume
• Mein Bett	• Morgendlicher Kaffee	• Glaube
• Der neue Tag		• Vertrauen

Es war egal, ob ich mich tagtäglich wiederholte, oder wie groß oder klein diese Dinge waren. Ich bewertete sie nicht. Mir gefiel, wie es sich anfühlte, also schrieb ich abends vor dem Schlafengehen ebenso eine Liste. Weil das Tagebuch winzig war, konnte ich es auch einfach mit auf Reisen nehmen. Ich machte es konsequent und nach ein paar Monaten bemerkte ich, dass ich mit einem Lächeln aufwachte und mit einem Lächeln schlafenging. Ich hatte an Schlaflosigkeit gelitten, nun schlafe ich in den meisten Nächten sehr fest. Das gefällt mir.

Nach ungefähr einem Jahr fragte ich mich, wie ich mein positives Erlebnis der Dankbarkeit und Freude ausdehnen konnte, um es durch den Tag hindurch plätschern zu lassen.

Also begann ich, eine Pause zu machen, wenn ich meine Dankbarkeitsliste aufschrieb, um dem, dass ich gerade geschrieben hatte, noch ein paar Momente mehr zu widmen. Ich fing zudem an, Herzchen und Ausrufezeichen auf die winzigen Seiten zu kritzeln. Ich schrieb inspirierende Sprichwörter in mein Tagebuch. Ich schaute mir die Seiten an, die ich früher gefüllt hatte, und lächelte aufgrund meiner Erinnerung an Begebenheiten oder die aufgelisteten Begriffe.

Mir fiel auf, dass ein Gefühl der tiefen Liebe und Dankbarkeit meinen gesamten Körper durchdrang. Zunächst überraschte es mich. Ein freudiges Gefühl der Aufregung tanzte in meinem Körper. Dann wurde mir klar, dass ich endlich meine innere Freude erweiterte, bis zu einem Punkt der Extase.

Ich begann, Wege der Selbstliebe zu entdecken, die mir vorher nicht aufgefallen waren.

Gerüche, Töne, Strukturen, Geschmäcker, Stoffe, Klamotten und Bilder, die mir Freude beschert hatten, wurden klarer.

Studenten und Klienten bemerken, wie ruhig ich bin. Es kommt mir vor, als ob ich intensiver an meiner inneren Stabilität arbeite. Ich habe auch daran gearbeitet, mich selbst besser kennenzulernen.

Manchmal habe ich noch Probleme, mein Dankbarkeits-Tagebuch auszufüllen. Es kann sich erzwungen oder flach anfühlen. Dafür gibt es möglicherweise keinen offensichtlichen Grund. An diesen Tagen lese ich andere Seiten, bis ich eine Seite finde, die mich zum Lächeln bringt. Und wenn es nicht hilft, die Seiten nochmals durchzulesen, summe ich ein oder zwei Lieder, was mich normalerweise aus jedem trostlosen Zustand bringt.

Meine Frage ist: Wie kann ich weiterhin meine Ruhe und meine Verbundenheit zum Leben unterstützen; wie bleibe ich interessiert? *Wie halte ich die Arbeit frisch?*

Ein Weg, den ich entdeckte, war es, mehr Spaß reinzubringen.

Spaßige Sachen

Spaßige und unterhaltsame Sachen sind leichter durchzuführen und fortzusetzen. Das Leben präsentiert seine eigenen, unvorhersehbaren Herausforderungen. Spaßige Sachen zu inkludieren, macht es uns leichter und gibt uns etwas, auf das wir uns freuen können, während den Pausen zwischen den freudigen Abschnitten.

Eine spaßige Sache auszuwählen reicht zu Beginn.

Ich höre gern verschiedenen Sprechern zu; obwohl sie möglicherweise die gleiche Botschaft vermitteln, ist ihre Vorgangsweise unterschiedlich und das Gehirn hört die neue Vorgangsweise heraus, da sie neu erscheint.

Ich übe das Gesetz der Anziehungskraft und Manifestation. Meine Tochter und ich haben in unserer Küche eine Visionstafel, die wir regelmäßig aktualisieren, wenn sich Wünsche manifestieren. Meine Wünsche auf der Visionstafel zu sehen, hilft meinem Gehirn, sie zu erkennen und zu erleben.

Ich begann nach Übungen zu suchen, von denen ich hoffte, dass sie hilfreich wären.

Es war hilfreich für mich, verschiedene spirituelle Materialien zu lesen und spirituelle Versammlungen zu besuchen. Mir fiel auf, dass meine Gedanken im Laufe des Tages positiver waren, wenn ich den Tag damit begonnen hatte, etwas Spirituelles zu lesen, das positiv und inspirierend war. Ich habe einige diese Bücher mehr als einmal gelesen. Unter Gleichgesinnten zu sein gefällt mir.

Ich greife auf tägliche, inspirierende Zitate zu, die im Internet gratis sind. Es gibt innerhalb zahlreicher Themen viele, zwischen denen man wählen kann. Diese Inspirationen entfesseln ein Training der Gedanken, das mein Denken auf eine inspirierte Art und Weise führt.

Ich benutze diese Zitate regelmäßig, um neue Bestätigungen zu kreieren. Das englische Wort für Bestätigung, Affirmation, kommt vom Lateinischen *affirmare*, was bedeutet „stetig machen, stärken". Bestätigungen sind positive Phrasen, die du kreierst, um zu beschreiben, wie du in deinem Leben sein möchtest.

Sie sind sehr effektiv, wenn man sie täglich übt. Sie lehren unserem Gehirn, ähnlich positive Nachrichten und Denkmuster aufzunehmen. Unser Gehirn bezieht sich auf die vertrauten Dinge in unserer Welt. Obwohl eine Affirmation sich am Anfang falsch anfühlen kann, erkennt dein Gehirn, dass sie möglich und echt ist, während es sich langsam in der Vertrautheit der positiven Nachricht entspannt.

Sei sehr vorsichtig mit deinen Worten, benutze nur die Worte, die dir auf deinem Weg zu Wohlbefinden helfen. Gedanken haben Kraft und Energie.

Wenn wir unsere Gedanken verändern, restrukturieren wir die Nervenbahnen in unserem Gehirn. Wenn wir denken, dass wir Opfer sind, dann werden wir Opfer sein. Wenn wir denken, dass wir kreativ sind, dann werden wir kreativ sein.

Affirmationen stärken tatsächlich unser Gehirn, indem sie helfen, an das Potenzial einer Handlung zu glauben, die wir manifestieren wollen. Wenn wir diese gleichen Affirmationen aufschreiben, werden sie noch stärker.

Es ist wie mit den Übungen, je mehr du dein Gehirn trainierst, desto stärker werden die Muskeln. So wie beim Sport steigert sich das Level an Wohlfühl-Hormonen und drängt unser Gehirn, neue Gruppen positiver Gedanken und stärkere Nervenbahnen zu formen.

Wenn du andauernd sagst, „Ich kann nicht", wird dein Energielevel dich tatsächlich nicht lassen. Wenn du sagst, „Ich kann!", wird deine Energie genau das zulassen!

Unsere Gedanken formen Worte. Letztendlich werden diese Worte in Handlungen übergehen. Wähle sorgfältig die Worte, die dir dabei helfen, deine Intentionen zu manifestieren.

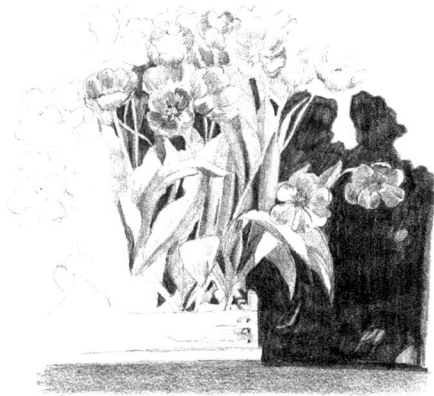

Hier sind einige meiner täglichen Lieblings-Affirmationen:

„Das ist der beste Tag meines Lebens!"

„Ich bin zufrieden mit dem Prozess."

„Ich bin ein Kanal der kreativen Energie."

„Alle meine Bedürfnisse sind erfüllt."

„Ich bin genug."

„Alles ist in Ordnung."

Für mehr Vorschläge: Schaue in die Referenzenseite am Ende dieses Buches, bei den Autoren Florence Shinn und Louise Hay.

KREATIVES ÜBEN

Liebensliste und Dankbarkeitsjournal

Die folgende Übung hat eine sehr positive Wirkung auf mich und meine Schüler gehabt.

- Kaufe ein kleines Notizbuch, liniert oder unliniert.
- Du kannst ein paar Bilder auf das Cover kleben oder Sprichwörter, die du inspirierend findest.
- Liste dann jeden Morgen und Abend das auf, wofür du dankbar bist, was dein Herz erwärmt und dich zum Lächeln bringt.
- Notiere am Ende des Buches eine Liste mit mehr als hundert deiner Charaktereigenschaften. Deine Freunde und Familie können dir dabei helfen. Es kann einige Zeit dauern, diese Liste zu entwerfen; sie kann sich über Tage oder Wochen entwickeln. Das Ergebnis ist, dass du beginnst, besser von dir selbst zu denken, und das reflektiert, wie du über andere denkst. Ich übertrage die Liste meines Dankbarkeits-Journals in das nächste Notizbuch und erweitere sie ständig.
- Lege das Buch zusammen mit einem Stift oder Kugelschreiber neben dein Bett, sodass es für dich beim Aufwachen und/oder vor dem Schlafengehen bereitliegt.
- Du kannst Bilder oder kleine Erinnerungen hinzufügen – zum Beispiel eine Eintrittskarte zu einer Sportveranstaltung oder einem Kinofilm.

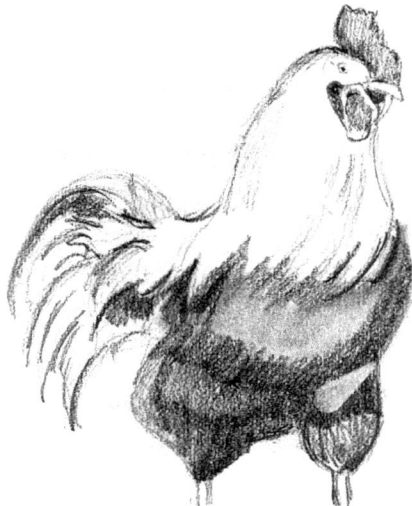

KREATIVES ÜBEN

Malerei von vier Herzen

Nimm ein großes Blatt Papier, ca. 28 cm auf 43 cm (Din A3) oder 45,7 cm auf 61 cm (Din A2) und male vier Herzen mit Tempera- oder Pastellfarben darauf. Die Herzen können jegliche Größe, Form oder Farbe haben.

Das erste Herz ist das Herz deiner glücklichsten Zeiten. Lass die Farben und Formen diese Zeit reflektieren.

Das zweite Herz ist das Herz der schmerzvollsten Zeiten in deinem Leben. Lass die Farben und Formen auch hier diese Zeit reflektieren.

Das dritte Herz reflektiert dein heutiges Herz. Lass die Farben und Formen auch hier diese Zeit reflektieren.

Das vierte Herz ist das Herz der Zukunft. Lass die Farben und Formen auch hier diese Zeit reflektieren.

Bevor du deine Farben beiseite legst, schau dir die Herzen an und beschreibe sie mit Hinblick auf die Farben, Dunkelheit, Helligkeit, Schatten, Pinselstriche, Freistellen und Struktur.

Wenn du fertig bist, denk darüber nach, wie diese Bilder dein Herz im Laufe deines Lebens reflektieren. Gibt es irgendwelche Überraschungen?

Verändert sich dein heutiges oder dein zukünftiges Herz überhaupt? Vielleicht, vielleicht nicht.

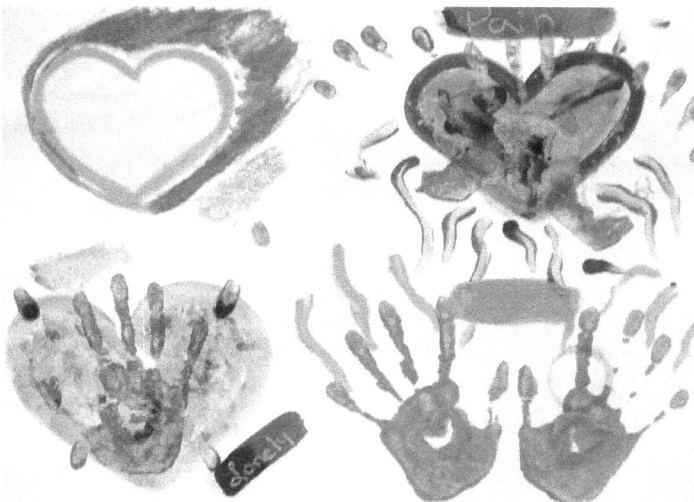

ÄUSSERES GLÜCK

Lebst du in Übereinstimmung mit deinen Überzeugungen?

Die Welt außerhalb von uns verändert sich ständig. Wir hingegen haben die Wahl zu entscheiden, wie wir Teile unserer Außenwelt gestalten und umgestalten, um größeres Glück zu unterstützen. Das ist jetzt sofort möglich, mit etwas Veränderung, und wenn überhaupt, mit wenig Aufwand.

Stütze deinen inneren Kern von außen, indem du mehr deiner Freuden einschließt: mit deinen Sinnen, deinen Umgebungen, mit dem, was du mit deinem Körper aufnimmst, und der Verfassung, in die du deinen Körper bringst. Manche dieser Sachen verflechten die innere und die äußere Welt miteinander.

. . . Ich habe mir also meine äußere Welt angesehen . . .

Ode an den Regenschirm

KNALL! RASCHEL!

Ein Vordach breitet sich aus,
und schützt mich
während feierlicher, nasser Reisen.

Draußen ist es grau,
unter dir, tanzt ein Regenbogen
in meinen Schritten.

KNALL! RASCHEL!

Ein Vordach breitet sich aus,
und schützt mich
vor Schneeregen und Kälte.

Draußen ist es kalt,
Wirbel um uns herum
und du zögerst nicht.

KNALL! RASCHEL!

Ein Vordach breitet sich aus,
und eröffnet mir
verschiedene Möglichkeiten.

Fängt oben und unten an,
ein Atemzug wird freigesetzt,
und niemand weiß, wohin er fließt.

UMGEBUNG

Mir gefällt eine ruhige Umgebung. Ich will, dass meine Arbeitsumgebung und mein Zuhause meine Oase sind. Ein Ort, an dem ich entspannen und sein kann. Ohne Vorurteile oder Druck.

Was ist deine Oase?

Was würde deine Umgebung zu einer Oase machen?

Aufräumen, Dinge sortieren oder alle deine besonderen Sachen an einem Ort zu haben ... es gibt viele Wege, deine Oase zu kreieren. Es muss nur ein Ort sein und er muss nicht besonders groß sein.

Ich begann in meinem Schlafzimmer. Ich schuf einen ruhigen, gelassenen Ort für mich selbst. Wenn er zu unordentlich wird, fühle ich es und kann ihn wieder sortieren. Ich habe mir meine Orte aus einer anderen Perspektive angesehen und bin laufend dabei, sie zu beruhigen, für mich, meine Familie, und meine Klienten. Manche meiner Orte in meinem Atelier sind sehr lebhaft – ich habe lustige Sachen in sie inkludiert. Es gibt meinem Gehirn eine visuelle Entlastung.

Abhängig davon, wo du lebst, musst du eventuell in die Natur gehen, um eine Oase für dich selbst zu erschaffen.

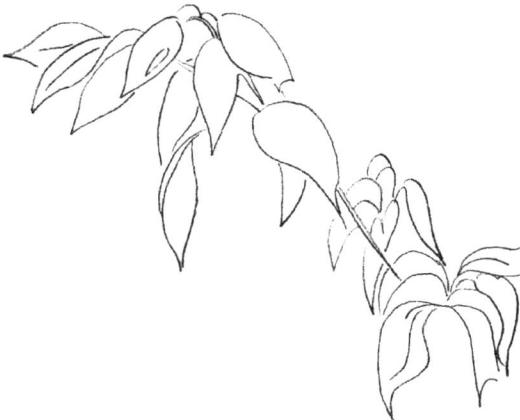

MUSIK, UNTERHALTUNG, LESEN

Vor Jahren entschied ich, dass ich kein Radio mehr höre, und Jahre davor hörte ich auf fernzusehen. Es war insbesondere die Werbung und nicht die Programme, die mich störten. Wenn ich bestimmte Produkte im Supermarkt sah, fiel mir auf, dass sich der Werbesong in meinem Kopf abspielte. Das gefiel mir nicht.

Alles, was wir in unser Gehirn stecken, nimmt auf irgendeine Weise Einfluss auf uns. Es gibt eine japanische Philosophie, die vorschlägt, dass alles, was wir in uns hineinstecken, auch wieder herauskommt.

Zur Enttäuschung einiger meiner Freunde, schaue ich auch keine Nachrichten und ich lese keine der großen Zeitungen. Wenn etwas Großes passiert oder passieren wird, das uns alle betrifft, dann werde ich zuschalten. Vor langer Zeit habe ich herausgefunden, dass die Medien oft sehr ungenau in der Verbreitung von Informationen sind.

Es gefällt mir, etwas über unsere Welt zu lernen. Ich mache das auf eine andere Art und Weise. Es ist eine Balance – du musst deine eigene Balance finden. Vielleicht schaust du nur ein Mal am Tag die Nachrichten oder liest eine Zeitung, um auf dem Laufenden zu sein. Vielleicht hat das auf dich weniger Einfluss, da du in einem anderen Gebiet stärker ausgeglichen bist.

Musik und Texte sind mir wichtig. Ich begrenze deutlich Musik, deren Texte sehr gewaltsam, selbstbemitleidend und negativ sind. Wieso sollte ich wollen, dass diese Gedanken in meinem Kopf umherschwirren, wenn das nicht das ist, was ich will, oder was ich in meinem Leben manifestieren will? Im Theater oder bei Kunstausstellungen sind traurige Werke manchmal Teil der Kunst. Das ist anders, als wiederholt negative Lieder abzuspielen. Zum Beispiel, Fado, eine gefühlvolle, melancholische Form der portugiesischen Volksmusik, ist herrlich und traurig zugleich. Fado kann entspannend, beruhigend, und transformierend sein, obwohl es vielleicht daran liegt, dass ich die Sprache nicht verstehe. Manche Opernarien rufen starke Emotionen hervor.

Ich benutze Musik, um Stimmung zu kreieren und zu verändern, in meinem Atelier, in meinen Workshops und für meine Klienten. Sei dir bewusst, was du an deine Umgebung abgibst. Meistens hast du eine Wahl. All diese Dinge sind individuell und beeinflussen uns auf verschiedene Art und Weise.

WÄHLE UND TUE, WAS AM BESTEN FÜR DICH FUNKTIONIERT

Eckhart Tolle teilt in *New Earth* in drei Modalitäten des aufgeweckten Tuns: Akzeptanz, Freude und Enthusiasmus. In bestimmten Situationen repräsentiert jede ein unterschiedliches Bewusstsein. Ich stimme ihm zu, dass man für sich selbst oder andere auf irgendeine Art und Weise Leid schafft, wenn man nicht in einem dieser Zustände ist.

Ich möchte dir das im Kontext des Schaffens von Freude und Frieden in deinem Leben zeigen.

Akzeptanz

In einer bestimmten Situation gefällt dir eine bestimmte Aufgabe oder nicht, aber du kannst sie immer noch bereitwillig ausführen oder verändern, wie du sie ausführst. Es gefällt dir vielleicht nicht, vom Regen durchnässt zu werden, aber du kannst die Situation akzeptieren und mit ihr Frieden schließen.

Ich habe mich früher gegen das Saubermachen gesträubt. Nun sehe ich es als eine Art an, meine Umgebung zu lieben, ob ich im Garten arbeite oder mein Bett mache. Es ist eine andere Art, mein Zuhause zu lieben, meine Familie und mich selbst.

Manchmal kann dieser Zustand passiv erscheinen; er sendet wirklich eine Vibration des Friedens. Wenn du die Aufgabe wirklich nicht akzeptieren oder Spaß an ihr finden kannst, dann musst du innehalten und die Verantwortung für deine Geisteshaltung übernehmen. Vielleicht ist es notwendig, den Zugang zur Aufgabe zu ändern oder sie zu verschieben.

Freude

Wenn dir gefällt, was du tust, verwandelt es sich in ein Gefühl der Lebendigkeit. Alle diese Zustände sind Zustände des Anwesendseins. Normalerweise, wenn du total präsent bist, scheint sich Freude in das, was du tust, einzuschleichen, und es gibt ein Gefühl von Geheimnis und Lebendigkeit. Wenn dir gefällt, was du tust, erhöht sich deine Lebensqualität exorbitant.

Der klinische Supervisor meiner Therapie sagt, dass das Leben nicht schwierig sein muss, dass wir dieses Leben mit Leichtigkeit bewältigen können.

Erstelle eine Liste mit einfachen Aufgaben wie Autofahren, Wäsche waschen, Besorgungen erledigen oder eine Tasse Kaffee einschenken. Wann immer du mit diesen Aufgaben beschäftigt bist, gibt es eine Möglichkeit zur Achtsamkeit. Du wirst entdecken, dass diese Aufgaben Spaß machen werden, wenn du total anwesend bist.

Enthusiasmus

Die dritte Modalität des aufgeweckten Tuns ist Enthusiasmus. Dieser zeigt sich, wenn dir gefällt, was du tust, und du einen Zweck und eine Vision dafür hast. Wenn du dieses Ziel der Freude in das Ausführen deiner Aufgabe miteinfließen lässt, erhöht es die Vibrationsfrequenz und das Vergnügen zusätzlich. Das ist die Leidenschaft und die Art und Weise, dein Leben zu leben und zu lieben.

Wenn das Ziel wichtiger als der Weg dorthin wird, verursacht dieses Verlangen Stress. Das Ego sagt, dass Fokussieren und harte Arbeit es ermöglichen werden, deine Ziele zu erreichen, aber das verursacht ebenso Spannung. Dieser Stress verringert sowohl die Qualität als auch die Effektivität im Ausführen der Aufgabe.

Die ganze Zeit enthusiastisch zu sein ist nicht möglich, aber wir können zwischen den drei Modalitäten der Akzeptanz, der Freude und des Enthusiasmus wechseln.

Selbstfürsorge

Eine tägliche, regelmäßige Selbstfürsorge zu üben, ist eine Art, das Wohlbefinden und den Antrieb aufrechtzuerhalten.

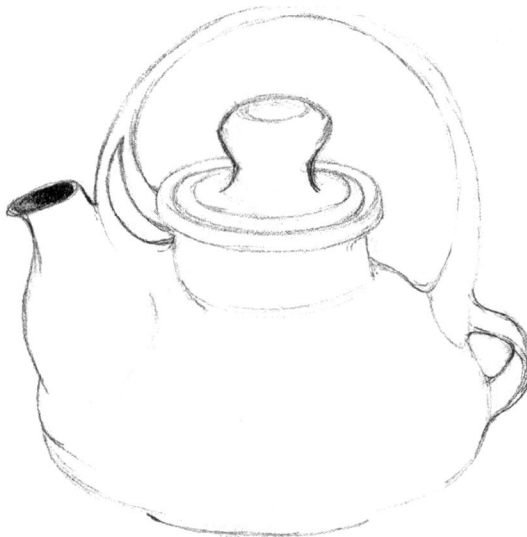

In Harmonie atmen

Mit dem Atmen anfangen und es zu verlangsamen, führt in eine natürliche Progression der Harmonie. Die folgende Abbildung, die in jahrelanger Erfahrung und durch Ausführen von Workshops entstanden ist, illustriert die Schritte auf dem Weg. Sie bildet auch unseren Fortschritt in diesem Buch ab und kann später einmal als nützliche Erfrischung dienen.

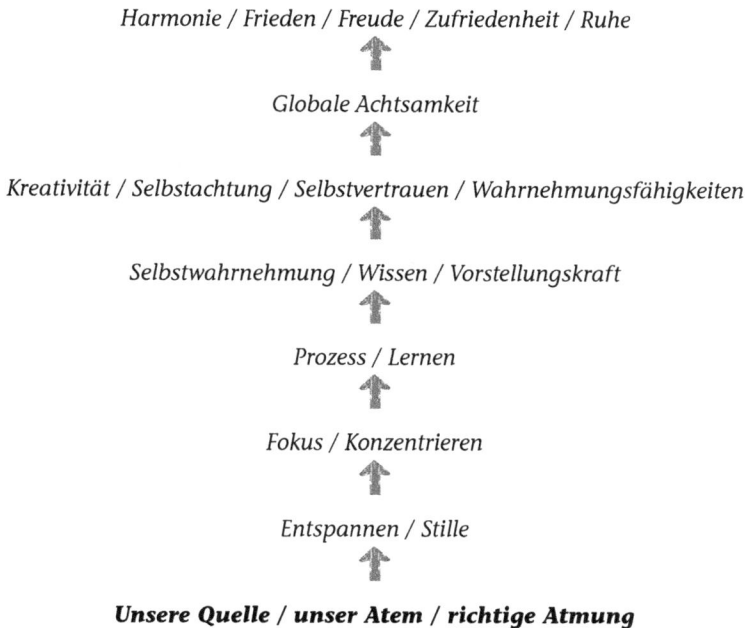

Harmonie / Frieden / Freude / Zufriedenheit / Ruhe

⬆

Globale Achtsamkeit

⬆

Kreativität / Selbstachtung / Selbstvertrauen / Wahrnehmungsfähigkeiten

⬆

Selbstwahrnehmung / Wissen / Vorstellungskraft

⬆

Prozess / Lernen

⬆

Fokus / Konzentrieren

⬆

Entspannen / Stille

⬆

Unsere Quelle / unser Atem / richtige Atmung

Hast du alle Aufgaben probiert? Probiere sie allein und mit Freunden. Vermische und kombiniere sie. Mache Notizen zu deinen Erfahrungen, sodass du später auf sie verweisen kannst. Denke über deine Antworten und deine Vorteile nach. Denke daran, behutsam mit dir selbst umzugehen. Denke über Referenzen und andere Ressourcen auf Gebieten nach, die dich interessieren, einschließlich derer, die im Referenzteil dieses Buches aufgelistet sind.

Wir werden aus Liebe geboren.

Wir werden kreativ geboren,

um Liebe zu sein,

um kreativ zu sein,

um Liebe zu geben,

um Kreativität zu geben.

Es sind diese Liebe und Kreativität, mit denen wir die meiste Freude und Harmonie fühlen, mit uns selbst, unserem Leben, unseren Partnern, Familien und der Welt.

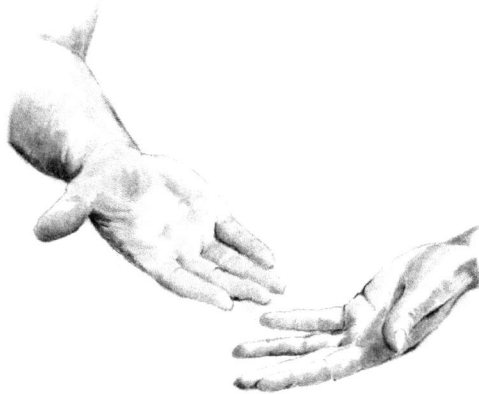

Ich hoffe, du hast ein paar neue Schätze gefunden, ein kleines bisschen Wissen und ein Lächeln, um deinen Tag einfacher zu gestalten.

QUELLENANGABEN UND REFERENZEN

Es gibt viele wunderbare Bücher auf dem Markt, die uns für unseren weiteren Weg hilfreich sind. Ich habe einige Titel hier aufgeführt, die in verschiedene Kategorien eingeteilt sind, und die ich in meinem Unterricht verwende und mit denen ich persönlichen Erfolg gehabt habe. Ich freue mich, dass ich diese Titel mir dir teilen kann. Ich gebe die Titel der englischen Originalausgabe an. Einige der Bücher sind ebenso in deutshcer Sprache erhältlich.

Kunst

Die nachfolgenden Bücher sind gute Bücher und Unterstützungswerkzeuge für Anfänger:

Brookes, Mona. *Drawing with Children*. Los Angeles, CA: Jermey P. Tarcher, Inc., 1986. Ein detailliertes Handbuch und progressives Arbeitsbuch, das Kindern das Zeichnen beibringt. Ein exzellentes Werkzeug für Eltern und Lehrer. Du kannst selber zusammen mit den Kindern lernen.

Edwards, Betty. *Drawing on the Artist Within*. NewYork, NY: Simon& Schuster, 1986. Ein Buch über das Verstehen von Kunst in unserem Inneren.

Drawing on the Right Side of the Brain. New York, NY: Tacher/Perigee, 1989. Ein Buch mit schrittweisen Übungen für Lehrer, um das Sehen und Zeichnen zu lernen. Exzellente Anleitungen.

Hawthorne, Charles Webster, comp. *Hawthorne on Painting*. Toronto, ON: DoverPublications, 1960. Essays von Hawthorne und seinen Workshops. Dieses Buch ermuntert Kunststudenten in Bezug auf Spontanität, Übungen und Erfahrungen.

Kreativität

Cameron, Julia. *The Artist's Way*. New York, NY: Tacher/Perigee, 1992. Ein Zwölf-Wochen-Programm, das den Lesern hilft, ihr kreatives Selbst und ihre Blockaden zu entdecken. Viele Anwendungen; am besten mit einem Helfer oder in der Gruppe auszuführen.

Dennison, Paul E., and Gail E. Dennison. *Brain Gym*. Ventura, CA: Edu-Kinesthetics, 1986. Viele praktische Übungen zum Entspannen, Verjüngen und um Gehirnaktivität zu stimulieren.

Goldberg, Natalie. *Writing Down the Bones.* Boston, MA: Shambhala Press, 1986. Alle ihre Bücher sind exzellente Anleitungen, um deine Schreibfähigkeiten zu stimulieren. Ein neuer Weg zur Selbstfindung durch Schreiben.

Sobel, Elliot. *Wild Heart Dancing.* New York, NY: Fireside, 1987. Ein selbstgesteuerter, privater Kreativitätsretreat. Mitgenommen werden und nur lesen, nur wenn du die Übungen ausführst. Macht Spaß und lohnt sich.

Emotionen

Es gibt viele Bücher auf dem Markt, die mit emotionalen Problemstellungen und Fragen helfen können. Hier ist nur eine kleine Auswahl der Möglichkeiten. Wenn du das Gefühl hast, dass du mehr brauchst, dann überlege dir, einen Experten zu konsultieren, der dich spezifisch beraten kann.

Bassett, Lucinda. *From Panic to Power.* New York, NY: HarperCollins, 1997. Einfach zu lesen, die Autorin nutzt viele ihrer eigenen Erfahrungen auf eine witzige Art und Weise. Beinhaltet viele Unterstützungspunkte gegen Angst und Kummer.

Bilodeau, Lorraine. *The Anger Workbook.* Center City, MN: Hazelden Foundation,1994. Ein einfaches Arbeitsbuch, entworfen, um deine Frustrationen und wütende Gedanken zu überdenken, zu verstehen und umzuleiten.

Brown, Brené. *The Gifts of Imperfection.* Center City, MN: Hazelden, 2010.

Pearson, Carol. *The Hero Within.* New York, NY: HarperCollins, 1991. Verschiedene menschliche Charakteristika, mit Heldencharakteren illustriert.

Peck, M. Scott. *The Road Less Travelled.* New York, NY: Simon & Schuster, 1978.

Rosenberg, Marshall. *The Surprising Purpose of Anger.* Rosenberg gewann elf Friedenspreise für seine Arbeit *Nonviolent Communication: A Language of Life.* Es gibt viele YouTube-Videos im Netz und er hat viele kleine Bücher mit Erklärungen seiner Vorgehensweise verfasst.

Ausdruckskunst

Allen, Pat B. *The Art of Knowing.* Boston, MA: Shambhala Publications Inc., 1995.

Atkins, Sally. *Source book in Expressive Arts Therapy.* Boone, NC: Parkway Publishers Inc., 2007.

Knill, P., H.N. Barba and M.N. Fuchs. *Minstrels of Soul: Intermodal ExpressiveTherapy.* Toronto: Palmerston Press, 2004.

Knill, P., E.G. Levine and S. Levine. *Principles and Practice of Expressive Arts Therapy.* London, U.K.: Jessica Kingsley Publishers, 2005.

Kriz, Jurgen. *Self-Actualization*. Deutschland: Books on Demand, 2006.

McNiff, Shaun. *Integrating the Arts in Therapy*. Springfield, IL: Charles C. Thomas, 2009.

Rogers, Natalie. *The Creative Connections*. Palo Alto, CA: Science & Behaviour Books, Inc., 1993.

Spritualität

Es gibt viele Bücher über Spiritualität. Die nachfolgenden Bücher können eine Ergänzung oder Alternative darstellen zu dem, was du bereits hast.

A Course in Miracles. New York, NY: Viking, 1996. Ein nicht-konfessionelles Buch über Gott, Jesus und das Leben. Ein sehr schweres Buch, am besten in Gruppen anwendbar.

Dispenza, Joe. *You are the Placebo*. Carlsbad, CA: Hay House, 2014. Dieses Buch handelt davon, wie du deinen Geist bedeutungsvoll machen kannst, wenn du deine Gesundheit und dein Leben gestaltest. Es verfolgt einen wissenschaftlichen Ansatz und wurde von einem Ärzteteam verfasst.

Ikeda, Daisaku. *Faith into Action*. Santa Monica, CA: World Tribune Press, 1999. Eine Sammlung, die Reflektionen für viele Lebenssituationen enthält. Basiert auf buddhistischen Perspektiven.

Gray, John. *Practical Miracles for Mars & Venus*. New York, NY: Harper Collins, 1999.

Hay, Louise. *You Can Heal Your Life*. Carlsbad, CA: Hay House, 1999.

Heath, Yvonne, *Love Your Life to Death: How to Plan and Prepare for End of Life so You Can Live Fully Now*. Port Sydney, ON, 2015

Kavelin Popov, Linda. *The Family Virtues Guide*. New York, NY: Plume Books, Penguin Group, 1997. En Grundlagenbuch über Moral und Charakter.

Tolle, Eckhart. *A New Earth: Awakening to Your Life's Purpose*. New York, NY: Plume Books, Penguin Group, 2006.

The Power of Now. Vancouver, BC: Namaste Publishing, 1997.

Andere Referenzen

Allen, James. *As a Man Thinketh*. New York, NY: Thomas Y. Crowell Co., 1902.

Attwood, Janet, and Chris Attwood. *The Passion Test: The Effortless Path to Discovering Your Life Purpose*. New York, NY: Penguin Books, 2007.

Benson, Herbert. *The Relaxation Response.* New York, NY: William Morrow and Company, 1975.

Buettner, Dan. *The Blue Zones, Lessons for Living Longer from the People Who've Lived the Longest.* Washington DC: National Geographic Society, 2008.

Byock. Ira, M.D. *Dying Well: Peace and Possibilities at the End of Life.* New York, NY: Penguin Pitman,1997.

Campbell, Don. *The Mozart Effect.* New York, NY: Avon Books, 1997.

Canfield,Jack. *The Success Principles.* New York, NY: HarperCollins, 2007.

DeVita-Raeburn, Elizabeth. *The Empty Room: Understanding Sibling Loss.* New York, NY: Scribner, 2004.

Doidage, Norman. *The Brain That Changes Itself.* New York, NY: Penguin Books, 2007.

Doka, Kenneth. *Living with Grief.* 2000.

Franck, Frederick. *The Zen of Seeing.* New York, NY: Random House, 1973.

Frankl, Victor. *Man's Search for Meaning.* New York, NY: Washington Square Press, 1984.

Gawain, Shakti. *Creative Visualization: Meditations.* Novato, CA: New World Library, 1995.

Goldstein, Nathan. *The Art of Responsive Drawing.* Upper Saddle River, NJ: Prentice Hall, 1973.

Goleman, David. *Emotional Intelligence.* New York, NY: Bantam, 1995.

Hart, Mickey, with Jay Stevens. *Drumming at the Edge of Magic.* San Francisco, CA: Harper, 1960.

Jenkinson,Stephen. *How It Could All Be: A Workbook for Dying People and for Those That Love Them.* Victoria, BC: First Choice Books, 2009.

Liedloff, Jean. *The Continuum Concept.* Reading, MA: Addison-Wesley Publication Co. Inc., 1985.

May, Rollo. *The Courageto Create.* New York, NY: W.W. Norton, 1975.

Murdock, Maureen. *Spinning Inward: Guided Imagery for Children for Learning, Creativity and Relaxation.* Boston, MA: Shambhala Publications, 1987.

Nicolaides, Kimon. *The Natural Way to Draw.* Boston, MA: Houghton Mifflin Company, 1969.

Orlick, Terry. *Feeling Great: Teaching Children to Excel at Living.* Carp, ON: Creative Bound, Inc., 1996.

Pearce, Joseph. *Magical Child.* New York, NY: Penguin Group, 1997.

Pitman, Walter. *Making the Case for Arts Education.* Toronto, ON: Ontario Arts Council, 1997.

Roth, Gabrielle. *Mapsto Ecstasy: Teachings of an Urban Shaman.* San Rafael, CA: New World Library, 1989.

Shinn, Florence. *The Game of Life.* Essex, U.K.: L.N. Fowler & Co., 1989; *Your Word Is Your Wand.* Essex, U.K.: L.N. Fowler & Co., 1989.

Silberstein-Storfer, Muriel, and Mablen Jones. *Doing Art Together.* New York, NY: Harry N. Abrams, Inc., 1997.

Tavris, Carol. Anger: *The Misunderstood Emotion.* New York, NY: Simon and Schuster, 1982.

Von Oech, Roger. *A Whack on the Side of the Head.* New York, NY: Warner Books, 1998.

Wolfelt, Alan. *A Child's View of Grief.* Bozeman, MT: Companion Press, 1991.

Zukav, Gary. *The Seat of the Soul. Boston,* MA: Shambhala, 1991.

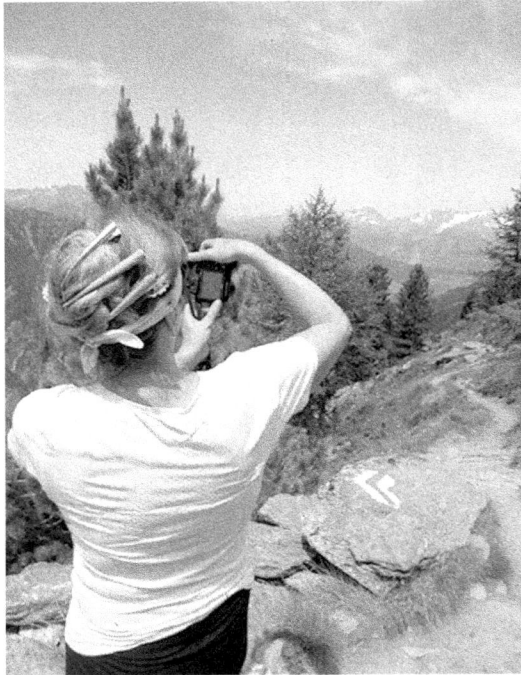

LYNN DEWART

„Wenn ich deine Reise ein kleines bisschen glücklicher gemacht habe, dann habe ich meinen Zweck erfüllt."

ÜBER DIE AUTORIN

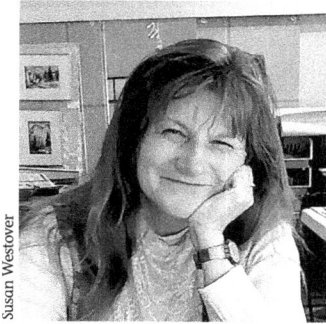

Susan Westover

Elke Scholz, MA, RP, REACE, ist eine bekannte Autorin, Therapeutin, Rednerin und Moderatorin. Sie hat einen Master in Ausdruckskunst-Therapie von der European Graduate School (EGS), Saas Fee, Schweiz. Sie ist international zertifiziert in EMDR und ist registrierte Fachberaterin/Beraterin (REACE) für Ausdruckskunst in der IEATA (International Expressive Arts Therapy Association).

Ihr ganzes Leben hat sich Elke mit der Verbindung von Kunst und Leben beschäftigt. Für sie verbinden sich Elemente auf jeder Ebene und sie besitzt die Fähigkeit, Konzepte zu vereinfachen und dies an andere Menschen auf eine einfache und zugängliche Art weiterzugeben. Elke kommuniziert dieses Verständnis sowie ihre eigene künstlerische Vision auf viele Arten.

Seit 1980 hilft Elke Menschen. Ihre ruhige zugängliche Art gibt Menschen einen geschützten Raum, um Neues auszuprobieren. Elke kann Klienten in deren dunkelsten und schwersten Zeiten begleiten. Ihre intensive Achtsamkeit und ihr hohes Maß an Feinfühligkeit sind außerordentliche Aktiva für ihre Klienten und machen sie unverwechselbar innerhalb ihres Arbeitsfeldes. Elke arbeitet sehr gut mit Lehrerteams, Sozialarbeitern, Ärzten, Kooperationen, Organisationen und Gruppen zusammen. Andere Berater genießen in hohem Maße ihre Trainings.

Die meisten Programme und Workshops, die Elke entwickelt hat, fokussieren auf Genesung von Abhängigkeit, Trauer, Trauma und Verlust mittels Ausdruckskunst. Sie hält ihre eigene Angst mit Erfolg unter Kontrolle und teilt mit Freude ihre Erfolgsstrategien. Ihr Fokus ist der Aufbau von Stärke unter Jugendlichen. Sie leitet Programme für Genesung von Trauer und Verlust für Jugendliche. Diese Programme hat sie für ein lokales Hospiz in Muskoka, Ontario, entworfen und entwickelt. Dieses Programm ist weiterhin äußerst erfolgreich in der Unterstützung von Jugendlichen und deren Familien, um ihre Trauer und ihre Traumen zu bewältigen.

Andere Gruppenprogramme, die sie in Schulen durchführt, unterstützen sehr erfolgreich schwer erziehbare Jugendliche mit kreativem Leben und bringen ihnen bei, sich wieder im Leben zurechtzufinden, die Schule zu besuchen und Fähigkeiten für ihr Leben zu gewinnen. Die Erlöse aus dieser Publikation unterstützen diese Programme.

Sie können Podcast Anxiety Warrior und www.anxietywarrier.ca besuchen, um kostenlose Ressourcen zu erhalten.

Anxiety Warrior ist als Audiobuch verfügbar.

Referenzrahmen

- Neugierde
- Rätsel
- Entdeckung
- Anleitung
- Führung
- Non-positionelle, flexible, Klienten-zentrierte Lösungen

Elkes eigene tägliche Kreativitätsprinzipien und Übungen

- Täglich mit Dankbarkeit ein Tagebuch führen, morgens und abends.
- Lange meditative Wanderungen in der Natur unternehmen.
- Mit Freude Küken handfüttern und großziehen, als Legehennen, zur Therapieunterstützung und Unterhaltung.
- Gedichte schreiben.
- Gemeinsame Trommelworkshops durchführen.
- Flöte- und Klavierspielen erlernen.
- Wandern, Mountain Bike und Kajak fahren, draußen in der großartigen, wundersamen Welt skizzieren.
- Inspirierendes Lesen
- Philosophie und Spiritualität mit verschiedenen, lokalen Diskussionsgruppen erforschen.
- Das Leben, die Liebe und das Universum erforschen.
- Das Ganze in Malerei und Skizzen ausdrücken.

Schreibe bitte an den Verlag, um Elke wissen zu lassen, wie dir dieses Buch hilft oder was du in zukünftigen Ausgaben gerne hinzugefügt haben möchtest.

The Artist's Reply

1060 Partridge Lane, Bracebridge, ON P1L 1W8

Tel: 705-646-2300 Email: elkescholz@theartistsreply.com

Besuche: www.elkescholz.com:

Kostenlose Downloads, Posters, Radiointerviews, YouTube-Videos und viele andere Materialien.

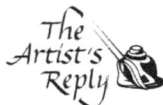

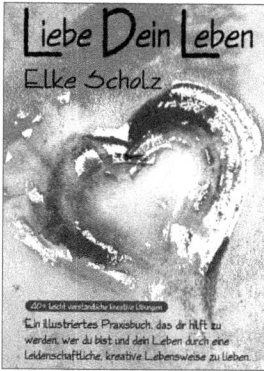

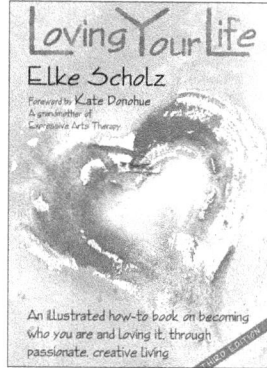

Loving Your Life, 3. Ausgabe (englisch), jetzt auch in Deutsch erhältlich: Liebe Dein Leben (2024)

Entdecke in diesem Buch der Ausdruckskunst die Praxis der kreativen Achtsamkeit. Nutze die täglichen Inspirationen, kreativen Übungen und Praktiken für dein persönliches Wachstum und in Workshops. Das Buch bietet einen unterhaltsamen und erfrischend praktischen Ansatz, um dein Wohlbefinden zu erlangen und das wiederzufinden, was du bist.

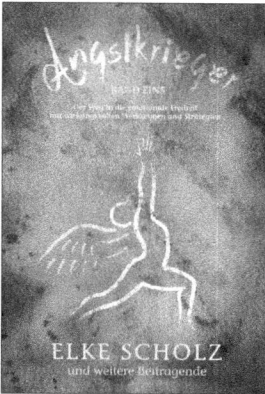

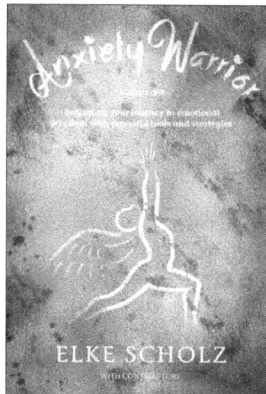

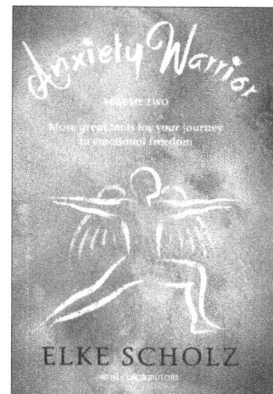

Angstkrieger (Band Ein)
Anxiety Warrior (Books One and Two)

Dieses praktische Materialbuch ist voll von Strategien und Fähigkeiten, um Angst zu kontrollieren und zu überwinden. Dieses Buch hätte mir viele Schmerzen erspart, wenn ich es früher gehabt hätte. Mit mir zusammen sind es fünf Mitwirkende. Es sind publizierte Autoren, Referenten, Persönlichkeiten und sie sind alle Profis, die mit Enthusiasmus ihre Arbeit machen und Menschen stärken.